健康生活宜与忌丛书

总主编　李登清　屈晓冰

肾脏病患者宜与忌

（第二版）

主　编　成梅初
副主编　刘　虹　彭佑铭
主　审　刘伏友　李登清
编　者　成梅初　刘　虹　陈俊香
　　　　袁　芳　陈国纯　吴　鸿
　　　　刘　莎　刘欣瑜　张　磊
　　　　彭龙开　符　晓　李登清

U0227266

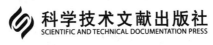

科学技术文献出版社
SCIENTIFIC AND TECHNICAL DOCUMENTATION PRESS

·北京·

图书在版编目（CIP）数据

肾脏病患者宜与忌 / 成梅初主编. −2版. −北京：科学技术文献出版社，2013.9

ISBN 978−7−5023−8149−3

Ⅰ.①肾… Ⅱ.①成… Ⅲ.①肾疾病−诊疗 Ⅳ.① R692

中国版本图书馆 CIP 数据核字（2013）第 157723 号

肾脏病患者宜与忌（第二版）

策划编辑：薛士滨　责任编辑：薛士滨　责任校对：唐　炜　责任出版：张志平

出　版　者	科学技术文献出版社
地　　　址	北京市复兴路15号　　邮编 100038
编　务　部	（010）58882938，58882087（传真）
发　行　部	（010）58882868，58882874（传真）
邮　购　部	（010）58882873
官 方 网 址	http://www.stdp.com.cn
发　行　者	科学技术文献出版社发行　全国各地新华书店经销
印　刷　者	北京汉玉印刷有限公司
版　　　次	2013 年 9 月第 2 版　2013 年 9 月第 1 次印刷
开　　　本	650×956　1/16
字　　　数	299千
印　　　张	21.5
书　　　号	ISBN 978−7−5023−8149−3
定　　　价	38.00元

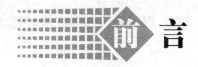

前言

　　《健康生活宜与忌丛书》是一套介绍常见病、多发病，人们最为关注的健康防治知识等内容的科普丛书。全套共有 8 本：《心血管病患者宜与忌》、《脑血管病患者宜与忌》、《胃肠病患者宜与忌》、《肝胆疾病患者宜与忌》、《肾脏病患者宜与忌》、《糖尿病患者宜与忌》、《产前产后宜与忌》、《女性更年期宜与忌》。心脑血管疾病是全球最为关注和最为常见的疾病之一，如高血压病、冠心病、脑卒中、老年性痴呆、颈椎病等，有发病率、致残率、病死率高的三高特点，严重威胁着人们的身体健康；消化系统中肝胆疾病如乙型肝炎等五型肝炎、肝硬化、肝昏迷、酒精药物性肝病等，有的具有传染性，有的可演变为肝癌。消化性溃疡、胃炎、腹泻、便秘、胃食管反流病、食管癌、胃癌、各类肠炎、大肠癌等均为常见多发病；肾脏疾病中急性肾炎、慢性胃炎、胃病综合征、尿路感染、肾衰竭等均为危害人类健康的常见病和多发病；目前发病率迅速上升的成人型糖尿病，特别是其急、慢性并发症、代谢综合征等成为大家关注的热点，对人类健康造成威胁；随着计划生育的健康发展，提倡优生优育，妇女产前产后的健康知识、妊娠中的胎教、保护母婴健康的有关知识和注意事项；女性更年期的生理和病理现象、如何防治等知识更受人们关注，人们迫切需要了解上述疾病的有关健康防治知识。由科学技术文献出版社组织了湘雅医学院及其附属医院、湖南省军区医院及中国人民解放军第 252

中心医院有丰富临床经验的专家和学者在百忙中编写了这套《健康生活宜与忌丛书》共8个分册，给大家献上一套常见疾病防治的通俗易懂、易于记忆和应用的科普读物，供大家学习和阅读，欢迎广大读者选读。

科普书对于普及健康教育、提高自我保健的能力、增强预防和治疗疾病的知识是一种经济方便、简单有效、普及广泛的有效方法之一。让健康教育走进社区、走进千家万户是达到全民健康教育目的的重要途径，本套丛书是三下乡的科普读物。

该套丛书的编写是以疾病的危险因素、诊断、预防和治疗的宜与忌的形式编排，有突出宜与忌、正反对照、重点突出、简明扼要、易于理解、便于记忆的特点，同时还介绍了"代谢综合征"、"疾病的介入治疗"、"冠心病支架植入术"等新的知识和内容。因此，本套丛书具有普及性、知识性、科学性、通俗性、实用性和新颖性的基本特点。由于工作繁忙等原因，编写中难免有不妥之处，欢迎读者和同仁予以指正。

中南大学湘雅医学院

李登清

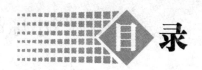

目 录

第一章
肾脏疾病检查宜与忌

第四章
慢性肾小球肾炎宜与忌

第五章
隐匿性肾小球肾炎宜与忌

第八章
狼疮性肾炎宜与忌

目录

肾脏病患者

宜与忌

第十一章
★ 骨髓瘤肾病宜与忌

第十二章
★ 尿酸性肾病宜与忌

第十五章
肾结石宜与忌

第十六章
梗阻性肾病宜与忌

第十七章
急性肾衰竭宜与忌

第十八章

慢性肾衰竭宜与忌

第十九章
腹膜透析宜与忌

第二十章
血液透析宜与忌

第二十一章

肾移植宜与忌

第二十二章
围手术期与肾脏疾病宜与忌

目
录

15

肾脏疾病检查宜与忌

一、尿常规标本留取宜与忌

正确收集尿液标本对小便常规检查至关重要，如果小便留取方法不对，会直接影响检查结果，导致结果判断和诊治失误。收集尿标本时宜注意以下几点：①尿标本放置数小时后，小便内细胞成分即可被破坏，导致检查结果误差，因而进行尿常规检查要用清洁容器留取新鲜尿标本，而且需要及时送检；②尿标本必须清洁，特别是女性患者，应注意清洁外阴，勿混进白带。如尿沉渣检查发现有大量多角形上皮细胞，可能为混入白带所致，宜留取清洁尿标本重检；③按排尿的先后次序，可将尿液分为前段、中段、后段。因前段尿和后段尿容易被污染，宜留取中段尿；④留取尿液量不少于 10 毫升；⑤女性月经期经血可混入到小便内，如果此时留取尿标本进行检查，可误认为血尿或白细胞尿，部分甚至可误诊为蛋白尿，因而女性患者进行尿液常规或尿沉渣检查时应避开月经期；⑥尿路感染者白细胞尿常规呈间歇性，宜多次反复检查。作化学定量测定或尿液不能立即送检者，宜放置冰箱冷藏，可根据不同的需要加入防腐剂。

二、尿细菌学检查标本留取宜与忌

因前段尿和后段尿容易被污染，宜留取中段尿。中段尿的收集不规范，可导致尿标本污染，宜采用规范操作规程留取清洁中段尿。尿标本在室温，特别是高温天气下放置时间较长，细菌容易繁殖，此时进行检查可出现假阳性，因而在进行尿细菌学检查时尿标本宜在 1 小时内送检。尿液在膀胱内停留时间较短，细菌没有足够时间繁殖，进行培养可能出现假阴性，为避免此情况，宜留取晨尿。患者近期内使用过抗生素，或留取标本时消毒药混入尿标本中，也可出现假阴性，因而宜在停用抗生素 1 周后留取尿标本，留取尿标本时宜避免消毒药混入标本内，以提高细菌培养阳性率。

三、尿细菌学检查方法选择宜与忌

　　尿细菌学检查包括尿细菌定性培养、尿细菌定量培养、尿涂片镜检细菌和尿化学检查。中段尿标本容易被前尿道和尿道周围细菌污染，导尿也可见前尿道细菌带入膀胱，因而不宜仅依靠导尿或中段尿细菌定性培养结果诊断尿路感染。采用膀胱穿刺尿进行细菌定性培养，结果完全可靠，但该检查为一种损伤性检查，忌无选择使用。如连续两次中段尿定量培养结果可疑，考虑为厌氧菌感染或无条件进行细菌定量培养，临床考虑尿路感染但尿菌量较低等，宜选择此方法以提高诊断准确率。尿细菌定量培养是确定有无尿路感染的重要指标，尿路感染诊断只能建立在尿细菌定量培养基础上，如果条件许可，均宜进行中段尿细菌定量培养。

　　尿沉渣镜检细菌主要有不沉淀尿涂片镜检细菌和尿沉渣涂片镜检细菌 2 种方法。尿涂片镜检细菌需要的设备简单，操作方便，有定量意义，适用于基层医疗单位或大规模筛选检查。在尿培养和药敏结果出来前，对于尿路感染患者，可首先进行尿沉渣镜检细菌检查，初步确定细菌种类，如革兰阳性菌或革兰阴性菌，再选择针对革兰阳性菌或革兰阴性菌的抗生素。在此基础上，根据尿细菌定量培养和药敏结果调整抗生素。尿细菌化学检查方法有尿亚硝酸盐还原试验、尿ATP 含量测定、尿鲎珠试验、尿白细胞酯酶测定、氯化三苯四氮唑试验（TTC）、过氧化物酶试验（发泡试验）等，虽然简便易行，但阳性率较低，有助于尿感快速诊断，不宜代替尿细菌定量培养。

肾脏疾病检查宜与忌

四、尿细菌学检查结果判断宜与忌

尿路感染诊断不能单纯依靠临床症状和体征，尿细菌学检查是诊断尿路感染的重要指标。尿细菌学检查包括尿细菌定性培养、尿细菌定量培养和尿涂片镜检细菌。凡是真性细菌尿者，均宜诊断为尿路感染。如：①膀胱穿刺尿定性培养有细菌生长；②导尿细菌定量培养$\geqslant 10^5/ml$；③清洁中段尿定量培养$\geqslant 10^5/ml$，为真性细菌尿。在进行清洁中段尿细菌定量培养时，如患者无尿路感染的临床症状，则要求二次中段尿细菌定量培养细菌数$\geqslant 10^5/ml$，且为同一菌种，才能确定为真性细菌尿。

五、尿检查项目选择宜与忌

早期肾病往往没有或极少有症状和体征，故早期诊断在很大程度上要依赖于实验室检查，但多数情况下，尿和肾功能检查无特异性，在选择和判断患者检查结果时应综合判断和分析。此外，尿和肾功能检查项目繁多，宜根据患者具体情况选择相应检查，忌不根据患者情况进行拉网式检查。

对于以前无肾脏病患者或进行健康体检时，可选择尿常规检查进行筛选检查。如尿常规检查无异常，多可排除肾小球或肾小管间质疾病。尿沉渣检查提供的信息多于尿常规检查，如尿常规检查只能确定患者有无血尿，但并不能明确血尿的来源，但尿沉渣检查可明确血尿的来源，因而对于怀疑或确诊有泌尿系统疾病患者，宜进一步进行尿沉渣检查，以避免漏诊和准确了解泌尿系统疾病的程度。

糖尿病、高血压、系统性红斑狼疮、多发性骨髓瘤等全身性疾病也可累及肾脏，导致肾脏损伤。一方面，这些患者肾脏受累表现与肾外器官受累可不平行，有些患者肾外表现突出但肾脏受累较轻；另一方面，部分患者虽然有肾脏受累，特别是肾脏受累早期，肾脏损害并不突出，为尽早发现患者肾脏损害情况及明确诊断，宜选一些比较敏感且能反映早期肾脏损害的指标，如尿微量白蛋白、α_1-MG、β_2-MG和尿 RBP、尿 NAG 酶等检查，忌只进行一般常规检查。

六、肾小球滤过功能检查宜与忌

血尿素、血肌酐水平测定可反映肾小球滤过功能，由于操作简单，临床最为常用。但上述指标受到多种因素影响，如血肌酐受肉类、咖啡、茶等外源性肌酐、剧烈运动及利尿药可影响检查结果，高蛋白分解代谢状态，如上消化道出血、甲亢、大面积烧伤、高热、大剂量肾上腺糖皮质激素使用以及摄入大量蛋白质饮食，可出现非肾性氮质血症，而营养不良患者可出现结果偏低，因而在某些情况下并不能准确反映患者肾功能状况。此外，肾脏疾病患者肾脏损害早期，血尿素和血肌酐水平多正常，因而不能反映肾脏疾病患者早期肾功能损害情况。肌酐清除率检测方法严谨，同时测定 24 小时肌酐，且采用体表面积进行了校正，排除了身高和体重影响；人体内几乎各种有核细胞均可表达和分泌半胱氨酸蛋白酶抑制蛋白 C（cystain C）这种碱性非糖基化蛋白，且分泌量恒定，可自由通过肾小球滤过膜，通过肾小球滤过膜滤过的 cystain C 几乎在近曲小管被完全重吸收，因而测定肌酐清除率或 cystain C 对于判断患者肾小球滤过功能比血尿素和肌酐更为敏感，可准确判断肾功能损害程度，且可发现较早期肾脏损害。因此，对于肾脏疾病患者，血尿素氮和血肌酐只宜作为肾功能损害的筛选指标，为准确了解患者肾功能损害程度以及尽可能发现早期肾功能损害，宜测定肌酐清除率或 cystain C。

此外，血氨甲酰血红蛋白测定可反映近 4 周内血清尿素水平，比血尿素更能反映近期肾功能改变，急性肾衰竭患者特别是在起病 1 周内无明显改变，而慢性肾衰竭患者多显著升高，因而测定血氨甲酰血红蛋白对于鉴别急性和慢性肾衰竭具有重要鉴别意义，血尿素、血肌酐、肌酐清除率等指标则无价值。在鉴别急性和慢性肾衰竭时，宜测定血氨甲酰血红蛋白，忌单纯测定血尿素、血肌酐和肌酐清除率，以免导致误判。

七、不同肾脏疾病肾功能检查宜与忌

各种肾脏疾病在病程中可能存在不同程度肾功能损害，疾病早期或肾脏病变较轻，肾功能检查无特异性或无明显异常，此时采用一般肾功能检查方法可能无异常。此时根据患者病变部位或病变程度不同，采用一些特异性方法对早期诊断具有重要价值。

对于肾小球病患者，主要是肾小球滤过功能受损，宜检测患者肾小球滤过功能，血尿素氮和血肌酐只宜作为肾功能损害的筛选指标，为准确了解患者肾功能损害程度以及尽可能发现早期肾功能损害，宜测定肌酐清除率、cystain C 或血氨甲酰血红蛋白。此外，肾小球疾病晚期，多可伴有肾小球间质损伤，亦同时检测患者肾小管功能，忌只进行有关肾小球滤过功能方面的检查。

对于肾盂肾炎、间质性肾炎、全身性疾病和药物（毒物）所致肾小管病变时，为了解肾小管损伤情况，宜选用 THP、α_1-MG、β_2-MG 和尿 RBP、尿 NAG 酶、肾小管浓缩-稀释功能等检查。监测肾移植后排斥反应，应动态观察上述指标的变化。肾小管间质病变患者在疾病晚期，多合并有肾小球滤过功能受损，亦同时检测患者肾小球滤过功能。此外，肾小管受损时，因损伤部位和损伤程度不同，患者可出现相应改变，如糖尿、氨基酸尿、肾小管酸中毒等，宜进行相关检查。

6

八、肾脏疾病患者超声检查宜与忌

肾脏由于其本身的解剖结构特征，具有较好的声学界面，构成肾脏特有的超声形态。采用超声检查不仅能显示肾脏位置、大小、形态和内部结构，还能观察肾脏及其周围的各种病变。作为一种无痛苦、无创性检查，而且不受肾功能影响，肾脏超声检查是肾脏疾病的一种最常使用的方法。

肾脏超声检查一般无需特殊准备，根据检查要求不同，对于不同患者有不同要求。如患者需同时检查腹部脏器，宜空腹；如果患者检查重点是肾脏，忌大量饮水，以免导致肾盂积水假象；如考虑肾盂或膀胱病变，检查前 1 小时内宜饮水 500～1000ml，待膀胱充盈后进行检查，可提高病变的发现率。

在进行超声检查时，宜采用不同体位和不同探测途径相互配合进行检查，以获得较满意的声像图。考虑由肾下垂、肾脏先天性异常、肾脏囊肿性疾病、肾脏肿瘤、肾脏感染、肾移植、肾血管病变、肾脏梗阻等均宜进行肾脏超声检查。特别注意，对于考虑有血管病变、肾脏肿瘤患者，宜进行彩色多普勒超声检查，以观察血管情况以及血流改变。

九、泌尿系统 X 线检查宜与忌

泌尿系统 X 线检查方法包括泌尿系统平片、常规静脉泌尿系统造影及特殊静脉泌尿系统造影、逆行肾盂造影、肾穿刺造影、排泄性膀胱尿道造影和肾血管造影等方法。不同检查方法有不同适应证和禁忌证，应根据患者具体情况灵活、合理选用。

为排除泌尿系统 X 线检查时肠道内容物对结果的判断，在进行检查时宜清洁肠道，忌未清洁肠道即进行检查。一般在进行检查前一日宜服用缓泻剂，以排出肠内粪便及气体，检查前 12 小时当天宜禁食。如患者检查前 3～4 日内进行过钡餐胃肠造影或钡剂灌肠，应进行清洁洗肠。

在进行泌尿系统 X 线检查时，应根据患者病情采用不同方法进行检查。如患者需进行泌尿系统 X 线检查，泌尿系统平片则为基础检查。如怀疑肾、输尿管或膀胱病变，或有不能解释的泌尿系统症状，均可进行常规静脉泌尿系统造影，以便发现或排除泌尿系统疾病；如要了解肾实质结构、肾脏外形有无异常、鉴别肾脏实性或囊性肿块，除进行肾脏超声检查外，还宜进行肾实质厚度体层造影检查；肾性高血压患者宜进行快速注射连续静脉泌尿系统造影；如怀疑膀胱输尿管反流性肾病，宜进行排尿性膀胱尿道造影。

如患者对碘过敏，或患有多发性骨髓瘤、严重心力衰竭、严重肾功能不全、妊娠期、恶病质等，忌进行常规静脉和大剂量静脉滴注泌尿系统造影检查。嗜铬细胞瘤患者进行检查时，有可能导致严重高血压恶性发作，忌进行此两项检查，如非进行此检查不可，宜作好急救准备。如常规静脉泌尿系统造影检查显影不良或不显影，宜进行大剂量静脉滴注泌尿系统造影检查、逆行肾盂造影检查。此外，常规静脉泌尿系统造影不显影或显影不清时，进行肾实质厚度体层造影检查可发现显影不良的原因。

如常规静脉泌尿系统造影不显影或显影不清、为了解肾盂肾盏和输尿管的解剖形态、确定泌尿系统平片上观察到腹部致密钙化阴影与尿路关系，宜进行逆行肾盂造影。如患者有严重尿道、膀胱疾患，如严重膀胱感染、膀胱结核、尿道狭窄、瘘道、外伤等，均不宜进行此项检查。

部分患者既不能进行静脉泌尿系统造影，又不宜进行逆行肾盂造影，可考虑进行肾穿刺造影。主要用于肾积水、肾结核、肾积脓和肾囊肿等疾病诊断。考虑为肾实质肿瘤、肾脏体积正常又有出血倾向者、腰部皮肤和软组织感染或损伤者，或患者为孤立肾，忌进行肾穿刺造影。

十、肾血管造影检查宜与忌

　　肾血管造影检查包括肾动脉造影和肾静脉造影，此两种检查对于部分疾病的诊断具有特殊意义。

　　考虑为肾血管性高血压或肾血管病变，为明确病变部位、病变程度，宜进行血管造影。部分患者肾脏有占位性病变存在，采用其他检查不能明确病变性质，此时可采用肾动脉造影检查以明确病变性质，如为实质性肿瘤，其内可见血管成分，囊肿性病变则无此改变。肾创伤患者采用其他检查无异常，但肾动脉损伤症状明显者，宜进行此检查。此外，部分血尿患者原因不清，考虑为泌尿系统血管病变患者，进行此检查以明确血尿原因。肾动脉造影最严重合并症造影剂中毒或过敏反应，严重者可致死，因而患者有如下情况：①对碘或造影剂过敏；②严重肝肾功能损害；③主动脉高度硬化；④血液病患者有出血或凝血异常等，忌进行肾动脉造影。

　　肾静脉造影对于肾静脉疾患，如肾静脉血栓形成、肾静脉内瘤栓形成及肾内外肿块对肾静脉压迫等，以及观察脾肾静脉分流术后吻合口情况均具有重要价值，对肾静脉血栓形成具有较高特异性。肾静脉造影包括肾静脉数字减影血管造影及肾静脉普通血管造影，前者突出优点是密度分辨力高，所用造影剂剂量较少，但空间分辨力较差，显示微血管结构不如肾静脉普通血管造影，如要显示肾脏微血管结构，宜采用肾静脉普通血管造影或在进行肾静脉数字减影血管造影肾动脉内同时注射血管收缩剂肾上腺素。肾静脉造影可出现肾静脉血栓脱落形成肺梗塞，为避免此情况发生，操作时宜轻柔细致，动作必须规范，插管进入下腔静脉后注入少许造影剂，确定前方无血栓时再继续插管，忌导管在肾静脉内频繁抽送或停留时间过长。进行肾静脉造影时所用造影剂可导致肾功能损害，特别是有伴有肾功能不全、糖尿病、高血压的老年人及有心衰、脱水、多发性骨髓瘤等危险因素存在

第一章

肾脏疾病检查宜与忌

9

者，进行此检查时更易出现肾功能损害或肾功能进行性恶化，对于此类患者尽可能避免肾静脉造影检查。为预防造影剂肾病发生，宜采用下列措施：①纠正危险因素；②造影前后给予足够水化，避免血容量不足和脱水；③造影前给予硝苯地平，忌使用血管紧张素转换酶抑制药及前列腺素抑制药。

十一、CT 检查宜与忌

常规 CT 检查肾脏对多种疾病诊断具有重要价值，如肾脏囊性疾患、各种肾脏原发性肿瘤或转移性肿瘤、肾脏炎性包块、肾脏梗阻性疾患等，在进行肾脏 B 超初步检查后，宜进一步进行 CT 检查，可做出定性和定位诊断。如临床上考虑为肾癌，宜进行常规肾脏 CT 检查，可做出定性和定位诊断，而且可做出分期诊断，对于患者治疗和预后判断具有重要价值。此外，约 15%～30%肾脏创伤患者采用静脉尿路造影不能明确诊断，宜进行肾脏 CT 检查。为避免胃及肠袢的低密度阴影误为肿块或淋巴结，进行 CT 检查前宜空腹，检查前半小时及 5 分钟宜口服 3%泛影葡胺溶液 150～200ml，分别使小肠和胃十二指肠充盈。静脉注射泛影葡胺前宜作过敏试验，对于过敏者不宜进行 CT 增强扫描。

螺旋 CT 技术是最近几年发展起来的一种新的 CT 检查方法，主要用于泌尿系统检查的有非增强螺旋 CT 输尿管成像、排泄性 CT 泌尿造影及螺旋 CT 血管造影。非增强螺旋 CT 输尿管成像主要用于诊断输尿管结石，无需口服或静脉注射造影剂。对于考虑输尿管结石所致肾绞痛或输尿管结石所致非肾小球源性血尿患者宜直接进行非增强螺旋 CT 技术，无需首先进行腹部平片检查；排泄性 CT 泌尿造影是用于诊断尿路上皮病变，对于非肾小球源性血尿患者可进行非增强螺旋 CT 技术排除结石，如无结石，也宜进行排泄性 CT 泌尿造影；如考虑血管病变、鉴别肾内肿瘤的血供来源、活体供肾术前评估以及肾脏肿瘤术前分期，可考虑进行螺旋 CT 血管造影。

十二、肾脏 MRI 检查宜与忌

　　磁共振是一种非辐射性成像仪器，可对组织进行多轴方向的断层检查，而 CT 检查只进行横断面扫描。肾脏磁共振成像（MRI）可显示肾脏多层面的图像，即横断面、矢状断面或冠状断面图像等，显示肾脏结构比 CT 更为清楚，而且不使用造影剂即可显示含流动液体组织，可避免造影剂可能发生的副作用。肾脏磁共振成像检查常用自旋回波脉冲序列技术，当回波时间为 30ms，脉冲重复时间为 250ms 时，能较好地兼顾肾脏图像的密度分辨力和空间分辨力，可清楚显示肾脏皮质、髓质和其交界面，多次扫描可获得肾脏横断面、矢状断面或冠状断面图像。如要观察肾静脉、下腔静脉内有无瘤栓、区分肾周间隙积液为血性还是尿液宜进行肾脏磁共振成像检查；肾脏磁共振成像检查可清楚显示肾脏内实质性肿块，可鉴别为实质性肿块还是囊肿，对于 CT 检查不能明确者宜进行肾脏磁共振成像检查，但该检查不易区分肾脏原发性肿瘤、肾转移瘤和肾脓肿。虽然肾脏磁共振成像检查可清楚显示肾皮质-髓质分界，但无特异性，因而慢性肾小球肾炎、肾盂肾炎、肾移植排异反应、药物中毒、急慢性肾小管酸中毒等不宜进行此检查。虽然部分患者采用常规 CT 检查可明确病变性质和部位，但患者如有造影剂过敏，宜改行肾脏磁共振成像检查。

十三、肾脏介入性放射学治疗宜与忌

　　肾栓塞疗法主要用于肾肿瘤治疗，作为肾肿瘤手术切除前的一项术前措施，以减少术中出血，增强对肿瘤免疫力；晚期不能手术患者可选用此作为姑息性治疗。如进行肾肿瘤术前栓塞，宜选用明胶海绵作为栓塞物；进行肾肿瘤姑息性治疗宜选用无水乙醇、不锈钢圈等作为栓塞物，同时混以抗癌药物。此外，肾外伤或肾穿刺所致肾脏出血、肾动脉瘤、肾动静脉瘘等也可进行肾脏栓塞疗法。对于严重肝肾功能不全或碘过敏患者忌进行此治疗。

对于肾动脉造影剂临床均证实为肾血管性高血压，肾动脉狭窄且可能进行经皮腔内肾动脉成形术（PTRA），或腹主动脉收缩压大于患侧肾动脉收缩压超过 40mmHg 者，可考虑 PTRA。如活动期大动脉炎所致肾动脉狭窄、凝血异常或肾动脉狭窄段或其附近有重要侧支血管分支，进行 PTRA 可能导致损伤或使其闭锁，对于上述患者忌进行 PTRA。PTRA 术后处理至关重要，术后宜卧床 24 小时，每天注射低分子右旋糖酐 500ml，连续 2 天，同时服用阿司匹林、双嘧达莫，宜避免术后血管闭塞，术后血压回升者宜复查，如有狭窄发生，可在此进行 PTRA。

其他一些介入放射线治疗方法，如介入性肾盂间隙和尿路造影、经皮穿刺肾造瘘术、经皮肾及肾周围脓肿引流等临床少用，不宜常规使用。

十四、肾脏病理学检查宜与忌

肾活体组织病理检查（肾活检）是肾脏病诊断、指导治疗，判断预后以及肾脏病研究中必不可少的手段。肾活检包括：①开放肾活检是以外科手术暴露肾脏下极，可在直视下采取刀切取材、针吸取材或活体钳取材，因而盲目性小、取材成功率高可，但创伤大；②经静脉活检是局部麻醉后将血管扩张器插入右颈内静脉、然后放入导管，在电视荧光屏直视下将导管插进右肾静脉、并楔入肾下极，再从导管腔内放入经静脉肾穿针，直至针尖抵达导管顶端，肾穿针另一端于体外连接注射器，穿刺取材时，一方面推进肾穿针刺入肾脏，一方面用注射器抽负压吸取肾组织，此法优点是若有创伤出血，血液仍可流入肾组织，但易造成肾周血肿；③经皮肾穿刺活检（简称肾穿刺）是肾穿刺针经背部皮肤选定穿刺点刺入肾下极取材。肾穿刺是目前国内外最普及的肾活检方法，一般患者宜采用肾穿刺法进行肾活检。

为明确诊断、指导治疗或判断预后，如无肾穿刺禁忌证，各种原发、继发或遗传性肾实质疾患均宜进行肾穿刺活检病理学检查。急性肾炎综合征患者出现原因不明肾功能急剧下降或治疗 2～3 月病情无缓解；原发性肾病综合征肾穿刺确定病理类型或激素规则治疗 8 周无效；原因不明的无症状性血尿和（或）无症状性蛋白尿；临床怀疑继发性肾脏病或遗传性肾脏病而无法确诊；原因不明急性肾衰竭等，患者如无明确禁忌证时应及时穿刺。移植肾出现原因不明肾功能减退、严重排异反应决定是否切除移植肾或怀疑原有肾脏病在移植肾中复发患者，也宜及时进行肾活检病理学检查。此外，重复肾活检对于了解患者病情演变、评价药物疗效以及预后估计具有重要意义，重症肾小球疾病治疗后、考虑病理转型、激素治疗无效或激素抵抗肾病综合征患者，宜进行重复肾活检。

肾穿刺活检作为一种有创性检查，宜严格掌握其适应证，以避免发生严重并发症。如有明显出血倾向或顽固性重度高血压、精神病患者或不合作者；先天性或后天性孤立肾、海绵肾、肾动脉狭窄；慢性肾脏疾病双肾已明显缩小和（或）双肾皮质明显变薄，忌进行肾活检。活动性肾盂肾炎、肾结核、肾盂积水或积脓、肾脓肿或肾周围脓肿；多囊肾或肾脏大囊肿；肾脏恶性肿瘤或大动脉瘤；过度肥胖、重度腹水；肾脏位置过高（深吸气肾下极也不达第 12 肋下）或游走肾；严重心衰、贫血、低血容量、妊娠及年迈者，均非肾活检绝对禁忌证，如果必要，宜在尽可能去除危险因素、严格按照操作规范情况下进行肾活检。

十五、肾穿刺操作宜与忌

　　肾穿刺活检作为一种有创性检查，宜严格掌握其适应证，严格按照操作规程进行操作，降低并发症的发生率，减轻患者痛苦和经济负担。

　　做好术前准备是减少并发症发生的一个重要环节。术前须给患者做好以下准备工作：

　　1. 医师必须向患者及其家属说明肾活检的意义、安全性及可能出现的并发症，消除病人及其家属的顾虑，配合活检，病人应该在活检前反复练习吸气和屏气的动作，以便在穿刺时肾脏能够下移并能固定，尽量避免肾脏的划伤，还应该练习在床上排尿，以便患者术后卧床休息时因排便困难而增加病人的痛苦。

　　2. 检查凝血全套（包括出凝血时间、血红蛋白、血小板计数，凝血酶原时间等）、肝肾功能、查血型，最好能常规备血 200～400ml。

　　3. 去除导致并发症的一些危险因素，如有凝血功能异常，宜采取有效的治疗措施纠正凝血功能异常；血小板减少病人术前 24 小时内输血小板；伴有高血压患者宜将血压控制在正常范围；严重贫血者宜将血色素提升到 80 克/升以上；术前 7 天停用阿司匹林，术前 2 天停用华法林，手术当天停用非甾体抗炎药等。

　　4. 急性肾衰竭或急进性肾炎患者肾穿刺前最好行无肝素透析，或微量肝素透析后用等量鱼精蛋白中和肝素，透析后 24 小时根据情况行肾穿术，术后血液透析时间应大于 3 天，最好行无肝素透析。

　　宜选择肾脏下极外侧缘进行穿刺取材。此处已避开肾脏大血管，且不易穿入肾盏及肾盂，而且此处肾组织含皮质多，能使取材满意，术后并发症少。穿刺点正确定位是提高肾活检的成功率及避免并发症的关键。临床上曾使用过多种定位方法包括按体表解剖定位，X 线片定位，静脉肾盂造影电视荧屏定位，核素定位，以及计算机体层扫描 (CT) 定位等。目前临床上常用 B 型超声波定位为首选。B 超探查深度往往小于实际穿刺深度，比例为 1：1.2，即 B 超探查为 1cm 时，实际深度为 1.2cm。移植肾穿刺点宜选择肾上下极中点的外侧缘或肾脏上极穿刺取材。穿刺所取肾标本进行切割分成 3 份。1 份置 3‰戊二醛中数小时内送电镜室处理和检查，1 份放在生理盐水纱布上并送冰冻切片、作免疫荧光检查。其大部分标本置 10％甲醛溶液中固定，可在室温下保存送病理检查。

术后患者宜静卧 15 分钟，忌搬动，稍后再回病房卧床 24 小时。密切观察脉搏、血压，鼓励多饮水，并应给抗生素及止血药 2～3 天预防感染及出血。连续留尿，化验尿常规 3 次，24 小时后无肉眼血尿即可下地活动，术后出现肉眼血尿者应予补液防止血块形成堵塞尿路，并延长卧床时间直至肉眼血尿消失或明显减轻。

（成梅初）

第二章

急性肾小球肾炎宜与忌

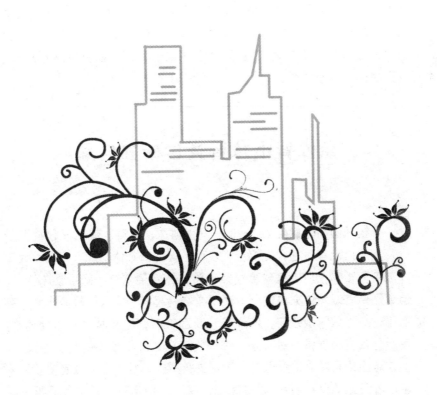

一、何谓急性肾小球肾炎？

　　急性肾小球肾炎又称为急性肾炎、急性感染后肾小球肾炎，是多种原因引起免疫反应而触发的一种常见的肾脏疾病。急性起病，以血尿、蛋白尿、高血压、水肿、少尿及肾功能损害为常见临床表现。这一系列临床表现又被称为急性肾炎综合征。大部分病人发病前有感染史（咽部或皮肤），一般感染后7～20天开始出现上述临床表现，以链球菌感染最为常见，故一般急性肾小球肾炎指急性链球菌感染后肾小球肾炎，但也可见于其他细菌及微生物感染后，如细菌（包括肺炎球菌、脑膜炎球菌、淋球菌、肠伤寒沙门菌等）、病毒（包括水痘病毒、麻疹病毒、乙肝病毒、风疹病毒等）、寄生虫（包括疟原虫、血吸虫、弓形虫、丝虫等）、真菌（粗球孢子菌等）以及梅毒螺旋体、立克次体、支原体等。

二、急性肾小球肾炎诊断宜与忌

　　于链球菌前驱感染后1～3周发生血尿、水肿、高血压，甚至少尿及氮质血症等急性肾炎综合征表现，伴血清补体下降，于病程8周内渐恢复正常，血中链球菌感染有关抗体滴度增高，即可临床诊断。但个别患者以急性充血性心力衰竭或脑病起病，或只有轻微水肿、高血压，或无尿常规改变，使临床诊断困难者，应及时做肾活检确诊。诊断急性肾小球肾炎时，宜仔细询问病史，发现相关的前驱感染史。宜在未应用青霉素治疗之前，早期进行感染病灶（咽部或者皮肤）细菌培养及血ASO检查，以提高阳性率。忌使用抗生素治疗后再进行

肾脏病患者

宜与忌

18

细菌培养。在诊断急性肾小球肾炎时，宜完善血糖、免疫球蛋白、补体、狼疮全套等检查先排除其他原发及继发肾小球疾病，再结合病史、临床表现和实验室检查做出诊断。

三、急性肾小球肾炎如何治疗，治疗宜与忌

急性肾小球肾炎是一种自限性疾病，它的治疗以针对症状的治疗为主。治疗目的：①通过预防和治疗水钠潴留，减轻症状，如减轻水肿，降低血压等；②防治急性期并发症，防止各种加重肾脏病变的因素，保护肾功能，以促进肾脏自然恢复。

1. 对症治疗

（1）利尿治疗 经控制水、盐摄入后，水肿仍明显者，应加用利尿剂。利尿剂宜选用噻嗪类利尿剂，如氢氯噻嗪（双氢克尿噻）。如利尿效果不佳，必要时可选择髓袢利尿剂，如呋塞米（每天 20～40mg 静注或者每天 40～80mg 分次口服）。呋塞米的剂量可用至 400～1000mg/d，一般不超过 400mg/d，忌大剂量使用呋塞米。因为大剂量使用时可出现耳毒性和肾损害。忌使用汞利尿剂、渗透性利尿剂（如甘露醇和山梨醇）和保钾利尿剂（如安体舒通、氨苯蝶啶等）。汞利尿剂会损害肾实质，渗透性利尿剂会增加血容量，加重心、脑合并症，保钾利尿剂有可能进一步加重高钾血症。

（2）降压治疗 急性肾炎患者积极控制血压有利于增加肾脏的血流量，促进肾功能恢复，预防心、脑并发症。适宜选择的降压药：一般宜先使用噻嗪类利尿剂，通过利尿作用，达到控制血压的目的。肾功能受损时，噻嗪类药物效果不理想，宜选择不引起肾血流减低的钙拮抗剂，如波依定、拜新同、络活喜、施惠达、合贝爽等，亦可使用甲基多巴、肼苯达嗪等；应忌的降压药：肾功能损害时，忌使用 β 受体阻滞剂；高血钾时忌使用 ACEI（血管紧张素转换酶抑制剂）类降压药。

（3）高血钾的治疗　部分病人可出现高血钾（血钾＞5.6mmol/L），应予以积极处理。①宜限制饮食中钾的摄入，忌食含钾高的食物，如香蕉、榴莲、椰子、菠菜、冬菇、浓茶，即溶咖啡等；②宜使用排钾性利尿剂，如呋塞米、双氢克尿噻、布美他尼等，忌使用保钾性利尿剂如氨苯蝶啶、螺内酯等；③严重高血钾时，宜适量使用葡萄糖加胰岛素静滴，忌输液量过多，以免加重水钠潴留，扩张血容量；④必要时可选择腹腔或血液透析。

（4）控制心力衰竭　急性肾炎合并心力衰竭主要原因为循环血容量急骤增加，所以治疗上要注意：①宜限制水及钠盐摄入量，忌液体量过多，忌高盐饮食；②宜予以利尿、降压等治疗，忌常规使用洋地黄类药物。

2. 感染灶的治疗

（1）抗生素的使用　目前大多主张除了对症处理之外，宜使用青霉素或大环内酯类等针对链球菌感染的抗生素控制感染病灶。

（2）扁桃体切除　对于急性肾炎迁延 2 个月至半年以上，或者病情反复，而且扁桃体病灶明显者，宜选择扁桃体切除术。忌感染灶不明确时盲目切除扁桃体。扁桃体切除手术宜选择在肾炎病情稳定、无临床症状体征、尿蛋白少于（＋），尿沉渣红细胞少于 10 个每高倍镜视野，且扁桃体无炎症时进行。忌于急性肾炎急性期、高度水肿、高血压、肾功能损害严重，扁桃体炎症未控制时进行扁桃体摘除的手术治疗；忌用糖皮质激素（如泼尼松、甲基泼尼松龙、米乐松等）、非类固醇类消炎药（如吲哚美辛等）、山莨菪碱类药物治疗本病。

四、抗生素使用的宜与忌

急性肾炎虽不是细菌感染直接造成的，但它是细菌入侵机体其他部位（如扁桃体、皮肤等）引起的一种免疫反应性疾病，尤其以溶血性链球菌感染后导致的急性炎症为多见，为了清除感染灶，一般主张早期使用抗生素。

1. 抗生素类型的选择 抗生素选择宜根据细菌培养及药敏试验结果选择病原体敏感药物。因急性肾小球肾炎多为急性链球菌感染后肾炎，其选用的抗生素首先应针对溶血性链球菌，且无明显肾脏毒性。宜使用的抗生素：首选青霉素，另外可选用的抗生素有林可霉素、螺旋霉素、红霉素、先锋霉素、头孢菌素等。忌选用的抗生素：氨基糖苷类抗生素因肾毒性大忌用，如庆大霉素、妥布霉素、新霉素、链霉素等；忌用磺胺类药物，如磺胺甲卟唑、磺胺异卟唑、磺胺嘧啶、磺胺多辛等。

2. 抗生素使用时间 一般认为抗生素使用时间宜为 2 周左右。也可用至完全治愈。

五、急性肾小球肾炎饮食治疗宜与忌

正确合理的食物供给和饮食调养对急性肾炎的治疗和康复有极为重要的意义。总体上讲，急性肾炎病人的饮食调制是在根据病情病程适当限制蛋白质及盐的基础上，予以富含维生素的高热量饮食，以促进康复。

1. 蛋白质摄入 轻症患者，血尿素氮低于 14.28mmol/L（40mg/dl），蛋白质入量可不予特殊限制；血尿素氮值处于 14.28～21.42mmol/L（40～60mg/dl）之间，蛋白质入量可限制到每日每公斤体重 1.0g；若血尿素氮大于 21.42mmol/L（60mg/dl）以上，则限制蛋白质在每日每千克体重 0.5 克以下，病情好转后，可逐渐增加蛋白质供给量，但恢复正常蛋白质摄入量需等到病情稳定 2～3 个月以后。过低蛋白质摄入不利于本病恢复，过高蛋白饮食会增加肾脏负担，加重氮质血症，不利于疾病恢复，宜根据病情适当限制蛋白质摄入，忌不加分析的控制蛋白质摄入或者不加控制的高蛋白饮食；宜选择含丰富必须氨基酸的优质蛋白，如鸡蛋、牛奶、肉类等，以达到既保证一定的营养，又避免给肾脏增加排泄氮质的负担，还可促进非蛋白氮的利用，减轻氮质血症。

2. 宜适控制入液量　宜根据急性肾炎患者的尿量、浮肿、高血压程度及有无心衰等，确定患者液体摄入量。在急性期以限制水分为宜，忌过分限制水分摄入；水肿严重且尿少的患者宜根据每天的尿量多少来控制入液量，如不加控制大量补液，会导致血容量增加，加重浮肿及心、脑合并症。因此，急性肾炎患者忌不加控制地大量补液或过分限水。

3. 低盐低钠饮食　急性肾炎病人宜采用低盐饮食，每日食盐总量不超过 2 克或酱油 10 毫升，1 克盐相当于一小牙膏盖或一调羹酱油的含盐量。凡含盐多的食品均应避免食用，如咸菜、泡菜、咸蛋、松花蛋，腌肉、海味、咸面色、挂面等均应避免，可用糖、醋、芝麻酱、番茄酱来调味。由于高盐饮食会引起水钠潴留，血容量增加，使水肿及高血压加重，忌高盐饮食。

4. 宜限制高钾食物　患者出现少尿、无尿或血钾升高时，忌食用含钾丰富的蔬菜及水果，如黄豆芽、韭菜、青蒜、芹菜、菜花、香椿、菠菜、冬笋、春笋、百合、干红枣、鲜蘑菇、紫菜、榨菜、川冬菜、玉兰片、冬菇、杏、藕、高粱、玉米、扁豆、番茄、丝瓜、苦瓜等。宜选择低钾食物，如藕粉，面筋，南瓜，苹果，大米，木耳，雪里红等。

5. 适量热能和脂肪　急性肾小球肾炎的病人应卧床休息，热能不要过高，脂肪的含量不宜多，成人每日约 25～30kcal/kg。能量的主要来源为淀粉和脂肪，约占总能量的 90% 以上。宜多食用含多不饱和脂肪酸丰富的油脂类，即以植物油为主。

6. 宜供给充足的维生素　由于限制含钾较多的食物，摄入的蔬菜和水果就要减少，维生素的摄入明显减少，容易造成维生素缺乏症，应补充各种维生素制剂，尤其维生素 C 对抗过敏反应有利，每日不应少于 300mg。急性肾炎病人饮食对蔬菜水果的要求是富含维生素、低钾、低钠，如蔬菜可选用油菜、葱头、西红柿等，水果可吃苹果、草莓、葡萄、橙子等。

六、体育锻炼宜与忌

卧位时肾脏血流量是站立位的 4 倍，急性肾炎患者卧床休息可增加肾脏的血液供应，改善肾脏缺血，有利于肾脏功能保护和病情恢复。急性肾小球肾炎患者急性期急性起病后必须卧床休息，血尿、水肿、高血压症状较明显者，应卧床休息 4～6 周。

长期卧床或极少活动会使全身各器官功能衰退，进一步削弱抵抗力，不利于病情恢复，因而患者症状好转，尿蛋白减少后宜逐渐增大活动量，忌长期卧床。当症状好转，尿蛋白少于 1 克/日，肉眼血尿消失，可以下床在室内活动。如活动后血尿、蛋白尿、无加重或继续好转，则经 1～2 周，可以到户外活动，如先做短时间的散步，练习呼吸体操并伸展四肢做些简单的体操，等身体状况进一步好转后再练习太极拳，适当慢跑或较长时间地散步，也可以打乒乓球、羽毛球，甚至做些轻工作或试行半天学习、工作。运动量是否合适可以根据自我感觉、尿化验等来判断，如果锻炼后感觉良好，疲劳感在几小时内消失；尿化验蛋白量和红细胞只有稍微的增多或保持原样，这说明锻炼效果是好的，可以继续进行，否则就要适当减少运动量。定期复查尿常规，若发现尿改变加重，则应再次卧床休息。

肾炎患者康复以后可以进行运动量比较大的体育活动，但是注意在痊愈后一年之内不宜做长跑或参加剧烈的体育比赛，以免过度劳累引起肾炎复发。

七、生活习惯宜与忌

急性肾炎多由于溶血性链球菌感染后引起，预防链球菌感染，可使本病发病率明显下降。急性肾炎的患者应预防感染，增强体质，提高机体抗病能力。在日常生活中注意以下几点：

1. 预防外感 急性肾炎发病或复发与受凉、受湿及上呼吸道感染有关，且寒冷刺激可导致血管收缩，加重肾脏缺血，从而加重病情。宜注意气候变化，在冬春寒冷季节，注意防寒保暖，防止受凉。在流行性感冒和呼吸道传染病流行季节，宜保持室内空气流通、清新，定时进行空气消毒，宜尽量避免或减少到人群密集场所。

2. 注意个人卫生 急性肾炎患者应注意个人卫生，保持皮肤清洁，防止化脓性皮肤感染，一旦发生皮肤化脓性感染，宜积极进行治疗；经常注意口腔清洁，可用盐水漱口。

3. 注意劳逸结合 宜坚持适当锻炼，可增强体质，提高机体抗病能力。但需注意劳逸结合，忌过度劳累。宜选择慢跑、医疗保健操、太极拳、气功等项目；宜养成良好的生活习惯，按时作息：因生活无规律、睡眠不充足、暴饮暴食、疲劳过度，均可降低人体抵抗力，增加患病的机会。宜观察尿常规变化以早期发现急性肾炎；对反复发炎的咽部炎症及扁桃体炎宜积极治疗。

4. 谨慎用药 急性肾炎患者应谨慎用药，特别注意不要使用一些肾毒性药物。

（刘欣瑜 刘 虹）

第三章

急进性肾小球
肾炎宜与忌

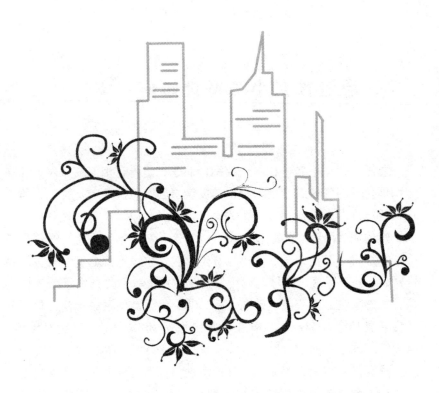

一、何谓急进性肾小球肾炎？

急进性肾小球肾炎（简称急进性肾炎）是一组病情发展急骤，以血尿、蛋白尿、浮肿、高血压为主要临床表现，并迅速发展为少尿、无尿和肾衰竭的预后恶劣的肾小球肾炎的总称。其病理特征为肾小囊内细胞增生、纤维蛋白沉积，又名新月体性肾炎。若不及时治疗，80％～90％以上的患者于6个月内死亡或需依赖透析生存。本病发病率不高，有青年和中老年人两个发病高峰年龄段，男女之比为2：1，若能提高对该病的认识水平，及早诊断、及时有效的治疗，则有可能避免或减慢发展至终末期肾功能衰竭的进程，提高生存率。

二、急进性肾小球肾炎如何分类？

急进性肾炎不是一种单一疾病，而是一组具有相似临床表现和临床病理特征的临床综合征。根据其发病原因，急进性肾炎可分为原发性和继发性两大类，病因不明的急进性肾炎为原发性急进性肾炎，继发于其他疾病所致者为继发性急进性肾炎。其中继发性急进性肾炎包括：①继发于其他原发性肾小球肾炎，包括系膜毛细血管性肾炎、膜性肾病、IgA肾病、链球菌感染后肾小球肾炎等；②继发于感染性疾病，如感染性心内膜炎、败血症等；③继发于其他系统疾病，包括系统性红斑狼疮、全身性血管炎、肺出血-肾炎综合征、过敏性紫癜、自发性冷球蛋白血症、恶性肿瘤及复发性多发性软骨炎等。

根据其免疫病理改变，原发性急进性肾炎可分为以下几种类型：

1. Ⅰ型（抗肾小球基膜抗体型） 血清抗肾小球基膜抗体（抗

GBM）阳性，IgG、C_3 连续细线状沉积（极少数为 IgA）于肾小球基膜抗中性粒细胞浆抗体（ANCA）阴性。临床上根据患者是否有肺损害分为两型：①肺出血肾炎综合征（Goodpasture 综合征），伴有肺部损害；②抗肾小球基膜抗体性肾炎，不伴肺部损害。

2. Ⅱ型（免疫复合物型） 此型在我国常见，其诊断主要依靠免疫荧光和电子显微镜检查，可见大量免疫复合物和补体在肾小球呈颗粒样沉积，沉积部位在肾小球基膜，提示肾小球毛细血管和/或系膜原位免疫复合物形成或循环免疫复合物的局部沉积。抗 GBM 阴性，ANCA 阳性。

3. Ⅲ型（寡免疫复合物型） 肾小球无显著免疫复合物沉积，大多数患者抗中性粒细胞胞浆抗体阳性。此型既无免疫球蛋白的线样或颗粒样沉积，亦无电子致密物沉积，提示该型可能为细胞免疫机制介导。此型中约 70%～80% 病例血清中存在抗中性粒细胞胞浆抗体（ANCA），故又称为 ANCA 相关性肾小球肾炎。

4. Ⅳ型 IgA、C_3 呈线条样沉积于肾小球毛细血管壁，抗 GBM 阳性，ANCA 阳性。

5. Ⅴ型 肾小球内基本无免疫沉积物、抗 GBM 阴性、ANCA 阴性。

三、急进性肾炎临床特征有哪些

不同类型急进性肾小球肾炎发生率不同，Ⅲ型最常见，其次为Ⅱ型和Ⅰ型。男性多于女性。任何年龄均可发病，其中Ⅰ型多见于青年男性，合并 ANCA 阳性者则多见于中老年女性；Ⅱ型多发于青壮年；Ⅲ型多发生在中老年。急进性肾小球肾炎因病理类型不同，临床表现各异，患者除有肾脏损害外，还可有肾外表现。

1. 肾损害表现 多数表现为急性肾炎综合征，起病较急但也有隐匿起病，病初尿量减少、血尿及蛋白尿，全身乏力，食欲减退。在

Ⅰ型及Ⅲ型常有前驱感染症状，如流感样综合征。病后即有尿量减少甚至无尿，及水肿。部分病人有肉眼血尿（多见于Ⅰ型和Ⅲ型），镜下血尿普遍存在。蛋白尿一般在 $1 \sim 2g/d$；部分病人蛋白尿大于 $3.5g/d$，并出现肾病综合征（主要见于Ⅱ型），随着病程进展出现高血压及贫血，发病时或发病后即有肾功能减退，且短期内即见血清肌酐大于 $500\mu mol/L$，很快进入尿毒症阶段。在疾病早期就可见到肾小管间质功能减退，如尿浓缩功能障碍。

2. 肾外表现 Ⅰ型的部分病人有明显的咯血、咳嗽、呼吸困难、发热及胸痛，血清抗基底膜抗体阳性；Ⅱ型肾外无特异性表现，血中循环免疫复合物多阳性；Ⅲ型中的微血管炎常有咯血、咳嗽、呼吸困难，胸片见两肺中下部炎症改变，血清核周型及胞浆型抗中性粒细胞胞浆抗体均阳性。韦格纳肉芽肿病多有先侵犯肾外器官，如鼻、鼻旁窦、咽、软腭及肺等炎症性病变（包括坏死性血管炎及肉芽肿），可有发热、皮疹、紫癜、关节肌肉疼痛、腹痛及单神经炎症状，血清抗中性粒细胞胞浆抗体阳性。变应性肉芽肿性血管炎多有过敏性哮喘、过敏性鼻炎、血嗜酸性粒细胞增多，常伴有脑、心及皮肤等小血管炎表现，血清核周型抗中性粒细胞胞浆抗体阳性。

四、急进性肾炎诊断宜与忌

呈急性肾炎综合征的表现，包括急性起病、尿少、水肿、高血压、蛋白尿、血尿，而以严重的血尿、突出的少尿及进行性肾衰竭为表现者应考虑本病。多数病例根据急性起病、病程迅速进展、少尿或无尿、肉眼血尿伴大量蛋白尿和进行性肾功能损害等典型临床表现，以及结合肾活检显示 50% 以上肾小球有新月体形成病理形态改变，一般不难诊断，但要注意不典型病例。急进性肾小球肾炎的诊断要点：①临床迅速进展的急性肾炎综合征及进行性的肾功能不全；②肾活检见广泛大新月体形成；③循环免疫复合物阳性，或者 GBM 抗体阳性或抗中性粒细胞胞浆抗体阳性，患者如有以上三条特征可确诊。

明确急进性肾炎诊断后，以进一步明确是原发性还是继发性急进性肾炎，只有排除继发性急进性肾炎后才能诊断原发性急进性肾炎。重视本病的基本病因诊断甚为重要，因为各种疾病引起急进性肾炎的预后不同，且治疗方法和效果也各异，多数作者认为，急性链球菌感染后肾小球肾炎引起者预后较周身疾患引起者为好。此外，同样是周身疾患引起者，如能早期诊断，如紫癜性肾小球肾炎引起者预后可能较多动脉炎或肺出血-肾炎综合征为佳，但这几种疾患在诊断上常易混淆，应注意鉴别。宜详细询问病史，积极寻找多系统疾病的肾外表现，并进行有关检查：如抗核抗体、抗 dS-DNA、ASO、ANCA 等。

对于考虑急进性肾炎者，如条件许可，均宜尽早进行肾活检。肾穿刺前，若血清肌酐 $>400\mu$mol/L，宜先行透析治疗，以确保肾穿刺顺利进行。肾活检如有 50% 以上肾小球有大新月体诊断则可成立。

一旦诊断为本病后，宜进一步判定本病类型、疾病发展阶段以及病变是否活动等，以利于选择合理治疗，评价预后及权衡治疗的利弊风险。忌单纯根据病程或临床来判断本病是否已处于慢性期，宜根据病理改变中慢性变化是否占优势来做出病变是否活动的判断。

五、急进性肾小球肾炎如何治疗，治疗的宜与忌?

虽然急进性肾小球肾炎是一组病理发展快，预后差的疾病，但近年该病治疗上进展较大，疗效明显提高。治疗包括针对炎症性肾损伤和针对肾小球疾病引起的病理生理改变两方面。治疗效果关键是早期诊断及早期进行强化治疗。

1. 急性期治疗 急进性肾炎急性期治疗宜针对免疫反应及炎症给予强化干预治疗。最常使用的免疫抑制药物为肾上腺糖皮质激素和细胞毒药物。对于Ⅱ型和Ⅲ型急进性肾炎，宜选用肾上腺糖皮质激素＋环磷酰胺进行双冲击治疗，但该方案对于Ⅰ型效果欠佳。在进行肾上腺糖皮质激素＋环磷酰胺双冲击治疗时，宜注意药物的副作用以及根据患者具体情况选用合适用药方案、用药剂量和疗程；在冲击间期给予激素维持。

血浆置换可清除血浆中的抗原、抗体、免疫复合物、补体及纤维蛋白原，尚可去除血浆中的炎症介质、细胞因子和生长因子。血浆置换对于Ⅰ型急进性肾炎在早期发展为少尿性急性肾衰竭时使用效果较好，故宜在血肌酐小于 $530\mu mol/L$ 即开始使用此疗法。虽然血浆置换对Ⅱ型急进性肾炎也有一定效果，但糖皮质激素＋环磷酰胺双冲击效果更佳且费用较低，故Ⅱ型急进性肾炎一般不宜使用血浆置换。血浆置换清除免疫球蛋白后可出现免疫炎症反应"反跳"，为避免此现象，宜同时使用肾上腺糖皮质激素和细胞毒药物。

无论哪种类型急进性肾炎，均宜使用抗凝药物（如肝素、低分子肝素、尿激酶）和抑制血小板聚集药物（如双嘧达莫、苯磺唑酮、盐酸赛庚啶等），这些药物可抑制肾小球内纤维蛋白沉积和新月体形成，或使纤维细胞新月体病变减轻。肝素治疗宜早，持续用药时间要长，剂量适中，并严密观察出血倾向，每日 $50\sim75mg$ 加在 5% 葡萄糖液 250ml 中静脉滴注较为安全；尿激酶用法为每日 2 次，每次 $2\sim4$ 万 U，静脉注射。只要无出血等禁忌证发生，宜长期连续使用肝素，并配合双嘧达莫静脉滴注或口服，两者可有协同作用。近年有人应用组织纤溶酶原激活剂，有一定疗效。

2. 复发与加重的治疗　Ⅰ型与Ⅲ型急进性肾炎在病情缓解后几年内或者几个月内复发，此时宜按急性期进行治疗，可再次获得缓解。急进性肾炎治疗过程中的病情加重常与感染相关，宜积极控制感染。

3. 慢性期的治疗　虽然激素＋环磷酰胺冲击或血浆置换可控制部分急进性肾炎活动性病变，但不能完全阻断病变进展，大部分转为慢性病变为主，如肾小球硬化、肾小管萎缩、间质纤维化，最终出现慢性肾衰竭。此期治疗的主要目标是延缓肾功能损害进展，宜停用肾上腺糖皮质激素及免疫抑制药，以免出现严重副作用。此期主要治疗措施包括：①宜采取针对降低肾小球滤过压，保护残余肾功能的慢性期治疗，如宜积极维持水电解质平衡，纠正酸中毒；②宜使用促红细

肾脏病患者

宜与忌

胞生成素（如济脉欣、益比奥等）纠正贫血；③宜采取吸附剂治疗（如氧化淀粉等）及肠道清除治疗（如尿毒清、肾衰康等），可促进体内尿素氮、肌酐等毒素排出。慢性期患者如能经常观察血压水平，并将其控制在正常范围之内，则慢性肾衰的自然恶化趋势将得到延缓，宜积极控制高血压。

六、急进性肾炎饮食宜与忌

1. 宜选择优质蛋白饮食　①高营养价值的蛋白为优质蛋白，其中含有的必需氨基酸很高，且在体内分解后，产生的含氨物质较少。急进性肾炎患者宜选用动物性蛋白质，如鸡蛋、牛奶、瘦肉等。忌食用植物性蛋白质，植物蛋白一般含非必需氨基酸较多，生物效价低，故应限制，忌大量食用。主食除米饭和面条外宜配合麦淀粉（面粉抽去蛋白质的制品，蛋白质含量仅 0.16％）。同时注意全日所供给的蛋白质宜均匀地分配在 3 餐中，以利于有效吸收及利用；②若经济条件许可，宜同时补充 α-酮酸或氨基酸，以更好地维护肾功能和提高营养；③宜低蛋白饮食，但忌过分地限制蛋白质摄入。蛋白摄入量低于 0.5～0.6g/kg·d，易引起营养不良。急进性肾炎病人伴有浮肿、高血压宜采用低盐饮食。每日食盐总量不超过 2～3 克或酱油 10～15 毫升，1 克盐相当于一小牙膏盖或一调羹酱油的含盐量。凡含盐多的食品均应避免食用，如咸菜、泡菜、咸蛋、松花蛋、腌肉、海味、挂面等均应避免，可用糖、醋、芝麻酱、番茄酱来调味。忌用辛辣的食物及调味品，宜用植物油烹调。

2. 宜供应充足的热量　保证充足的热量供应，以满足新陈代谢的需要，同时保证食入的少量蛋白质被充分利用。每天的热量至少要达到 35kcal/kg·d。热量主要来源依靠糖和脂肪。如果是糖尿病患者，糖类饮食则要小心控制。含热量高的膳食有土豆、山药、芋头、藕、南瓜、粉丝、菱角粉、营养粉等。

3. 宜适当限制入水量 急进性肾小球肾炎的病人应根据尿量及水肿程度限制水的摄入，一般来说，每日总入水量要小于或等于尿量十不显性失水量（约500ml），忌大量饮水。

4. 宜限制高钾食物 当患者出现少尿、无尿或血钾升高时，忌食用含钾丰富的蔬菜及水果，如黄豆芽、韭菜、青蒜、芹菜、菜花、香椿、菠菜、冬笋、春笋、百合、干红枣、鲜蘑菇、紫菜、榨菜、川冬菜、玉兰片、冬菇、杏、藕、高粱、玉米、扁豆、番茄、丝瓜、苦瓜等。宜选择低钾食物：藕粉、面筋、南瓜、苹果、大米、木耳、雪里红等。

5. 宜供给高钙低磷饮食 在部分急进性肾炎患者中可有血磷升高和血钙下降的现象，因此饮食中应注意提高钙的含量，降低磷的含量，含钙高的食品有牛奶、芝麻酱等。另外烹调鱼和瘦肉时，用水煮一下捞出再进行热炒，能够降低食物中磷的含量。

6. 宜有选择性地补充维生素 宜积极补充水溶性维生素（B族维生素、维生素C等）。忌常规补充脂溶性维生素（维生素A），其原因是体内维生素A升高，可刺激甲状腺激素分泌而引起肾性骨营养不良，还可以引起脂肪代谢紊乱，致使胆固醇、三酰甘油水平增高。维生素D应在有严重低钙指征的情况下进行补充，而且剂量宜个体化，避免出现高钙血症。

7. 贫血的患者宜选择含铁高的食物 菠菜、油菜、红枣、芹菜、海带等。

七、肾上腺糖皮质激素使用宜与忌

肾上腺糖皮质激素的使用在急进性肾小球肾炎治疗过程中起着举足轻重的作用。常用的肾上腺糖皮质激素有：泼尼松、甲基泼尼松龙、地塞米松、氢化可的松。治疗本病常选用泼尼松基础治疗及甲基泼尼松龙冲击治疗，在激素治疗中需注意以下事项：

1. 宜激素强化冲击治疗与激素基础治疗相结合　在服用常规剂量的激素及细胞毒药物作为基础治疗的同时，要加用甲基泼尼松龙冲击治疗。忌单纯口服常规剂量激素及细胞毒性药物，而不进行激素冲击治疗，因为早期激素冲击治疗较单纯激素基础治疗疗效好。忌冲击治疗后不继续基础治疗，因为强化治疗大量清除血中致病抗体后，若不进行基础治疗，抗体将会迅速"反跳"，影响疗效。

2. 如病情需要，可重复甲基泼尼松龙冲击治疗，但两个疗程应间隔 3～4 天以上，忌持续大剂量激素冲击治疗。

3. 宜尽早使用肾上腺糖皮质激素治疗　本治疗应该在血肌酐低于 $707\mu mol/L$（8mg/dl）时开始，否则影响治疗效果。忌明确诊断后，不及时使用激素治疗。

4. 甲基泼尼松龙冲击疗法宜用于 II 型急进性肾小球肾炎（免疫复合物型）以及 III 型急进性肾小球肾炎（小血管炎），疗效较好。I 型因治疗不明显，不宜使用。

5. 激素基础治疗时，宜从足量开始使用，但忌过量，最大剂量常不超过 60mg 每天。宜在专业医师指导下缓慢减量。足量服用 12 周后开始减药，每 2～3 周减去原用量的 10%。忌自行停药，长期使用激素而一旦骤停用药，可能出现恶心、呕吐、心律不齐、低血压、低血糖、低血钠、低血氯、高血钾等撤停综合征。这是由于长期用药致内源性肾上腺皮质激素分泌减少，引起下丘脑-垂体-肾上腺素轴反应迟钝所致。如果骤停药物，机体无法适应而引起暂时代谢紊乱。因此均应按规定合理地逐渐撤药，以预防撤停综合征。忌不规律使用激素治疗。宜长时间维持用药，以 10mg/d 为维持量，服半年至一年或者更久。

6. 在激素治疗过程中宜积极抗感染治疗及预防感染　由于激素诱发和加重感染，因此，长时期应用激素易使潜在的病灶扩散。常见的有金黄色葡萄球菌、霉菌和病毒感染，以及结核病的扩散。因此，在急进性肾炎应用激素治疗时要权衡利弊，宜根据病情决定是否应用激素，是否在抗感染地基础上应用激素。并且应当积极避免各种可能诱发感染的因素，注意防寒保暖，加强个人卫生，避免到人群拥挤的公共场所。加强观察，必要时给予适量抗生素预防感染。

7. 激素长期使用可出现除感染以外很多的其他不良反应，宜定期看肾内科门诊，以利于及时作出适当处理。并注意监测血压、血糖情况。忌按自己意愿决定激素的应用，忌不随诊。

八、细胞毒性药物使用宜与忌

在急进性肾小球肾炎治疗中，常使用细胞毒性药物与肾上腺糖皮质激素联合使用。常用的细胞毒性药物有环磷酰胺等。使用过程中需注意：①宜与肾上腺糖皮质激素联合使用，因为单用环磷酰胺治疗本病效果不佳，忌单独使用细胞毒性药物治疗；②忌大剂量使用环磷酰胺，环磷酰胺使用总量不宜超过 8g；③环磷酰胺易引起骨髓抑制，导致白细胞及血小板降低，而引发一系列严重并发症，宜定期看门诊，并每 2 周复查血象；④环磷酰胺有可能引起肝脏损害，宜定期复查肝功能情况，一旦出现肝脏损害，应及时咨询肾内科专科医师指导用药。

九、透析治疗宜与忌

急进性肾小球肾炎患者急性期会出现肾功能急剧恶化导致急性肾衰竭，并且进入慢性期后，病情进一步发展，如果肾小球滤过功能无法恢复的话，会转变为慢性肾衰竭。以上情况都需选择透析治疗（血液透析和腹膜透析）。透析治疗是抢救急、慢性肾衰竭的有效措施，也是为急进性肾炎的进一步治疗创造有利条件的主要措施之一。急进性肾炎患者透析治疗时宜注意以下几点：①本病急性期出现急性肾衰时宜选择血液透析，慢性期可选择血液透析或者腹膜透析；②急性期血肌酐＞530μmol/L（大于或等于 6mg/dl），宜尽早开始血液透析治疗，有利于延长生命，也有利于免疫炎症抑制治疗（肾上腺糖皮质激素及细胞毒性药物的使用）的效果以及安全性；③若疾病已进入不可逆性终末期肾衰竭，此时透析治疗已无法促使肾功能恢复，病人需长期维持透析治疗（血液透析每周 2～3 次，或每日坚持腹膜透析）。忌不规律透析，或自行中断透析治疗；④长期透析治疗，会丢失氨基酸及蛋白质，故忌限制蛋白质摄入，但摄入蛋白质宜以优质蛋白为主；⑤透析治疗无法替代肾脏的分泌功能，宜同时使用促红细胞生成素，积极补充铁剂，以利于肾性贫血的纠正；⑥宜定期检查血象、肝功能、肾功能、电解质、甲状旁腺素、血清铁和铁蛋白以便指导治疗。宜注意监测血压情况。

十、肾移植宜与忌

急进性肾小球肾炎患者肾移植后可再发本病，特别是Ⅰ型，因此肾移植时间的选择上需要注意以下几点：宜在病情稳定后半年以上再进行肾脏移植手术，忌急性发病后不久，短期内行肾移植手术，否则复发的可能性相当高。Ⅰ型急进性肾小球肾炎患者宜监测血清抗GBM 抗体的滴度，宜在抗体滴度降至正常且继续用药数月后进行移植，能大大降低复发率。忌在血清抗 GBM 抗体滴度高时行肾移植。Ⅲ型急进性肾小球肾炎，宜监测血清 ANCA 水平，应等血中 ANCA 阴转后再考虑移植问题。忌在血清 ANCA 阳性水平高时行肾脏移植。在等待肾源及未达到良好手术时机时，患者宜选择透析治疗为移植做好准备。忌等待期间不透析治疗。

儿童及年轻患者宜选择肾移植术，60 岁以上患者宜选择透析治疗，不宜行肾移植术。伴有溃疡病患者忌进行肾移植：因移植后须应用大剂量免疫抑制剂可引起消化性溃疡出血，内脏穿孔，增加移植死亡率。伴有以下疾病忌进行肾移植：恶性肿瘤，顽固性心力衰竭，慢性呼吸衰竭，严重血管性疾病，严重泌尿系先天畸形，慢性难治性感染，凝血机制紊乱，精神病。

（刘欣瑜　刘　虹）

肾脏病患者

宜与忌

第四章

慢性肾小球
肾炎宜与忌

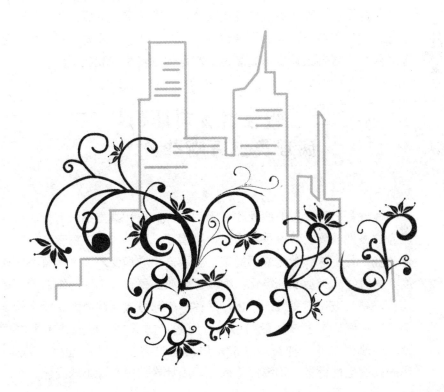

一、何谓慢性肾小球肾炎？

慢性肾小球肾炎简称慢性肾炎，系由多种原发性肾小球疾病所致，病程较长，临床上以不同程度的蛋白尿、血尿及管型尿，伴或不伴水肿、高血压和不同程度的肾功能减退，最终多发展成为渐进性慢性肾功能衰竭为特征的疾病。仅少数慢性肾炎是由急性肾炎发展而来（病情不愈直接迁延或临床痊愈若干时间后重复出现），而绝大多数慢性肾炎是由病理类型决定其病情必定迁延发展，起病即属慢性肾炎，与急性肾炎无关。一般认为起始因素仍为免疫介导性炎症，但在其病变慢性化进展中，除了免疫炎症因素外，非免疫非炎症因素也占有一定地位，如病程中出现高血压导致肾小球内高压，以及肾功能不全时残存肾单位代偿导致肾小球高滤过，均可促进肾小球硬化。

二、慢性肾炎可能的病理类型有哪些？

慢性肾小球肾炎的病理改变因病因、病程和类型不同而异。可表现为弥漫性或局灶节段系膜增殖、膜增殖、膜性、微小病变、局灶硬化、晚期肾小球纤维化或不能定型。除肾小球病变外，可伴有不同程度不同肾间质炎症及纤维化。晚期肾皮质变薄、肾小球毛细血管袢萎缩，发展为玻璃样变或纤维化，残存肾小球可代偿性增大，肾小管萎缩等。病变逐渐发展，最终导致肾组织严重毁坏，形成终末期固缩肾。一般有如下几种类型：①系膜增生性肾炎；②膜增殖性肾炎；③局灶增生性肾炎；④膜性肾病；⑤局灶或节段性肾小球硬化。

三、慢性肾小球肾炎临床上
有何特征？

慢性肾炎可发生于任何年龄，但以青、中年为多见，男性多于女性。多数病例起病缓慢、隐袭，病情迁延，临床表现可轻可重，或时轻时重。随着病情发展，肾功能逐渐减退，后期可出现贫血、电解质紊乱、血尿素氮、血肌酐升高等情况。部分患者除有蛋白尿、血尿、浮肿等表现外，临床上以中度以上高血压为突出表现。系膜毛细血管性肾炎及系膜增生性肾炎有前驱感染时也常起病急，甚至呈急性肾炎综合征。

四、慢性肾小球肾炎诊断宜与忌

凡青中年男性患者有尿检查异常，常有蛋白尿，可伴有血尿、水肿和高血压不同程度的肾功能损害，且起病缓慢，病情迁延，宜诊断为慢性肾炎综合征。在诊断慢性肾小球肾炎时，宜排除一切继发性肾小球疾病，如：①原发性高血压继发肾损害；②慢性肾盂肾炎；③继发于全身疾病的肾损害（如糖尿病肾病，过敏性紫癜性肾炎，狼疮性肾炎，痛风性肾病，乙肝相关性肾炎，多发性骨髓瘤及感染性心内膜炎的肾损害）等。儿童患者血注意有无遗传性肾脏病。由于慢性肾球肾炎有多种病理类型，且病理改变与临床表现存在不一致性，因而在诊断慢性肾炎时宜给患者进行肾活检进一步明确病理诊断。此外，在诊断慢性肾炎时宜明确进展还是非进展性的慢性肾炎。

五、慢性肾小球肾炎如何治疗？治疗宜与忌

1. **慢性肾炎治疗的目的**　防止或延缓肾功能的进一步恶化；改善或缓解临床症状，如减轻水肿，纠正贫血，控制高血压等；预防和治疗严重并发症，如感染、水电解质失衡、心力衰竭等；忌以消除尿中蛋白以及红细胞为治疗主要目的。

2. **一般治疗**　宜注意休息，忌劳累或过激运动，忌参加剧烈体育活动，以免加重肾脏缺血，从而加重血尿、蛋白尿等；宜选择低盐优质低蛋白饮食，减轻肾脏负担，延缓肾功能损害；注意调整心态，宜建立战胜疾病的信心，积极配合医生，在医生指导下坚持复诊、规律服用药物，忌无症状时不看病，不治疗，忌不注意监测病情变化。

3. **积极控制血压**　能否将血压控制在理想范围内，是防止慢性肾炎继续发展，延缓肾功能损害的关键所在。宜在自己家中自备血压计或者在附近的卫生院多量血压，监测血压变化，持续规律的使用降压药物，并根据血压情况在医生的指导下调整降压药的用量及种类。忌不关心血压变化，随意停用降压药，或不规律用药。

4. **血管紧张素转化酶抑制剂（ACEI）的使用**　血管紧张素转化酶抑制剂对于慢性肾小球肾炎的治疗，除有明确的降压效果外，还可以降低肾小球内压，有延缓肾功能恶化，降低尿蛋白和减轻肾小球硬化的作用。常用的 ACEI 类药物有：蒙诺、雅施达、依那普利、开博通等。长期使用此类药物易引起高血钾，宜注意监测血钾情况，肾功能损害患者宜适当减少用量或延长用药间期。忌高血钾患者使用。

5. **抗凝和血小板解聚药物的使用**　研究表明此类药物有良好的稳定肾功能作用，而且能一定程度的减轻肾脏的病理损伤。常用的抗凝药物有：肝素、华法林；抗血小板药物常用的是：双嘧达莫（潘生丁）、阿司匹林等。宜在医生指导下使用，忌大剂量使用，会引起出血等副作用。下列情况忌使用抗凝治疗：①伴出血疾病或有出血倾向

者；②心、肝功能不全或肾衰竭者；③外科手术后；④活动性溃疡病患者；⑤恶性高血压患者；⑥大面积烧伤者严重视网膜病变；⑦活动性肺结核。

6. 宜根据具体情况选择使用激素和细胞毒药物，忌盲目使用。忌长时间使用激素药物。

7. 防治其他能引起肾脏损害的因素　忌使用肾毒性和易诱发肾功能损害的药物，如庆大霉素、磺胺类药物、非类固醇类消炎药；宜注意防寒保暖，应尽量避免上呼吸道及其他部位的感染，以免加重甚至引起肾功能的急剧恶化；宜及时积极治疗高脂血症、高血糖、高钙血症，以及高尿酸血症，防止因为以上疾病加重肾功能的损害。宜积极纠正水电解质的紊乱。

六、慢性肾小球肾炎饮食治疗宜与忌

慢性肾小球肾炎患者适宜优质低蛋白、低盐、低脂、高维生素、足够热量的饮食。忌高蛋白、高脂、高盐、高钾饮食。

1. 优质低蛋白质饮食　宜根据肾功能受损程度来控制蛋白质的入量。肾功能正常者，可不需要限制蛋白质的摄入，但宜选择优质蛋白，忌高植物蛋白饮食；肾功能不全的患者，宜适当限制蛋白质的摄入，一般限制在每天 1.0g 每公斤体重，也应以优质蛋白为主，宜适当加用 α-酮酸（如开同、肾灵）或肾衰氨基酸以补充机体内必需氨基酸不足。适宜的蛋白质食品：鸡蛋、牛奶、奶制品、瘦肉、鱼等；应忌的蛋白质食品：花生、五花肉、排骨肉、鲸鱼肉、火腿肠、香肠等肉类加工品。

2. 宜低脂饮食　高血脂不利于肾脏功能的保护，还易引起肾动脉及其分支的粥样硬化，故慢性肾炎病人宜选择低脂饮食。适宜的脂肪类食品：植物油、少量奶油、沙拉酱。应忌的脂肪类食品：动物油、生猪油、熏肉、油炸食品、鱿鱼、动物内脏、虾、蟹等。

3. 宜高热量饮食 因优质蛋白提供的热量不够，慢性肾炎患者还应补充高热量饮食。适宜的含高热量的食品：藕粉、南瓜、米、面、土豆、芋头、红薯、粉丝、粉皮等。

4. 宜低盐低钠饮食 伴有水肿或者高血压的患者需要限制盐的摄入，一般说来，每天的盐的摄入约为 2～3 克（或酱油 10～15 毫升）；高度水肿的患者忌盐，即不食用所有含盐食物。特别应忌的高钠食品：如咸菜、泡菜、咸蛋、松花蛋、腌肉、海味、挂面、话梅、陈皮、榨菜、罐头蔬菜、腊肉、咸鱼等。

5. 宜低磷高钙饮食 慢性肾功能不全的病人常伴有高磷低钙，所以宜选择低磷高钙饮食。

低磷食品：冬瓜、麦淀粉、鸡蛋白、苹果、番茄、凉粉等。高钙食品：牛奶、海带、紫菜、苔菜、油菜、苋菜、通菜、芹菜、香菜、木耳等。

6. 宜高铁饮食 伴有肾性贫血的患者宜选择高铁饮食，以利于红细胞的生成。适宜的高铁食品：瘦肉、动物血、黑木耳、海带、黄豆、芹菜等。

7. 宜低钾饮食 慢性肾炎患者可出现高钾血症，血钾高的患者宜选择低钾饮食，忌高钾饮食。以利于体内电解质平衡。适宜的低钾食品：藕粉、面筋、猪血、鸡蛋、南瓜、苹果、大米、雪里红等。应忌的高钾食品：榴莲、椰子、香蕉、芒果、番石榴、西梅、黄豆、红豆、黑豆、浓茶、即溶咖啡等。

8. 宜适当限制入水量 慢性肾小球肾炎的病人应根据尿量及水肿程度限制水的摄入，一般来说，每日总入水量要小于或等于尿量＋不显性失水量（约 500ml）。忌入水量大大超过出水量，或入水量太少无法满足机体需要，引起血容量不足。

9. 宜富含维生素饮食 慢性肾炎患者宜积极补充水溶性维生素（B 族维生素、维生素 C）。忌常规补充维生素 A，其原因是体内维生素 A 升高，可刺激甲状腺激素分泌而引起肾性骨营养不良，还可以引起脂肪代谢紊乱，致使胆固醇、三酰甘油水平增高。维生素 D 应在有严重低钙指征的情况下进行补充，而且剂量宜个体化。适宜的富含维生素的食品，如粗米、西红柿、柑橘类水果、青椒、菠菜、马铃薯、黄豆、粟米等。

10. 适宜的其他食物　水肿病人适宜选择的有利尿作用的食物，如芹菜、白萝卜、海带、洋姜、荸荠、西瓜、丝瓜、赤小豆、竹叶菜等。其他应忌的食物：辛辣食品、烟、酒等。

七、慢性肾小球肾炎患者体育锻炼宜与忌

慢性肾小球肾炎患者，在急性期要注意多休息、少活动，以减少代谢产物，减轻肾脏负担。但实践证明，少活动，在减少代谢产物的同时，也带来了人体机能的衰退，主要表现为心脏功能减退，心输出量减低，心率和血压不稳定，肺活量变小，吸氧量降低，消化功能减退。因此，现在不少医生都主张慢性肾炎病人在缓解期应参加适量的运动。

1. 适宜的运动项目　耐力运动，如走路、慢跑、太极拳、气功（动功）、各种小运动量健身操以及中等强度的羽毛球或乒乓球等；宜选择适量的肌力锻炼，如持轻物（1～2.5公斤）做健身操，每次做1～2套，每天做2～3次。也可做拉力器练习，宜根据自己体力，由少到多，逐渐增加根数和次数。应忌的运动项目：快跑、跳绳、足球、篮球、网球等剧烈体育锻炼。

2. 慢性肾炎患者适宜的运动量大小　运动量包括运动强度和运动时间。慢性肾炎病人所适宜的运动强度应该是中等偏小，即运动时的心率达到每分钟110次为度，运动时间应控制在20～30分钟。忌大运动量，长时间剧烈运动。

3. 慢性肾炎患者的适宜运动安排　准备活动约5～10分钟，适宜选择做广播操。训练活动可以有两种方式：持续训练法，以健身慢跑为例，当活动后心率达到105～110次时，持续进行10～15分钟即可。间断训练法：可选2～3个项目为一组，例如既练慢跑，又练拉力器或太极拳，每一项练3～5分钟后，休息2～3分钟，然后进行第

二项或休息后再进行第三项，总的时间不宜超过 20 分钟。

4. 体育锻炼的注意事项 慢性肾炎患者，在开始阶段，不论症状轻重，都宜以休息为主积极治疗，并定期随访观察病情变化。如病情好转，水肿消退，血压恢复正常或接近正常，尿蛋白、红细胞及各种管型微量，肾功能稳定，3 个月后可开始从事轻工作，忌较强体力劳动。活动量宜缓慢地逐渐增加，以促进体力的恢复。凡存在血尿、大量蛋白尿、明显水肿或高血压者，或有进行性肾功能减退患者，均宜卧床休息，忌任何形式的体育锻炼。忌饱食后运动，宜在饭后两小时以上开始运动。体育锻炼一般在室外进行，如遇气温骤变或大雾、大风、大雪等，则宜改在室内进行，以免引起受凉感冒，不利于肾功能的保护。天气过热时应停止锻炼，以免因出汗过多而脱水，使肾功能恶化。忌于高热或者寒冷天气进行户外运动。忌运动过度：每次运动后不应有疲劳感，也不应影响食欲和睡眠。宜定期到医院检查肾功能、血常规及血压情况，咨询专科医生，以决定运动是否需要减量或者停止。

八、生活习惯的宜与忌

1. 宜正确对待疾病，保持乐观情绪 由于慢性肾炎病人患病时间长，病情常反复，治疗又缺乏有效方法，故使得不少患者容易烦躁不安、悲观失望、甚至产生自暴自弃情绪，这会直接损害患者身心健康，影响病情。俗话说"三分靠医，七分靠养"，保持乐观情绪极为重要。如能不断自我调节，使精神神经始终处于稳定状态，将有利于疾病康复。忌悲观，绝望，自行中止治疗，对治疗产生抵触情绪。

2. 宜注意自我保护，预防感染 任何感染都会加重肾炎病情。慢性肾炎患者机体抵抗力低，很容易感染，故宜积极预防。感染部位常在呼吸道、泌尿系及皮肤，要避免受凉。在感冒流行季节不去公共场所，并注意口腔、会阴及皮肤等处清洁。如有感染前驱症状发生，就应立即就医，及时治疗，切莫拖延。忌劳累受凉，忌长期停留在人多空气流通不畅的场所，忌发现感染后不予重视。

3. 宜遵守良好的作息制度　宜保证足够的睡眠，每天睡眠不少于 8 小时；忌熬夜或晚睡。

4. 宜保持大便通畅　肾功能不全患者每日排便次数应保持在三次左右，以利于体内毒素从肠道排出。

5. 养成良好的生活习惯　注意休息，健康饮食，适当运动，忌抽烟、喝酒、赌搏、过分劳累、情绪大幅度波动。

九、降压药物的使用原则，降压治疗宜与忌

1. 宜从单种降压药小剂量开始降压治疗　慢性肾炎病人的降压治疗宜先选择一种降压药物小剂量开始，如 ACEI、血管紧张素 II 受体阻断剂（ARB）、或者钙通道阻滞剂，如降压效果不理想，再慢慢加大剂量，或联合使用其他类型的降压药物。忌一开始降压治疗就使用多种降压药、大剂量在短时间内迅速降压。血压降得过急过快，会使机体在短时间内无法适应低水平的血压。不但会引起头晕、头痛等不适感，还有可能影响心、脑、肾的供血，不利于肾功能的保护。

2. 宜根据每个患者的具体情况制定相应降压方案　降压药物应根据患者的血压情况、对药物的耐受情况，及全身各器官功能的综合情况来做个性化的选择。

3. 宜选择长效降压药物　高血压患者血压在清晨变化剧烈，目前认为每天早晨起床后一次性服用长效降压药物，能使患者血压处于比较平稳的状态，避免了患者血压在一天内大幅度波动。忌使用短效降压药，采取一日三次的服药方法。短效药物分多次服用，会造成血压在一天内发生大的波动，对于高血压并发症的防治不利。

4. 宜选择的降压药物　对于肾性高血压的病人一般说来，ACEI和 ARB 类药物为首选，还可联合运用少量利尿剂，降压效果不理想

时可加用钙通道阻滞剂。

5. 宜坚持长期规律的使用降压药物 慢性肾炎高血压的病人在使用降压药物后，血压在短时间内，可恢复到正常水平。此时，应继续坚持降压治疗。因为，一旦停用降压药物，血压很有可能会再次上升。间断使用降压药物会造成血压大幅度的波动，有可能引起严重的心脑血管并发症。忌血压降至正常后，立即停止降压治疗。

6. 宜配合饮食方面的限制 高血压的病人要注意低盐低脂限水饮食，高盐饮食不利于血压的控制，高脂饮食易并发心脑血管意外。忌高盐高脂饮食。

7. 宜监测血压情况，根据血压水平，调整降压药物的种类及用量。

8. 宜详细阅读降压药物说明书，了解药物不良反应及副作用。出现严重不良反应时应该换用其他类型药物。

9. 宜控制血压在理想水平 如果患者肾小球滤过率在 15～55ml/min（血肌酐 106～616μmol/L）且尿蛋白在 1g/d 以上，宜将血压控制在 125/75mmHg 以下。如果患者肾小球滤过率在 15～55ml/分钟（血肌酐 106～616μmol/L）但尿蛋白在 0.25～1.0g/d，宜将血压控制在 130/80mmHg 以下。老年患者可适当放宽血压水平。

10. 适宜的联合用药方案 ACEI＋利尿剂；ACEI＋钙通道阻滞剂；利尿剂＋β受体阻滞剂；β受体阻滞剂＋钙通道阻滞剂；ACEI与ARB等可协同降压，减少副作用的发生。

十、ACEI 和 ARB 使用宜与忌

ACEI 是指血管紧张素转化酶抑制剂，ARB 是指血管紧张素Ⅱ受体拮抗剂。血管紧张肽转换酶抑制剂和血管紧张肽Ⅱ受体拮抗剂是临床上已证实的非常有效的抗高血压药物，在近年来的研究中发现它们除降压作用外，还能降低蛋白尿、延缓肾脏损害，同时还具有显著

肾脏病患者 宜与忌

的心脏保护作用，并且已有一定数量的临床试验结果显示，将2类药物联合应用可以获得更强大的肾脏保护作用，并且不会增加不良反应。常用的 ACEI 类药物有：开博通、依那普利、卡托普利、雅施达、蒙诺、洛丁新、瑞泰、抑平舒、达爽等。常用的 ARB 类药物有：缬沙坦（代文）、科素亚、海捷亚等。

在 ACEI 和 ARB 类药物使用的过程中，需要注意以下几点：①宜从小剂量开始，慢慢增加药物剂量；忌开始用药时即大剂量使用；②宜联合使用 ACEI 和 ARB 两类药物，因为有研究表明，联合使用两种药物能进一步加强肾脏保护作用，和降低蛋白尿的作用，并且不会明显增加不良反应的产生；③一般说来，血清肌酐＞3mg/dl 的患者不宜使用 ACEI 及 ARB 类药物；④宜在应用的早期阶段每2周测定一次肾功能，及时发现对肾功能的不利影响。如果血清肌酐值上升幅度在用药前血清肌酐值的30%以内可以继续应用；如果血清肌酐上升＞50%要立刻停止应用；对于血清肌酐上升30%～50%者，应积极寻找原因，如低血容量、低血压、心功能不全、合并应用非甾体类抗炎药等，排除诱因后还可以继续应用。忌不监测肾功能变化；⑤宜坚持早期、足量、长期使用的用药原则：治疗慢性肾病时，宜尽早使用 ACEI 和 ARB 类药物，有利于肾脏的保护。有研究表明大剂量的 ACEI、ARB 才会具有明显的肾脏保护作用，所以使用过程中一定要足量。要坚持长期联合使用这两类药物；⑥因本类药物有可能引起高血钾，宜定期复查血清钾的高低。出现高钾血症时宜积极处理。忌不定期复查血清电解质情况；⑦宜注意监测血压情况，调整药物。忌血压水平过低或过高。血压水平过高会加速肾功能损害，过低会导致肾血流量不足也会加重肾脏损害；⑧对于双侧肾动脉狭窄或孤立肾肾动脉狭窄者忌用 ACEI 和 ARB 类药物。

十一、降尿蛋白治疗时宜与忌

　　慢性肾小球肾炎患者多数伴有不同程度的蛋白尿。降低尿蛋白并不是慢性肾炎治疗的主要目标，尿内蛋白量多少也不能成为判断肾功能好坏的指标。因此切忌为了达到消除蛋白尿的目的，盲目使用降蛋白药物，而加重肾功能损害。

　　1. 宜根据患者具体的病理类型、肾功能情况、其他脏器情况、蛋白尿多少来选择适当的降尿蛋白治疗。

　　2. 宜优质低蛋白饮食　减少饮食中的蛋白含量，也就会在一定程度上减少尿蛋白量。一般每天的蛋白摄入量宜限制在 30～40g 左右，而且其中优质蛋白应占 60%～70%，忌蛋白摄入超过 1.0g/kg·d。

　　3. 宜联合使用 ACEI 和 ARB 类药物　有研究表明联合使用 ACEI 和 ARB 类药物能加强降低尿蛋白的作用。

　　4. 肾功能正常或仅轻度受损，肾脏体积正常，尿蛋白大于等于 2.0g/24h，病理改变较轻者，可试用激素和细胞毒性药物。若效果不佳，或出现其他不良反应，应逐步撤去。忌不顾肾功能情况，和药物不良反应盲目运用该类药物以求达到消除蛋白尿的效果。

　　5. 忌使用任何会严重损害肾功能的降尿蛋白药物。

　　6. 忌剧烈运动　剧烈运动有可能加重尿蛋白量，慢性肾炎病人应避免。可选择适宜的中小运动量运动，但是在运动过程中一旦发现尿蛋白加重，应立即停止锻炼或减小运动量。

十二、肾上腺糖皮质激素使用宜与忌

大多数肾小球疾病的发病均与机体的免疫反应有关，因此治疗慢性肾炎时可选用激素类药物治疗。但是糖皮质激素是把双刃剑，在治疗的同时，有可能引起一系列不良反应，因此使用时，应在专业医师指导下，慎重选用。激素类药物按其作用时间的长短分为：短效激素有可的松、氢化可的松；中效激素有泼尼松、泼尼松龙、甲基泼尼龙；长效激素有地塞米松、倍他米松；改变剂型的超长效激素有康宁克通 A、得保松等；复方制剂有泰必治。慢性肾炎的患者，一般选用中效激素。

慢性肾炎患者如有：①大量蛋白尿（24 小时尿蛋白大于 3.5g）伴或不伴肾功能轻度减退者；②大量蛋白尿伴有肾功能一过性减退，且肾功能有好转趋势；③轻度系膜增生及炎症细胞浸润，且无明显慢性病变而临床表现为大量蛋白尿者；④活动性病变为主且病变较显著者；⑤活动性病变与慢性病变并存，临床表现有大量蛋白尿者，宜考虑糖皮质激素治疗，但应密切观察肾功能改变。

慢性肾炎患者如有：①精神病史或精神病家族史；②活动性消化性溃疡（如胃溃疡、十二指肠溃疡）；③病原不明的感染或缺乏有效抗菌药物控制的感染；④糖尿病；⑤重症高血压；⑥肾功能持续减退者；⑦肾脏以慢性病变为主时，忌使用肾上腺糖皮质激素。

慢性肾炎患者如准备接受激素治疗超过 3 个月的患者，宜改变生活方式，减少危险因素，如戒烟、戒酒、适当运动；宜选用中效激素，忌长效制剂及短效制剂；长期治疗时，激素服用时间宜选择，每日一次，在早晨 8 点左右。忌睡前一次服用，或一日内分多次服用；宜适当使用活性维生素 D 和补充钙剂，以预防激素可能引起的骨质疏松；伴有明显感染的患者，宜先积极控制感染后再开始激素治疗，以免激素加重感染扩散。

此外，激素治疗过程中，忌受凉、忌劳累，忌处于人多、空气流通不畅的公共场所。一旦出现感染，应及时就医，并予以相应处理。使用激素的同时宜常规加用胃肠黏膜保护性药物，因为激素有可能引起消化道溃疡，早期联合使用制酸药物以及胃肠黏膜保护剂能有效预防溃疡的发生；激素有可能引起血糖增高，使用期间宜注意血糖情况。若出现糖尿，可根据病情减少或停用糖皮质激素；治疗过程中出现视力障碍、眼压增高等情况，宜及时停药；激素有可能造成精神及行为异常，停药后症状可自行消失。所以激素治疗患者宜注意其精神情况，出现症状后及时停药。忌继续大剂量使用激素。

十三、细胞毒性药物或新型免疫抑制药使用宜与忌

使用细胞毒性药物及新型免疫抑制剂的目的和运用肾上腺糖皮质激素一样，都是为了抑制对机体的免疫反应。常用的细胞毒性药物有环磷酰胺、氮芥、苯丁酸氮芥等。细胞毒性药物常见不良反应有：①造血系统，白细胞（尤其是粒细胞）减少多见，停药后较易恢复。②消化系统常见食欲减低及恶心、呕吐、口服或静脉给药时均可发生，腹泻少见，偶可引起口腔炎、胃黏膜溃疡。③约5%～15%病人可出现血性膀胱炎，表现为尿急、尿频、尿痛等，尿中有蛋白、红细胞、大剂量应用时尤易出现，一般停药后较易恢复，但膀胱损伤可能是永久性的。④其他，如肝脏损害，出现黄疸，损伤毛囊后常见脱发，一般发生于用药后3～4周，严重者头发可全部脱光，停药后头发可以再生。骁悉是最近开始用于肾脏疾病治疗的一种新型免疫抑制药，其不良反应比环磷酰胺大大减轻，主要的不良反应包括：呕吐、腹泻等胃肠道症状、白细胞减少症、败血症、尿频以及某些类型感染的发生率增加。偶见血尿酸升高、高血钾、肌痛或嗜睡。没有明显的肝肾毒性、神经毒性等副作用。

1. 慢性肾炎患者一般无需使用细胞毒性药物和免疫抑制药物，

但患者如尿蛋白较多、肾脏病理改变较重及有增生活动性病变，可以试用细胞毒性药物或一些新型免疫抑制药物，宜与激素联合使用，忌单独使用上述药物。如患者尿蛋白不多，且肾脏病变以慢性化为主，如多数肾小球硬化、肾小管萎缩和肾间质广泛纤维化，使用上述药物可能弊大于利，因而忌使用上述药物。

2. 无论细胞毒性药物还是新型免疫抑制药物，均可出现不同程度骨髓抑制，因而移植宜复查血常规。宜在第一个月每周一次进行血常规检查，第二和第三个月每月二次，之后的一年内每月1次。若发生中性粒细胞减少，宜减量或停用上述药物，同时使用骨髓刺激药物。忌在使用上述药物时不复查血常规，忌在出现白细胞减少时不减量或不停用上述药物。

3. 环磷酰胺有可能引起肝脏损害，宜定期复查肝功能情况，一旦出现肝脏损害应及时咨询肾内科专科医师指导用药。肝功能不全的患者忌使用环磷酰胺，宜选择骁悉，以避免对肝脏的进一步损害。细胞毒性药物胃肠道反应常见，宜注意预防。

4. 宜定期复查肾功能情况，根据肾功能情况，决定是否继续使用本药。环磷酰胺的用量宜根据肾小球滤过率进行调整，忌肾功能严重受损患者使用环磷酰胺。环磷酰胺的一个常见并发症是出血性膀胱炎，在使用时患者宜多饮水，并注意水化，使患者每日尿量保持在2000～3000ml，以减轻对膀胱的刺激以及降低出血性膀胱炎的发生率。除严重骨髓抑制外，盐酸氮芥的另一个常见而严重副作用是血管炎，在使用该药时宜注意建立通畅血管通路、注射后用生理盐水快速冲洗血管以减少药物与血管壁接触时间，在用药时还宜严密进行观察。

5. 在使用上述药物时宜注意疗程和剂量，如环磷酰胺使用总量忌超过8g，而盐酸氮芥的剂量一般为50～70mg，加大剂量以及延长疗程并不能增加疗效，而且可能出现严重不良反应或出现严重并发症，因而忌大剂量长时间使用上述药物，宜选用合适剂量和疗程。上述药物对胎儿有致畸作用，孕妇忌用本类药物。

十四、中医中药使用宜与忌

　　传统中医中药对于慢性肾炎的治疗也有一定的疗效。在使用中药治疗过程中需要注意以下几点：①宜在正规的中医院或大型医院的中医科医师的指导下进行治疗，切忌听信不明来路的秘方偏方，盲目治疗。不少中药对于肾脏有极大的损害作用，滥用药物会对肾功能造成不可挽回的损害；②宜中西医结合治疗，中药治疗可成为西医治疗的辅助手段，但不能代替西医治疗，忌使用中医药治疗后，停止一切西医治疗手段，这将会严重影响治疗的效果；③忌使用对肾脏有毒副作用的中药制剂，如含有广防己、关木通、青木香、马兜铃等药的成药及汤剂。

（刘欣瑜　刘　虹）

第五章

隐匿性肾小球肾炎宜与忌

一、何谓隐匿性肾小球肾炎？

隐匿性肾小球肾炎是原发性肾小球疾病中常见的一种临床类型，由于其临床表现轻微或无症状而得名。此种肾脏病人，无水肿、无高血压及无肾功能损害，多数病人是在体格检查或在偶然情况下尿常规检查发现异常。主要表现为持续性蛋白尿和（或）反复发作性或持续性肾小球来源的肉眼或镜下血尿，故又称无症状性蛋白尿和（或）血尿。实际上它包括不同病因、不同发病机制的一组肾小球疾病。

二、隐匿性肾炎诊断宜与忌？

1. 收集送检尿液标本时，宜采用新鲜晨尿，此时尿检阳性率较高，收集的尿液宜及时送检，忌放置过久，影响化验结果。宜清洁留取中段尿，忌白带污染，忌女性病人经期及经期前后一两天留尿送检。忌剧烈运动后、发热或寒冷时留尿。

2. 宜留取多次非同日尿标本，忌单凭一次尿检异常即做出诊断。应通过长期观察，如发现有持续性尿改变或反复发作性肾小球源性血尿并能除外其他疾病后，才能做出临床诊断。

3. 对单纯性血尿患者（仅有血尿而无蛋白尿），宜做相差显微镜尿红细胞形态检查和（或）尿红细胞容积分布曲线测定，以鉴别血尿来源。应除外由于尿路疾病（如尿路结石、肿瘤或炎症）所致血尿。确属肾小球源性血尿，又无水肿、无高血压及无肾功能损害时，即应考虑此病。

4. 以反复发作的单纯性血尿为表现的患者多为 IgA 肾病，诊断本病前宜详细询问病史，仔细作体格检查，并选择一些特异性的实验室检查，排除其他肾小球病的可能，如系统性疾病（狼疮性肾炎、过敏性紫癜肾炎）、Alport综合征的早期和薄基底膜肾病及非典型的急性肾炎恢复期等。宜依据临床表现、家族史和实验室检查予以鉴别，必要时宜行肾活检确诊。

5. 对无症状蛋白尿患者，宜做尿蛋白定量和尿蛋白电泳以区别蛋白尿性质，必要时作尿本周蛋白检查或尿蛋白电泳。只有确定为肾小球性蛋白尿，且患者无水肿、高血压及肾功能减退时，才能考虑本病诊断。尿蛋白量在 1.0～3.5g/d 之间者，虽尚无水肿、高血压及肾功能损害的临床表现，临床向慢性肾炎转化的可能性很大，宜早期行肾活检。

6. 隐匿性肾小球肾炎是一个临床诊断，虽然大多数病人预后良好，但也有很多患者肾脏病理改变的轻重与临床表现常常不平行。即使临床表现轻微的患者，肾脏的病理改变也有可能很重。反复尿检异常的患者若有条件宜早期作肾活检，明确病理类型，这不但是明确诊断的重要方法，而且还是指导治疗和判断预后的惟一途径。

三、隐匿性肾炎治疗宜与忌？

本病病程长短不一，长者可迁延数十年，但多数并非进行性，部分自愈，预后大多良好，故无需特殊疗法，但宜采取以下措施：

1. 患者宜定期（至少每 3～6 个月 1 次）复查，检测尿沉渣、尿蛋白、肾功能和血压的变化，女性患者在怀孕前及其妊娠过程中更需加强监测，忌尿液检查一次正常后就不再复查。

2. 宜注意保护肾功能，忌应用肾毒性药物。

3. 对反复发作的慢性扁桃体炎与血尿、蛋白尿发作密切相关者，宜待扁桃体炎急性期过后、肾炎病情比较稳定时行扁桃体摘除术。

4. 尿蛋白定量＜1.0g/d，以白蛋白为主，而无血尿者，称为单纯性蛋白尿，一般预后良好，很少发生肾功能损害，宜继续随访，无需特殊治疗。但尿蛋白量或者血尿较多者，肾活检中常常显示病理改变不轻，临床向慢性肾炎转化的可能性很大，出现尿蛋白渐多、高血压和肾功能减退。这种病人宜早期行肾活检，根据活检病理类型选择使用皮质激素、血管紧张素转换酶抑制剂，免疫抑制剂以及其他药如双嘧达莫、中医中药等治疗，可取得一定效果。

5. 隐匿性肾炎恶化包括蛋白尿和（或）血尿的明显加重、血肌酐水平进行性升高、肌酐清除率下降，严重者表现为急进性肾炎，甚至急性肾衰竭。对于这些病人，有条件者宜尽快作肾活检，明确导致疾病恶化的原因，并选择最佳的治疗方案。对于表现为急进性肾炎的IgA肾病，宜应用霉酚酸酯、静脉使用大剂量丙种球蛋白、环孢素及激素冲击治疗等，对逆转、控制病情有益，而血浆置换疗法尚存争议。

四、隐匿性肾炎预防宜与忌？

本病常因感冒、病灶感染或疲劳等因素诱发和加重，故宜保持乐观心情，加强营养，休息，加强体质锻炼。避免劳累、受寒、感染，特别是上呼吸道感染或病毒感染，如有反复感染病灶应予清除，如扁桃体炎、中耳炎、鼻窦炎、龋齿时宜及时诊治。注意个人卫生，保持皮肤清洁，防止皮肤感染。这些都是可能导致本病复发或活动的诱因。吸烟对于肾衰竭的危险性而言，呈剂量依赖性关系，因此应控制吸烟。适当限制饮食中蛋白质的量对于进展型的 IgA 肾病有一定好处。

忌过度劳累，忌剧烈运动，忌使用对肾脏有损害的各种药物，如卡那霉素、庆大霉素等，关木通、广防己、青木香、马兜铃等有肾毒性药物的中成药及汤剂。宜避免服用含非那西丁一类的解热镇痛药。

（刘 莎 刘 虹）

第六章

肾病综合征宜与忌

一、何谓肾病综合征？

肾病综合征，是由很多病因引起的以大量蛋白尿（每日＞3.5g）、低白蛋白血症（血浆白蛋白＜30g/L）、水肿伴或不伴有高脂血症为特征的临床综合征。它不是一种特定的肾小球疾病，而是肾小球疾病的常见表现，凡是能引起肾小球病变的各种疾病均可引起肾病综合征。肾病综合征可分为原发性和继发性两大类。原发性肾病综合征病因未明，部分患者常有不典型的上呼吸道感染史。继发性肾病综合征的原因很多，常见的有糖尿病、系统性红斑狼疮、肾淀粉样变、过敏性紫癜性肾炎、肿瘤、感染、药物、中毒、过敏等。

二、肾病综合征主要临床表现

肾病综合征的四大临床表现为：

1. 大量蛋白尿　大量蛋白尿一般定义为蛋白尿超过 3.5g/d 或 24 小时超过 $3.5g/1.73m^2$。但蛋白尿的程度受多种因素的影响，如肾小球滤过率、肾小球的血浆流率、跨肾小球静水压梯度、肾素-血管紧张素系统的活性、血浆蛋白浓度和蛋白摄入量等影响。

2. 低蛋白血症　一般血清白蛋白低于 30g/L。低蛋白血症和尿蛋白排出量之间并不完全一致。因为肾病综合征时肝脏对白蛋白的合成增加。只有当肝脏合成白蛋白的代偿作用不足以弥补尿蛋白的缺量时，才会出现低蛋白血症。

3. 高脂血症　肾病综合征患者中大部分血中总胆固醇、三酰甘油升高明显，低密度脂蛋白（LDL）、极低密度脂蛋白（VLDL）水

肾脏病患者

宜
与
忌

平升高。年龄、营养状况、肥胖、糖尿病等因素可以影响血脂水平。

4. 水肿　肾病综合征时钠、水潴留主要在血管外，即组织间液增加。当临床出现可察觉的凹陷性水肿时，组织间液的容量增长超过5kg。水肿的程度一般与低蛋白血症程度呈正相关。

三、肾病综合征主要病理类型

原发性肾病综合征的主要病理类型有

1. 微小病变（MCNS）　光镜下肾小球基本正常，偶见上皮细胞肿胀，轻微的系膜细胞增生。免疫荧光无阳性发现，偶可见微量免疫球蛋白和补体 C_3 的沉积。电镜下足突细胞广泛融合消失，伴上皮细胞空泡变性、微绒毛形成，无电子致密物沉积。

2. 系膜增生性肾炎（MSPGN）　弥漫性肾小球系膜细胞增生伴基质增多为本病特征性改变。光镜下肾小球系膜细胞增殖（每个系膜区系膜细胞在 3 个以上）。系膜基质增多，重度病变系膜基质扩张压迫局部毛细血管襻，导致管腔狭窄，小动脉透明变性，部分可发展为局灶节段性肾小球硬化，可出现间质炎性细胞浸润及纤维化，肾小管萎缩，肾血管一般正常。电镜下可见系膜细胞增生及基质增多，重症可见节段性系膜插入。系膜区、内皮下可见电子致密物沉积。重度蛋白尿可见脏层上皮细胞肿胀及轻中不等的足突融合。系膜区可有 IgG、IgM 和（或）补体 C_3 沉积。

3. 局灶性节段性肾小球硬化（FSGS）　特征为局灶损害，影响少数肾小球（局灶）及肾小球的局部（节段）。起始于近髓质的肾小球受累，轻者仅累及数个毛细血管襻区，重者波及大部分肾小球，病变呈均匀一致的无细胞或细胞极少的透明变性物质，严重见球囊粘连。另一种为局灶性全肾小球硬化。受累肾单位的肾小管上皮细胞常萎缩，周围基质见细胞浸润、纤维化。电镜下显示大部分肾小球或全部肾小球足突融合，上皮细胞及其足突与基底膜脱离为本病早期病变，内皮细胞和系膜处有电子致密物沉积。免疫荧光检查在硬化区可见 IgM 及 C_3 呈不规则、团状、结节状沉积。无病变的肾小球呈阴性或弥漫 IgM、C_3 沉积，IgA、IgG 少见。

4. 膜增殖性肾炎（MPGN） 也称系膜毛细血管性肾炎。病理改变以系膜细胞增殖、毛细血管袢增厚及基底膜的双轨为主要特点。弥漫性系膜细胞增殖，增殖的系膜基质插入内皮及基膜之间，基膜出现双轨改变。

5. 膜性肾病（MN） 光镜下可见毛细血管壁增厚，肾小球基膜外上皮细胞下免疫复合物沉积，基膜上有多个细小钉突，而肾小球细胞增殖不明显。晚期病变加重，可发展成硬化及透明样变，近曲小管细胞出现空泡变性。电镜下可见上皮细胞下有电子致密物沉积，且被钉突所分隔，足突细胞融合。免疫荧光可见上皮下免疫球蛋白呈特征性细颗粒状沉积，以 IgG 最常见。1/3 的病例有 C_3 沉积。

6. IgA 肾病 系膜区显著 IgA 沉积。

四、肾病综合征检查宜与忌

为明确肾病综合征诊断，宜完善以下检查：①尿常规检查：通过尿蛋白定性，尿沉渣镜检，可以初步判断是否有肾小球病变存在。②24 小时尿蛋白定量：肾病综合征患者 24 小时尿蛋白定量超过 3.5g 是诊断之必备条件。24 小时尿的留尿方法宜早晨 8 点主动排尿，应弃之不要。8 点以后至次晨 8 点，24 小时内每次的排尿量，全部保留在干净的容器里。次日 8 点也应主动排尿，这次尿是 8 点以前产生的，但必须全部留下。将 24 小时的尿收集搅匀，记其总量。将混匀后的 24 小时尿液取 100 毫升，送化验检测。收集的尿液宜放置阴凉的地方，防止细菌侵入繁殖，以免影响化验结果。气候炎热时，尿液中宜放防腐剂，以免尿糖分解、发酵及细菌繁殖，从而影响结果的正确性。尿液宜放入冰箱内保存，较为理想。③血浆蛋白测定：肾病综合征时，血浆白蛋白低于 30g/L 是诊断必备条件。宜早晨空腹抽血测定。④血脂测定：肾病综合征患者常有脂质代谢紊乱，血脂升高。宜早晨空腹抽血测定。

为了解肾病综合征患者肾功能是否受损或受损程度，进一步明确诊断、鉴别诊断，指导制定治疗方案，估计预后，宜根据病情的需要选择做如下检查：①肾功能检查：常做的项目为尿素氮（BUN）、肌酐（Scr），此为常做的项目之一，用来了解肾功能是否受损及其程度；②电解质及 CO_2 结合力（CO_2-CP）测定：用来了解是否有电解质紊乱及酸碱平衡失调，以便及时纠正；③血液流变学检查：肾病综合征患者血液经常处于高凝状态，血液黏稠度增加。此项检查有助于对该情况的了解；④以下检查项目可根据需要被选用：血清补体、血清免疫球蛋白、血糖、尿蛋白电泳、尿纤维蛋白降解产物（FDP）、尿酶、血清 ANA 抗体及肾穿刺活组织检查等。

五、肾病综合征肾活检宜与忌

肾病综合征病理类型多样，其治疗方案的选择和疾病的预后差异较大，而采用肾活检有利于明确诊断、指导治疗、判断预后，探讨临床分型和病理分型的关系。因此肾病综合征在无肾活检禁忌的情况下主张积极行肾活检。

肾病综合征肾活检的适应证主要有：原发性肾病综合征，激素规则治疗 8 周无效时宜进行肾活检。肾功能急剧恶化，并发急性肾功能衰竭，临床及实验室检查无法确定其病因时宜及时穿刺。怀疑继发性或遗传性肾脏病引起的肾病综合征，临床无法确诊时宜做肾活检。临床已确诊，但肾脏病理资料对指导治疗或判断预后有重要意义时宜做肾穿刺。

肾活检的禁忌证主要有：有出血倾向者，如采用抗凝药物治疗，伴有全身出血性疾病，肾功能衰竭有出血倾向，血液透析因采用肝素化易于出血者等。重度动脉硬化、未控制的高血压、肾动脉瘤等。肾内有结核、脓肿或者邻近器官有感染时忌进行肾活检。肾肿瘤、多囊肾患者忌进行肾活检。独立肾或者严重肾缩小者忌进行肾活检。全身状况不允许者，如妊娠期、过度肥胖、年迈体弱、精神异常或极不配合者、大量腹水者。

穿刺前准备宜详细询问病史，特别注意有无出血性疾病史。全面体检，排除出血性疾病、全身性感染及心脏疾患，注意有否肾下垂；宜进行常规检查，检查凝血全套（包括出凝血时间、血红蛋白、血小板计数，凝血酶原时间等），检查肝肾功能（包括肌酐清除率、血肌酐及尿素氮、转氨酶、乙型肝炎抗原等）。查血型，最好能常规备血200~400ml。在伴有凝血功能异常的患者，需进一步明确病因，采取有效的治疗措施，待凝血功能恢复正常后，方可行肾活检。血小板减少病人术前24小时内输血小板。在伴有高血压的患者，必须将血压控制在正常范围后，再行活检。严重贫血者，待血色素上升到80克/升后方可行活检。宜行 B 型超声波检查，测量肾脏大小、位置、活动度及双肾皮质的厚度。急性肾衰竭或急进性肾炎的病人需肾活检明确诊断，同时需透析治疗，肾穿刺前宜行无肝素透析，或微量肝素透析后用等量鱼精蛋白中和肝素，透析后24小时根据情况行肾穿术，忌血液透析后马上肾活检，肾活检术后宜3天以后再行血液透析，最好行无肝素透析。阿司匹林在术前7天，华法林至少在术前2天宜停用，非甾体抗炎药手术当天停用，术前2~3日宜肌注维生素 K_1 或者术前3天口服维生素 K_4 8mg 或者术前30分钟肌注立止血。医师必须向患者及其家属说明肾活检的意义，手术的安全性及可能出现的并发症，消除病人及其家属的顾虑，配合活检。病人宜在活检前反复练习吸气和屏气的动作，以便在穿刺时肾脏能够下移并能固定，尽量避免肾脏的划伤。还应该练习在床上排尿，以便患者术后卧床休息时因排便困难而增加病人的痛苦。穿刺前宜在 B 超下精确定位穿刺点，中南大学湘雅二医院肾病科采用切割针垂直穿刺的定位方法如下：将穿刺侧肾脏按纵轴方向均匀分为六等分，肾脏下六分之一部分称之为该肾脏的下极，将该下极的外 1/2 区域确定为穿刺点，经过数百例穿刺证实，是一种比较安全值得推荐的定位方法。

肾脏病患者

宜与忌

肾穿刺后宜使用盐袋和腹带加压包扎，用平床推送患者返回病床。术后绝对平卧 8 小时，24 小时不得下床，睡硬板床，不活动，多饮水，多排尿。予心电监护，监测体温、血压、脉搏，注意有无腰痛，观察伤口有无渗血，局部有无血肿及尿液的颜色。如有体温升高，考虑感染；如有腰绞痛，即有血块堵塞肾盂、输尿管的可能。术后宜继续使用止血药、抗生素 3～4 天。24 小时后仍有肉眼血尿者宜继续卧床休息 3 天。1 周内应少活动、3 个月内忌剧烈活动和体力劳动。

六、肾病综合征诊断宜与忌

肾病综合征诊断标准包括：①24 小时尿蛋白定量大于 3.5g/d；②血浆白蛋白低于 30g/L；③水肿；④血脂升高。其中①②两项为诊断所必需。肾病综合征的诊断首先宜通过上述标准确定是否符合肾病综合征的诊断，然后需明确其病因，必须首先除外继发性病因和遗传性疾病，才能诊断为原发性肾病综合征。宜进行肾活检，作出病理诊断，指导治疗和判断预后，并需判断有无并发症的发生。

七、肾病综合征治疗宜与忌

1. 宜重视一般治疗 凡有严重水肿、低白蛋白血症者宜卧床休息。给以正常量的优质蛋白饮食。热量要保证充分，每日每公斤体重不应少于 30～35kcal。水肿时宜低盐（<3g/d）饮食。有高脂血症时宜低脂饮食。

2. 症状明显时宜加用利尿剂消肿和减少尿蛋白药物 肾病综合

征病人有明显水肿及浆膜腔积液，单纯限盐、限水效果不显著时，可使用利尿剂，减少过多的细胞外液。常用的利尿药有：噻嗪类利尿药、潴钾利尿药、袢利尿药、渗透性利尿药、提高血浆胶体渗透压。ACEI 及其他降血压药物，如 ACEI、血管紧张素 Ⅱ 受体拮抗剂、长效二氢吡啶类钙拮抗剂等，均可通过其有效的控制高血压作用而不同程度地减少尿蛋白。

3. 宜长期规律治疗　肾上腺糖皮质激素是治疗肾病综合征的重要药物，宜规律使用，忌自行减量或长期使用后突然停药，导致患者治疗效果欠佳或出现严重副作用。忌在药物治疗有效后认为治愈而停药。

4. 宜针对不同病理类型选择治疗方案　应用激素及细胞毒药物治疗肾病综合征可有多种方案，原则上应以增强疗效的同时最大限度地减少不良反应为宜。对于是否应用激素治疗、疗程长短以及应否使用细胞毒药物等宜结合患者的肾小球病理类型、年龄、肾功能和有否相对禁忌证等情况而有所区别。针对不同的病理类型，目前主张相应治疗方案为：微小病变型肾病常对激素治疗敏感，初治者可单用激素治疗。膜性肾病单用激素无效，宜使用激素联合烷化剂（常用环磷酰胺、苯丁酸氮芥）治疗。局灶性节段性肾小球硬化宜足量激素治疗（1mg/kg/d）3～4 个月。激素效果不佳者可试用环孢素。系膜毛细血管性肾小球肾炎疗效差，长期足量激素治疗可延缓部分儿童患者的肾功能恶化。临床研究仅发现口服 6～12 个月的阿司匹林 325mg/d 和（或）双嘧达莫 50～100mg，每日 3 次，可以减少尿蛋白，但对延缓肾功能恶化无作用。

5. 宜与中医药联用　单纯中医、中药治疗肾病综合征疗效较缓慢，一般主张与激素及细胞毒药物联合应用。忌单用中医药或无选择的应用中医药。

6. 宜重视并发症的治疗　肾病综合征的并发症是影响患者长期预后的重要因素，应积极防治。①感染：通常在激素治疗时无需应用抗生素预防感染。一旦发生感染，宜及时选用对致病菌敏感、强效而且无肾毒性的抗生素积极治疗，有明确的感染灶者宜尽快去除。严重感染宜减少或停用激素。②血栓和栓塞并发症：当血浆白蛋白浓度低于 20g/L 时，提示存在高凝状态，宜行预防性抗凝治疗。对已发生血栓者宜尽早（6 小时内效果最佳，但 3 天内仍可望有效）给予尿激酶或链激酶全身或局部溶栓，同时配合抗凝治疗，抗凝药一般维持半年以上。抗凝及溶栓治疗注意调整剂量，忌药物过量导致出血。③急性肾衰竭：宜积极治疗原发病，注意碱化尿液，同时使用袢利尿剂利尿，无效时宜行血液透析。④蛋白质及脂质代谢紊乱：宜使用 ACEI、血管紧张素 Ⅱ 受体拮抗剂减少尿蛋白，黄芪促进肝白蛋白合成，他汀类或贝特类治疗高脂血症。

八、饮食治疗宜与忌

因肾病综合征患者胃肠黏膜水肿及腹水，影响消化吸收。应进食易消化、清淡、半流质饮食。

患者饮食以清淡为宜。在大剂量激素治疗期间或有水肿，宜给予低盐饮食，每日摄入氯化钠应在 2～3 克。患者也可食用低钠盐。在低盐饮食期间，忌吃咸鸭蛋、咸鸡蛋、咸菜等腌制食品，限盐后宜使用无盐酱油、醋、姜、蒜、糖等调味品以增进食欲。尽量少用味精和食碱。忌过度限制钠的摄入，过度限钠后患者常因饮食无味而食欲不振，影响了蛋白质和热量的摄入，影响患者的营养状态。长期过度限钠也会导致低钠血症，引起乏力、恶心、嗜睡、肌肉痉挛、低血压、低血容量、体位性低血压和肾功能的损伤。

由于本综合征呈负氮平衡，表明本病处于蛋白质营养不良状态，在此基础上如给予促进白蛋白合成的药物如黄芪、当归合剂，则可在尿蛋白不减少的情况下维持血浆白蛋白接近正常水平。因此，可以认为在肾病综合征早期、极期，给予较高的蛋白质摄入（1～1.5g/kg·d），有助于缓解低蛋白血症及随之引起的一些合并症。但对于慢性、非极期的肾病综合征蛋白质摄入宜给以正常量 0.8～1.0g/kg·d 的优质蛋白饮食。优质蛋白是指含必需氨基酸较高，而且在体内分解后产生的含氮物质较少，生物利用度高，营养价值高的蛋白，包括动物优质蛋白，如鸡蛋、牛奶、瘦肉等，和植物优质蛋白，如豆制品。豆制品不但胆固醇和磷含量较低，而且富含不饱和脂肪酸和人体必需的氨基酸，可使肾病患者尿蛋白排泄减少、肾小球高滤过减轻。肾病综合征的患者宜采用动植物蛋白质比例适当的（动物蛋白质与植物蛋白质之比为 3∶2）饮食。忌高蛋白饮食（＞1.2g/kg/d），肾病综合征患者尽管丢失大量尿蛋白，血浆蛋白低，但摄入高蛋白会导致尿蛋白增加，加重肾小球损害，而血浆蛋白没有增加。故目前一般不再主张应用。忌过度的限制蛋白摄入，会导致热卡不足，蛋白质缺乏，加重营养不良，造成机体抵抗力下降和低蛋白血症，且容易合并感染，加重病情，导致肾功能恶化。

伴有高脂血症的时候，宜限制膳食中饱和脂肪酸的含量。忌富含饱和脂肪酸（动物油脂）的饮食，宜多吃富含多聚不饱和脂肪酸（如植物油、鱼油）及富含可溶性纤维（如燕麦、米糠及豆类）的饮食。忌食煎炸食物。

水肿严重而尿少者，宜适当限制饮水，水的入量为前一天尿量加500ml。忌极端的限制水量，会引起循环血容量的下降，甚至脱水，需要注意。

宜补充蔬菜水果等富含微量元素的食物。宜保证充分热量，每日每公斤体重不应少于 30～35kcal。伴有贫血时，宜补充富含铁、维生素 B_{12}、叶酸等的食物，如木耳、菠菜等。浮肿明显者宜多食萝卜、冬瓜、西瓜、黑豆、丝瓜等。伴高血压者宜食芹菜、菠菜、木耳、豆芽、玉米等。伴有血尿者，宜食莲藕、白茅根、花生、茄子。尿少、血钾高时，忌含钾高的食物，如冬菇、紫菜、马铃薯、黄豆、橙汁等。高脂血症者宜食大蒜（早晨空腹吃糖醋蒜 1～2 个）、生姜、茄子、山楂、柿子、黑木耳、牛奶、洋葱、海带、玉米等。

九、体育锻炼宜与忌

肾病综合征患者应以卧床休息为主。卧床可增加肾血流量，有利于利尿，并减少对外界接触以防交叉感染。但肾病综合征患者长期卧床或极少活动会加重微循环障碍，减弱机体的免疫功能，使身体日渐衰弱，对整体的康复不利，所以当肾病综合征缓解后可逐步增加活动，这有利于减少合并症，降低血脂，改善微循环，增加身体抵抗力。

1. 锻炼场所宜选择空气清新之处，避免到空气污浊，人多的公共场合。大风、下雨及寒冬室内外的温差较大时，习惯晨练的患者宜选择室内活动。避免受寒、淋雨和大汗后吹风。

2. 锻炼时间宜选择早晨及傍晚，忌在中午或阳光强烈时锻炼。

3. 体育锻炼宜循序渐进，逐步开展。刚刚开始锻炼的时候宜先做短时间的散步，练习呼吸体操并伸展四肢做些简单的体操，等身体状况进一步好转以后再练习太极拳、持轻物（1～2.5kg）、做健身操、适当慢跑或长时间地散步，以及中等强度的羽毛球或乒乓球活动等。

4. 选择适宜的运动量。运动量的大小因人而异。运动中，计算心率和时间，心率宜控制在每分钟 110 次，运动时间应控制在 20～30 分钟。锻炼量是否合适还可以根据自我感觉、尿化验等来判断。如果锻炼后感觉良好，疲劳感在几小时内消失；尿化验蛋白量和红细胞只有稍微的增多或保持原样，这说明锻炼效果是好的，可以继续进行，否则就要适当减少运动量。

5. 适宜的运动安排。每天练习一次，每次运动包括准备活动，训练活动和整理活动。准备活动：约 5～10 分钟，可做广播体操或能活动开身体的几节健身操。训练活动：有两种方式，一种是持续训练法，如以健身慢跑为例，当活动后心率达到 105～110 次/分时，持续进行 10～15 分钟即可。另一种是间断训练法，可选 2～3 个项目为一组，例如既练慢跑，又练持物健身操或太极拳，每一项练习 3～5 分钟后，休息 2～3 分钟，然后进行第二项或休息后再进行第三项，总的时间不超过 20 分钟。

6. 活动时宜避免皮肤损伤，以免引起感染而加重病情。

7. 肾病综合征患者忌参加长跑或剧烈的体育比赛，以免过度劳累引起肾病复发。游泳虽是夏季运动的好项目，但由于游泳需要消耗大量的体力，以及游泳场地的卫生得不到保证，肾病综合征患者不宜游泳。

8. 长期使用激素治疗的患者，骨质较稀疏，忌各种剧烈活动、跌仆等，以防骨折的发生。

十、生活习惯宜与忌

肾病综合征病程长，易反复发作，患者宜保持乐观情绪，增强与疾病作斗争的信心，密切配合治疗，忌灰心自卑，自暴自弃或讳疾忌医的心理。患者家属及社会宜给予患者更多的关心和安慰。

发病的急性期，宜住院治疗。中度以上的水肿，大量蛋白尿，肉眼血尿或少尿，每日尿量在 400ml 以下，有进行性肾功能减退患者，或出现严重并发症时宜积极治疗，并卧床休息。待水肿消退，血压降至正常，肉眼血尿消失后，可下床轻微活动。眼睑面部水肿者枕头宜稍高些，胸腔积液者宜半卧位，严重水肿者宜经常更换体位。阴囊水肿宜将阴囊托起，以利于静脉回流，减轻水肿。如果阴囊皮肤发生破溃，宜使用 0.1％的新洁尔灭每日清洗一次，如有感染，轻者可外用抗生素软膏，重者可在医生指导下口服或静滴抗生素。宜严密观察水肿及尿量，宜每日记尿量，测腹围，注意体重、尿量的变化。若出现浮肿，体重急剧增加，疲劳感，腹泻等低蛋白血症引起的自觉症状时要考虑病情加重。一旦血压下降，尿量减少时，应警惕循环衰竭或急性肾功能衰竭。宜密切观察病情变化。如病情好转，水肿消退，血压恢复正常或接近正常，尿蛋白、红细胞及各种管型微量，肾功能稳定，则 3 个月后可开始从事轻工作。活动量应缓慢地逐渐增加，以促进体力的恢复。绝对卧床的病人宜定时翻身，每 2 小时翻身一次，每次翻身后轻轻按摩骨突部位或有软垫支撑受压部位，预防组织破损，条件允许宜使用气垫床，便盆宜轻拿轻放，严防擦破皮肤，必要时抬高水肿的肢体，防止静脉回流，以减轻水肿。

宜加强个人卫生护理。水肿病人皮肤抵抗力差，容易擦破而导致继发感染或发生褥疮。由于代谢产物的潴留，皮肤瘙痒，病人宜用温水擦浴，忌抓破皮肤，以防止感染。避免使用刺激性泼尼肥皂或洗面奶，用肥皂后要冲洗干净。对服用泼尼松面部皮肤有痤疮者勿用手挤压。宜勤剪指甲，忌穿紧身衣服，以防止静脉瘀血，衣服被单宜柔软，以防擦伤皮肤，内衣要全棉织物，勤洗勤换，保持床铺清洁、干燥、平整。尿素氮等代谢产物在体内潴留，刺激口腔黏膜易致口腔溃疡，宜使用生理盐水漱口。大小便后应注意会阴部的清洗，保持阴部清洁，以防止肛周感染和泌尿道的感染。忌长时间暴露在强阳光下。阳光中有一些有害的射线如 γ 射线，极易侵害人体造成皮肤炎症，肾病综合征患者本身免疫功能低下，故应慎照日光，以免因皮肤炎症加重病情。

宜保持良好的居室环境。肾病综合征患者的居室宜布置得宽敞、明亮、通风、通气，要保持一定的温度。夏季空调不宜调得太低，以低于室外气温 5～6℃ 左右为宜，否则极易因冷热的急骤变化而发生感冒。卧具要清洁、干燥，卧室要光线柔和，通风透气，忌直接吹风。由于入睡后基础代谢减弱，人的自卫功能较差，极易受凉感冒，故肾病综合征患者睡眠时宜注意保暖，预防感冒。卧室内宜灭蚊、蝇及其他昆虫，防其叮咬使皮肤感染。宜保持室内空气新鲜，居室内每日定时开窗通风，早、晚各一次，每次 15～30 分钟，并减少陪护和探视人员。在流感流行期还可以用苍术、艾叶香烟熏，或用食醋熏蒸作空气消毒。宜保证饮食卫生，忌吃酸腐、酶烂或过夜不洁的食物，以免发生胃肠疾病，影响康复。忌淋雨，受寒，避免上呼吸道和泌尿道感染。在秋冬季节最常见的感染因素是咽喉、扁桃体及肺部感染。

在秋冬季宜注意保暖，随气温变化加减衣物，避免阴雨天外出，忌汗出当风，涉水冒雨，穿潮湿衣服。如果要外出可以戴上口罩，避免冷空气直接吸入肺部。注意保持口腔清洁，如有咽痛、扁桃体肿痛者宜用西瓜霜粉喷洒局部，或用双黄连进行雾化吸入，局部消炎。尽量避免到空气不流通、人群嘈杂的公共场所。

宜作息规律，除夜间保证充足的睡眠和良好的睡眠质量之外，中午 1 点左右宜安排半个小时左右的午休时间，这样可以促使体力和精神的恢复，有利于康复。血压正常，尿检未见异常时偶有性生活对健康无碍。若有高度水肿，血压高、低血蛋白血症时，忌性生活，以免过度劳累，抵抗力下降，致使病情恶化。在肾病综合征缓解期，可适当过性生活，但切忌过度，并尽量减少性生活的次数。病人及其配偶还需注意性生活的清洁卫生，在房事前后均应清洁外阴部，以防泌尿系统感染后导致病情加重。宜劳逸结合。病情缓解期宜开展一些花鸟自娱，书法、阅读、弈棋等休闲活动，可愉悦心情，调节情绪，促进健康。必要时向其所在单位或学校说明病情，以取得合作，避免工作学习中过度劳累使病情复发或加重。

十一、肾病综合征利尿剂使用宜与忌

肾病综合征患者利尿治疗的原则是忌过快、过猛，以免造成有效血容量不足，加重血液高黏倾向，诱发血栓、栓塞并发症。

宜在限制钠盐的基础上使用利尿剂。初始利尿剂宜小量，以防止利尿过度使血容量进一步下降而损伤肾功能。使用大剂量速尿时宜密切注意观察其副作用，如恶心、直立性眩晕、口干、心悸等。使用利尿剂时，宜每天称体重，详细记录 24 小时出入水量，测血压，量腹围，观察尿液外观及病人浮肿消退情况。使用利尿剂的病人，宜监测电解质，维持水、电解质平衡。使用利尿剂的病人，宜监测尿常规、肾功能、血浆蛋白、血脂。使用 ACEI 时，忌与保钾利尿剂合用。两者均可引起高血钾症。

　　双氢克尿噻短期（一周左右）常规剂量应用，可不补钾，长期应用宜适当补钾。强利尿剂（速尿等），用药时间短亦应及时补钾。长期用保钾利尿药（如氨体舒通）一部分人可出现高钾血症，宜适当加用或合用排钾利尿药，但均应减小药量。长期用利尿药，又严格限制钠盐摄入可能出现低钠血症，宜适当调整用药和增加盐摄入。长期用强效利尿药能增加肾脏对钙的排泄，宜适当的补钙。强效利尿药，可致急性尿潴留。故前列腺肥大者宜选择作用较缓和的利尿剂。使用两种利尿剂联合利尿时，宜选择排钾、保钾利尿剂合用。如速尿和氨体舒通，速尿和氨苯蝶啶，双氢克尿噻和氨苯蝶啶合用。忌两种排钾（或保钾）利尿剂合用。噻嗪类利尿剂（如双氢氯噻嗪）和袢利尿剂（如呋塞米）等可因抑制尿酸排出而使尿酸升高，均可引起尿酸盐潴留而诱发痛风。因而痛风患者宜避免长期应用某种利尿药并适当换用药。噻嗪类利尿药可以使空腹血糖增加，糖耐量下降，并增加病人的胰岛素抵抗。故糖尿病病人忌使用噻嗪类利尿药。噻嗪类、乙酰唑胺及强效利尿药均可使氨排出减少而诱发肝昏迷。合并有严重肝病，肝腹水的患者，利尿忌过快过急。噻嗪类和强效利尿药可引起钠、钾、氯的过量排出导致代谢性碱中毒，出现精神和神经肌肉兴奋等症状，宜及时纠正电解质紊乱。氢氯噻嗪长期应用可引起脂肪代谢紊乱，主要是影响脂肪酶的活性，使血甘油三酯分解代谢减少，导致血甘油三酯升高；也可引起轻度胆固醇增加。故高脂血症患者忌使用氢氯噻嗪类利尿。少尿（＜400ml/d）的患者忌使用渗透性利尿药，因渗透性利尿药易与肾小管分泌的 Tamm-Horsfall 蛋白和肾小球滤过的白蛋白一起形成管型，阻塞肾小管，并由于其高渗作用导致肾小管上皮细胞变性、坏死，诱发"高渗性肾病"，导致急性肾衰竭。静脉注射速尿忌浓度过高、注入速度过快，易引起神经性耳聋。肾功能不全者，还可使血肌酐、尿素氮增高或诱发血循环功能不全，尤其是已存在血容量不稳定及低蛋白血症的病人易发生。速尿忌与氨基糖苷类抗生素合用，因为后者可以加重耳毒性。

　　在低蛋白血症时，利尿剂尤其是速尿效果不佳。宜补充白蛋白或血浆，提高血浆胶体渗透压后再使用速尿，可增强利尿的效果。但由于输入的白蛋白均将于 24～48 小时内由尿中排出,可影响糖皮质激素疗效,延迟疾病缓解,加重肾功能损伤。因此忌使用过多过频。仅对严重低白蛋白血症、高度浮肿而又少尿的肾病综合征患者,在必需利尿的情况下方可考虑使用。对伴有心脏病的患者宜慎用此法利尿,以免因血容量急性扩张而诱发心力衰竭。

十二、肾病综合征肾上腺皮质激素使用宜与忌

作为肾病综合征的主要治疗,激素治疗时间很长,副作用较多,所以应对激素治疗的相关知识有所了解,并尽量避免副作用的发生。

1. 宜严格掌握应用激素的适应证,并遵循一旦确诊、及早用药、起始足量、缓慢减药、长期维持的原则。根据肾上腺皮质激素分泌的规律,患者宜于清晨服药以减少激素的副作用。

2. 由于糖皮质激素能降低机体防御能力,且无抗菌作用,故长期应用可诱发感染或使体内潜在病灶扩散,如病毒、霉菌、结核病灶扩散恶化。所以活动性结核病患者忌用激素。合并慢性感染病灶的患者忌用激素或者在强有力的抗感染的前提下慎重使用激素。激素冲击治疗期间,患者病人免疫力及防御能力受到很大抑制,宜对病人实行保护性隔离。注意个人卫生,不使用公共用具,防止交叉感染。宜每天测量体温,定期检查血象,防止继发感染。住院期间宜多翻身及床上活动,保持皮肤的干燥和清洁。尽量给予口服或静脉注射给药,避免肌注,以免增加皮肤感染的机会。宜保持口腔清洁,防止口腔炎和黏膜溃疡。对咽拭子或痰培养有真菌感染者宜给予抗真菌药治疗,饭后用小苏打水漱口。

3. 长期应用激素可引起肥胖 患者可出现满月脸、水牛背、躯干肥胖、四肢瘦小、向心性肥胖等体态改变,发生率约为 20%～42%。治疗前体重正常或消瘦的患者体重增加常常不是很明显,而且当激素减量或停药后体重会逐渐恢复正常,所以这类患者宜消除顾

肾脏病患者

宜与忌

虑，积极配合治疗。而治疗前患者已经很胖则应用激素后体重可能将大大增加，并且即使停药体重也很难完全恢复正常。这类患者，尤其是女性，常常因为害怕外表的改变而拒绝使用激素。首先，患者宜明确激素治疗的重要性，坚定治病的决心，同时可采取以下措施：宜及时减量，足量激素治疗达到了疗程，即使症状不缓解也宜及时停药，避免增加激素的副作用。宜控制饮食，激素治疗时，患者总有饥饿感并总感觉到吃不饱，这时一定要合理控制饮食，每顿不要吃得太饱，少吃脂肪含量高的食品，而多吃蔬菜水果。

4. 激素有增加高凝状态的倾向，并发栓塞的可能。患者宜加强肢体活动，促进血液循环。宜观察尿量，肢体有无麻木，发凉等，两侧肢体肿胀是否对称等。一旦发现异常情况，宜及时报告医生，给予抗凝处理。

5. 长期应用激素治疗的患者发生股骨头坏死的几率增加 2％～13％。这可能与股骨头血液循环障碍和毛细血管炎造成骨坏死有关。预防股骨头坏死，宜注意观察关节疼痛活动障碍等症状，并经常自己做 4 字试验（将一只脚放在另一只脚的膝盖上，将弯曲的脚向外向下压平，若剧烈疼痛则为阳性）以便早期发现有无股骨头坏死。大剂量或长期应用激素的患者，宜定期检查髋关节 X 线片，密切注意髋关节疼痛或行动障碍等异常表现，必要时作 CT 检查并请骨科医生会诊，以尽早明确诊断，及时治疗。长期应用激素会使脂肪代谢发生紊乱，导致胆固醇或甘油三酯增加和高凝状态是诱发股骨头内小血管栓塞、缺血和坏死的重要原因，所以一旦发现患者有高脂血症宜选择合适的药物降脂，千万不可麻痹大意。当证实已发生了股骨头坏死时，宜立即停用激素。

6. 骨质疏松是长期应用激素的常见并发症。其发生率大约为 9％～15％，尤其是绝经后妇女和老年人中更容易发生，其原因是激素有抗维生素 D 的作用，并能抑制骨细胞的活性，减少蛋白质和黏多糖的合成，造成骨质合成障碍。而且由于激素容易使肠道中钙吸收减少，导致体内钙缺乏，长期应用就可能导致骨质疏松。激素的剂量越大，疗程越长则骨质疏松发生的可能性就越大，为了预防骨质疏松应该注意补充钙质：一般补充量在每日 1000～1500 毫克左右；同时补充维生素 D 可以促进小肠对钙的吸收。多吃一些含钙多的食物，如鱼类、牛奶、蛋或豆制品等。适量运动：适当的体育锻炼可促进骨骼的血液循环和新陈代谢，对于保持骨骼中钙的含量，增加骨密度有重要作用。运动量的大小因人而异，忌剧烈运动。不吸烟，少饮酒。因常吸烟和酒精中毒的人会导致肾上腺皮质功能亢进而引起骨质疏松。对住院病人应防止摔伤，宜降低床的高度，忌提过重的物品，注意室内环境，如地板过滑，保证楼道的照明等。如发现异常部位的疼痛宜立即就诊，及时确诊。宜定期做骨密度测定，做到心中有数，有问题早发现、早治疗。

7. 激素可引起消化道出血。激素可刺激胃酸、胃蛋白酶分泌，过多的消化液常可造成胃炎、胃及十二指肠溃疡，甚至穿孔出血，其发生率为 1％～14％。为防止这一严重副作用的发生宜注意：激素使用前，宜详细告诉主管医生既往病史，如果患者过去有胃及十二指肠溃疡病史就应该尽量少用或不用激素。宜预防性抗酸治疗，应用激素导致胃溃疡的主要原因是激素诱导胃酸分泌过多，所以宜早期合用制酸剂和胃黏膜保护剂，预防胃溃疡的发生，如硫糖铝、氢氧化铝、法莫替丁等。宜注意观察，应用激素治疗后，宜注意是否有胃肠道不适，观察呕吐物，大便颜色，防止上消化道出血。如果解黑便或者呕吐物为咖啡色，应立即留取大便或者呕吐物标本送检，检查有无大便潜血。大便潜血阳性时消化道出血的客观指标，一旦出现宜停用或减少激素用量，并及时给予有效的止血制酸药物。

8. 激素可引起血糖增高。采用激素疗法的病人宜先检查空腹血糖是否增高，如果本来没有糖尿病，而是用了大剂量激素疗法后血糖明显增高，则称为类固醇糖尿病，即激素诱发的糖尿病，这种糖尿病常发生在应用激素疗法的第 2 天～3 个月内。而原有糖尿病的病人也可表现为血糖升高，使用原有的药物剂量，控制血糖不佳。防治措施有：应用激素治疗前已有糖尿病的患者宜尽量避免大剂量激素，并适当增加降糖药和胰岛素的剂量，严密控制血糖。激素疗法后诱发的糖尿病宜尽量减少激素剂量，若病情需要不能减少更不能停药时，必须加大降糖药剂量，必要时可并用胰岛素。这种糖尿病大多是一过性的，当病情好转激素逐渐减量或停用时，血糖大多可恢复正常。激素治疗期间，宜控制饮食，少吃淀粉类，多吃蔬菜、豆类和蛋类，忌过饱，每顿宜八分饱。

9. **激素可引起电解质紊乱** 激素可导致钠水潴留而引起水肿，由于钾排泄增多，患者常有低血钾发生，对充血性心力衰竭或明显肢体水肿的患者宜定期复查电解质平衡状况，及时纠正电解质紊乱。

10. **激素的应用易诱发高血压** 因此，一方面尽量减少激素的用量，一方面配合使用合适的抗高血压药物。大剂量激素可引起血压升高，尤其是脉压差增大，主要是因为水钠潴留，血容量增加所引起，故宜每日测量血压，注意血压的变化。若血压太高，宜给予利尿剂或降压药。根据血压调整降压药用量，防止激素引起的血压猛然间增高。

11. **激素可引起精神症状** 大剂量激素应用的早期可引起患者兴奋、欣快、失眠和不安，睡眠障碍，个别病人可引起严重的抑郁状态，精神症状的出现与病前性格和用药的剂量有关系。而精神症状发生的事件多在激素治疗第13～30天。防治措施有：宜清晨给药，以避免引起睡眠障碍。有精神病家族史者宜避免大剂量激素疗法。严重抑郁状态宜减量或停用激素。减量或停用激素后，精神症状常可改善或消失。地塞米松致精神障碍最强，宜改用强的松龙或强的松。严重抑郁状态宜用阿米替林治疗，对躁狂等兴奋状态宜用氟哌啶醇或氯氮平治疗。碳酸锂有预防和控制类固醇精神病的作用。失眠可用安眠药，但重症肌无力病人忌使用具有肌肉松弛作用的安眠药氯硝安定。

12. **宜注意防止激素反跳综合征。** 激素的减量宜严格遵照医嘱，忌擅自增减剂量或随便停药，这样易发生反跳综合征，表现为原有的症状加重或复发，以及肌无力、关节痛等，当出现感染、脱水等应激状态时还可出现急性肾上腺皮质功能不全，可能引起休克。

13. **儿童预防接种宜在病情完全缓解且停用糖皮质激素 3 个月后才能进行，** 因各种预防接种都有可能使疾病复发。

总之，激素的使用宜在医生的指导下科学地运用，高度警惕细心防治各种副作用，万万不可自作主张，随心所欲，爱多则多，爱少则少，爱用则用，爱停则停。这样滥用激素不仅达不到治疗目的，还会引起许多严重的副作用，甚至致残致死，后悔莫及。

十三、肾病综合征细胞毒性
药物使用宜与忌

　　细胞毒药物常用于"激素依赖型"或"激素抵抗型"的患者，协同激素治疗。应用时宜严格掌握其适应证及用量（包括总剂量），防治其副作用。

　　1. 细胞毒药物的胃肠道副作用常见的有恶心、呕吐、腹泻，严重者可发生消化道出血。故细胞毒药物静脉注射前，宜加用镇静、止吐药，如异丙嗪、胃复安、恩丹西酮等。氮芥可由小剂量逐渐加大用量，以提高患者的适应能力。呕吐、腹泻明显者宜补充葡萄糖盐水，防止脱水。

　　2. 骨髓抑制和白细胞下降　大量使用环磷酰胺和氮芥等可抑制骨髓，出现白细胞下降，尤其是粒细胞，血小板也可下降，霉酚酸酯虽无明显的骨髓抑制但是也可引起白细胞减少和贫血，因此在用药过程中应密切注意血象变化，至少每周复查一次血象，如血白细胞 $\leq 3 \times 10^9/L$，宜减少本药的剂量或暂停使用，必要时可使用粒细胞集落刺激因子促进白细胞生长。细胞毒药物忌与氯霉素、磺胺药等可能加重骨髓功能损害的药物同用。

　　3. 感染　细胞毒药物能抑制患者的免疫系统，增加感染的机会。肾病综合征患者本身免疫功能减退，低蛋白血症易发生感染，皮质激素使用亦可致潜在性感染灶扩散或新的感染，因此宜加强病室消毒、隔离，做好个人卫生等，防止泌尿道、呼吸道、皮肤感染。有严重的感染未控制前忌使用细胞毒药物。

　　4. 肝功能损害　使用氮芥、环磷酰胺、环孢素等常引起药物性肝细胞损害，表现为转氨酶增高、高胆红素血症、黄疸等。故在用药前后宜检查肝功能，严密观察临床表现。忌大剂量使用细胞毒药物，注意监测环孢素血浓度，维持血药谷值 100～200ng/ml，可降低环孢素对肝脏的损害。当肝功能损害严重时，宜及时调整给药量直至停药，休息和加强营养，使用保肝和护肝药，如肝泰乐、联苯双酯等。必要时改用其他细胞毒药物。因硫唑嘌呤对肝脏也有毒性作用，可改用霉酚酸酯。忌使用其他对肝有损害的药物。

5. **肾毒性** 环孢素引起肾毒性发生率 $50\%\sim70\%$，表现肾血管阻力增加，肾血流和肾小球滤过率降低，血肌酐、尿素氮升高等。宜监测环孢素血浓度，避免大剂量使用环孢素。治疗过程中宜监测肾功能，有肾功能损害者，起始剂量忌超过 $2.5mg/kg \cdot d$。环孢素减量宜个体化，主要是根据治疗反应及机体的耐受性进行调整。宜小剂量维持。钙拮抗剂和中药冬虫夏草、鱼油等可有效减轻环孢素引起的肾损害。环磷酰胺有促使抗利尿激素分泌的作用，使肾脏不能产生稀释尿，故使用本药时，宜注意检查尿比重和血清钠浓度。如有异常及时纠正。霉酚酸酯虽无明显的肾毒性，但有严重慢性肾功能损害的病人，宜小剂量慎重使用，应避免使用超过 $1g/$次，每日 2 次的剂量，并且应对这些病人密切观察肾功能的变化。

6. **泌尿系统毒性** 由于环磷酰胺的活性代谢产物主要由尿液排出，故对膀胱黏膜有刺激作用，从而导致出血性膀胱炎，严重时可出现血尿。宜清晨给药，以促使环磷酰胺代谢产物及时排出体外，避免在膀胱内滞留时间过长。使用环磷酰胺时宜增加静脉输液量，并嘱病人多饮水，可口服氢氧化钠碱化尿液。宜观察尿液颜色，定时检查尿常规，做到有问题早发现、早治疗。血尿者给予酚磺乙胺（止血敏）、卡巴克络（安络血）等治疗。

7. **生殖系统毒性** 环磷酰胺还能引起月经不调、闭经、精子减少。环磷酰胺静脉用药毒性小于口服，毒性与累积剂量有关。如环磷酰胺冲击治疗期间出现月经减少或闭经，需要调整治疗，宜改用对生殖系统毒性较小的细胞毒药物，如霉酚酸酯。

8. **心肌损害** 环磷酰胺、氮芥治疗在少数患者尚可引起心肌损害，用药过程中宜严密观察脉搏、心率、血压、心电图等变化，当发生心肌损害时宜及时调整药物用量。

9. **致癌性** 细胞毒性药物均可引起继发性肿瘤的发生几率增高，其发生率与总量相关。故宜计算细胞毒药物的累积量，忌大剂量长时间的使用细胞毒药物。

10. 静脉炎和组织坏死　静脉使用细胞毒药物如氮芥、环磷酰胺如渗漏至皮下，可引起组织坏死。静脉使用氮芥可导致血管炎。因此注药前确认针头在血管内方可注入，宜加快输液速度，缩短药物在局部停留的时间，注入完后宜继续输注其他液体一定时间，以冲洗血管，减轻刺激。使用氮芥时宜稀释后从墨菲氏管壶入。如药液外漏宜立即用硫代硫酸钠注射剂或 1％普鲁卡因注射液局部注射封闭，并用冰袋冷敷局部 6～12 小时。

11. 高血压　环孢素致高血压的发生率为 40％～90％，那些在临床上没有肾功能异常的患者，环孢素也可致血压升高，常发生在使用后数周或数月。治疗过程中宜监测血压的变化，使用钙拮抗剂或血管紧张素转化酶抑制剂（ACEI），血管紧张素受体拮抗剂（ARB）等降压药。

12. 细胞毒药物对胎儿有致畸作用，并可使孕妇的妊娠试验呈阴性反应，故细胞毒药物使用期间宜采用避孕措施。孕妇忌用细胞毒药物。

13. 其他副作用　环孢素治疗中出现多毛、牙龈增生、感觉异常、震颤或头痛等，个别患者还发生高钾血症及低镁血症。环磷酰胺引起的皮肤、黏膜、毛囊损害，引起口腔溃疡，毛囊损伤，引起脱发。这些副作用常常在停药后可消失。

十四、降脂药物使用宜与忌

肾病综合征患者最常发生高胆固醇血症，伴或不伴甘油三酯水平升高。如果高脂血症持续存在，可增加血液黏稠度，促进血栓、栓塞并发症的发生，还将增加心血管系统并发症，并可加重肾脏损害，引起肾病变的慢性进展。故在肾病综合征并发高脂血症时应选择合适的降脂药，纠正脂质代谢紊乱。

高脂血症患者宜首先采取控制饮食、增加运动、减轻体重改变生活方式等一般性措施，然后再结合药物治疗。忌不采用非药物治疗。宜对因治疗和对症治疗相结合。肾病综合征患者由于尿中持续丢失蛋白，导致低蛋白血症，从而引起脂质代谢紊乱，需要降脂药物对症治疗。而经过降尿蛋白治疗，肾病综合征缓解后，高脂血症可自然缓解，则无需再用药物治疗。

据高血脂种类不同而选择不同用药。以胆固醇升高为主伴有甘油三酯升高的患者，宜用他汀类药物，如洛伐他汀 10～80mg，商品名有美降之、血脂康，每晚一次或每日分两次口服；辛伐他汀 5～40mg，商品名有舒降之、辛可，每晚一次；普伐他汀 10～40mg，商品名为普拉固、美百乐镇，每晚一次；氟伐他汀 10～40mg，商品名如来适可，每晚一次；阿托伐他汀，商品名尤立普妥、阿乐，10～80mg，每晚一次。以甘油三酯升高为主的患者宜服用贝特类药物，如非诺贝特 100mg 每天 3 次，或微粒型，商品名为立平之，200mg 每晚一次；吉非罗齐，商品名为诺衡，300mg 每天 3 次，或 600mg 每天 2 次，或缓释型，商品名为脂康平，900mg 每晚 1 次口服。

他汀类主要副作用为肝功能异常和肌病，宜常规复查肝功能和肌酶，服用调脂药物期间，若血清谷丙转氨酶升高≥3 倍，宜停降脂药观察；谷丙转氨酶升高＜3 倍，则在对肝功能密切监测下（每 6～8 周复查 1 次）可继续服药或适当减量。若出现肌肉疼痛时宜立即停用降脂药，并测定肌酶。但药物引起肝功能及肌酶异常的发生率很低，且一般轻微，停药或减量后一般即恢复。活动性肝炎的患者忌使用他汀类药物。因为这类药物在肝脏代谢，因而可加重肝脏的损害。贝特类最常见的不良反应为胃肠道反应，其中有的可致结石，故使用中应注意防治。胆结石或胆囊病者忌使用贝特类。宜小剂量开始使用。治疗后 4～6 周，宜复查血脂，根据血脂结果调整用药。若血脂未能降至达标，则应增加药物的剂量或改用其他降脂药，也可考虑联合用药。若经治疗后血脂已降至正常或达到目标值，则应继续按同量剂量用药。忌超过常规剂量使用降脂药物。因为大剂量使用降脂药将增加横纹肌溶解的危险性。长期服用他汀类等降脂药的病人，要慎重选用抗生素。尤其是红霉素、克拉霉素和抗真菌药物以及新霉素、环孢霉素，忌与他汀类合用，会导致横纹肌溶解的危险性增高。

怀孕或哺乳期妇女忌使用他汀类药物。因为胆固醇及其生物合成途径的其他产物是胎儿发育的必需成分，包括类固醇和细胞膜的合成。他汀类降脂药物在降低胆固醇生物合成的同时，也减少了胆固醇生物合成通路的其他产物。所以孕妇服用这类降血脂药物可能有损于胎儿。多不饱和脂肪酸，如鱼油制剂（脉东康、多烯康等）、亚麻酸等，据报道有降甘油三酯的作用，其疗效和安全性尚待证实，有出血倾向的患者忌用。

十五、中医中药使用宜与忌

　　中药在增加激素的敏感性，减轻激素和细胞毒药物的副作用上有一定疗效，但是单纯中医、中药治疗肾病综合征疗效出现较缓慢，故一般主张与激素及细胞毒药物联合应用。忌盲目迷信中药的功效，单纯使用中药治疗，拒绝西药，以致耽误病情。

　　宜树立信心，以恒为贵。肾病综合征的治疗是个长期过程，非一朝一夕就能取得成效。患者宜树立信心，坚持正规的治疗。只要辨证立法正确，在一段时间内，病情若无明显变化，治法方药宜保持稳定。因为中医的个人经验性较强，患者宜选择一个经验丰富的医生，长期在一个医生指导下系统地进行治疗，忌频繁地更换医生、改变方药，更忌病急乱投医，相信一些江湖游医，甚至服用一些有肾毒性的中药而不自知，造成不可挽回的损失。

　　宜辨证施治，标本兼治。肾病综合征患者多被辨证为脾肾两虚，此为本因，故补肾健脾为基本治法，宜贯穿治疗始终。同时在不同时机患者又可表现出气虚型、阳虚型、阴虚型等虚象，或风水型、湿热型、淤阻型等实象，此为标因，宜根据不同症候，不同时机标本兼治。

　　在临床上，常使用雷公藤多甙联合激素，起到抑制免疫、抗炎、降尿蛋白作用。为预防雷公藤的毒副作用宜严格掌握雷公藤多甙片应用的指征。孕妇、哺乳期妇女，婴幼儿忌用。宜严格遵守雷公藤多甙片服用的剂量。常规每天服30～60mg，分3次服（以上均为成人量）为宜。忌不遵照医嘱，擅自加大剂量服用雷公藤多甙片，可引起中毒。中毒的主要表现为剧吐、腹绞痛、腹泻、心音弱快、心电图改变、血压下降、体温降低、休克、尿少、浮肿、尿液异常，后期发生骨髓抑制、黏膜糜烂、脱发等，个别可有抽搐。主要死于循环衰竭及肾功能衰竭，若不进行血液净化治疗，多在24小时内死亡，一般不超过4天。当患者有过量服用雷公藤多甙的病史，又出现上述症状，宜立即送医院抢救。雷公藤多甙片最常见的副作用为消化系统损害，表现为腹痛、腹泻、恶心、呕吐、转氨酶轻度升高等。为减少对消化道黏膜的刺激宜饭时或饭后服药，每周监测肝功能，有异常时给予对症处理，绝大多数不影响长期用药，肝功能异常停药后可恢复。生殖内分泌系统损害是对治疗影响最大的副作用。表现为月经紊乱（包括月经不规则和闭经），精子减少，活动力降低。月经紊乱与疗程和累计量有关。对于已生育或不再生育的患者，可继续用药。对于尚未生育的患者，忌用或在严密的观察下慎重使用。生殖内分泌损害多为可逆性，多数患者在停药或减药后半年内月经恢复正常。皮肤损害：可发生皮疹，多为散发，常累及面部和四肢皮肤、初起时候为红色小皮疹、可融合，后呈褐色，可溃破、渗出及结痂，多见于3月内；皮肤色素沉着多见于暴露部位，呈均匀或斑片状，逐渐蔓延至全身，多无自觉症状；皮肤、口腔黏膜可发生溃疡、出血等。宜注意观察，严重皮疹和溃疡者可行对症处理，不影响长期用药。血液系统损害，表现为红细胞、白细胞及血小板减少，宜每周检查血常规，WBC低于3.0×10^9/L宜停药，一般3周内可恢复正常。长期服用雷公藤多甙片易于发生各种感染，主要为上呼吸道、反复泌尿系感染和疖肿。宜注意防治，多数患者行对症处理后能坚持治疗。

特别需注意的是肾病综合征患者禁用含有关木通、广防己、青木香、马兜铃等有肾毒性药物的成药及汤剂。

（刘 莎 刘 虹）

第七章

IgA肾病宜与忌

一、何谓 IgA 肾病

IgA 肾病一个免疫病理学诊断，是指以免疫球蛋白 A 及免疫球蛋白 A 为主的免疫球蛋白肾小球系膜区弥漫沉积为特征的肾小球肾炎，它不是一个单独的疾病，而是一组具有相同的免疫病理学改变的肾小球疾病的统称。IgA 肾病是最常见的原发肾小球疾病，也是导致肾功能衰竭的主要原因。我国 IgA 肾病占原发性肾小球肾炎的 15％～40％。

二、IgA 肾病临床类型

IgA 肾病的临床表现多种多样，有下述临床类型：

1. 血尿　可表现为一过性或反复发作性的镜下或肉眼血尿，是早期最常见的症状，常伴上呼吸道感染，少数伴有胃肠道或泌尿道感染，每次持续数小时至数日。本类型占本病约 20％，多见于小儿。

2. 蛋白尿　IgA 肾病患者多数表现为轻度蛋白尿，24 小时尿蛋白定量<1g。常伴有镜下或肉眼血尿。少数病人（10％～24％）出现大量蛋白尿，而无低蛋白血症。

3. 肾病综合征　约 7％～16％病人表现为肾病综合征，常见于儿童和青少年。表现为典型的三高一低：高度浮肿、大量蛋白尿、低白蛋白血症、高脂血症。

4. 高血压　好发于年龄偏大者，儿童高血压的发生率仅 5％。此类病人多数伴有肾功能的迅速恶化，是病情恶化的标志。

5. 肾功能损害　可表现为急性或慢性肾衰竭。成人慢性肾衰竭远较儿童常见，大多发生于确诊 10～20 年后。以急性肾衰为表现的 IgA 肾病较少见。

6. 急进性肾炎综合征　不常见。患者多有持续性肉眼血尿，大量蛋白尿。肾功能于短时间内急骤恶化，可有水肿和轻、中度高血压。肾活检可见广泛的新月体形成（50%）。

7. 其他　少数可出现腰和/或腹部剧痛伴血尿。

三、IgA 肾病基本病理特点

IgA 肾病的主要病理特征有：

1. 光镜　肾小球病变多样，可表现为肾小球轻微病变、局灶节段性病变、毛细血管增生性病变、系膜毛细血管性病变、新月体性病变及硬化性病变等。主要表现为肾小球系膜细胞增生及系膜基质增多。肾间质病变包括间质纤维化、肾小管萎缩、炎性细胞浸润（通常为淋巴细胞），肾间质病变程度与肾小球病变平行。部分患者可出现小动脉透明样变。其病理改变的程度主要与下列因素有关：①硬化或新月体形成数量的多少；②系膜增生的严重程度；③肾小管、间质损害的严重程度。

2. 免疫荧光　为本病特异性的诊断方法，特征是以 IgA 为主的免疫球蛋白在肾小球系膜区呈团块状或颗粒样沉积，部分患者小血管壁也可见 IgA 沉积。IgA 主要为 IgA1 亚型，且沉淀物来自循环中的 IgA 而非黏膜合成的 IgA。部分病例 IgA 沉积延及外周毛细血管袢，系膜区常伴有 IgG、IgM 或纤维蛋白的沉积，亦可伴有 C3 颗粒样沉积。

3. 电镜　特点为系膜细胞增生和系膜基质增加伴巨块高密度电子致密物沉积，部分可沉积于内皮下、基底膜内或上皮细胞下，病变严重者可见系膜插入、基底膜增厚、溶解甚至断裂等。

四、IgA 肾病诊断宜与忌

IgA 肾病是一个病理诊断，临床上可表现为"单纯性血尿"、"血尿伴蛋白尿"或"慢性肾炎"等。凡出现无症状性肾小球源性血尿，伴或不伴有蛋白尿者，尤其是男性病人，在发生咽炎后出现血尿或血尿加重者，宜考虑 IgA 肾病的可能性。

尿常规异常的病人，宜多次行尿沉渣检查判断血尿来源。若尿沉渣显示尿红细胞增多，相差显微镜显示变形红细胞为主，提示肾小球源性血尿。有蛋白尿的病人宜行 24 小时尿蛋白定量和尿蛋白电泳。少数病人可出现大量蛋白尿。蛋白电泳常显示为高、中分子或混合性蛋白尿。宜查血 IgA，本病血 IgA 升高者可达 30％～50％。确诊宜行肾活检。忌不做肾活检即诊断本病。IgA 肾病主要病理特点是弥漫性肾小球系膜细胞和基质增生，免疫荧光以 IgA 为主的免疫球蛋白呈颗粒样或团块样在系膜区或伴毛细血管壁分布，常伴有 C_3 沉积，电镜下可见电子致密物主要沉积于系膜区，有时呈大团块样，具有重要辅助诊断价值。本病指原发性 IgA 肾病，因此诊断本病前，还宜排除继发性 IgA 沉积为主的其他继发性肾小球病，如紫癜性肾炎、狼疮性肾炎以及肝脏损害所致肾小球系膜区 IgA 沉积。宜检查 C_3、ASO，以排除链球菌感染后急性肾小球肾炎。宜详细询问病史，观察有无皮肤紫癜、关节肿痛、腹痛和黑粪等，以排除过敏性紫癜肾炎；宜详细观察有无肝硬化临床表现和检查肝硬化相关指标，以排除酒精性肝硬化所致肾小球系膜区 IgA 沉积。

五、IgA 肾病治疗宜与忌

IgA 肾病是肾脏免疫病理相同，但临床表现、病理改变和预后差异很大的原发性肾小球病。IgA 肾病迄今尚无特异性治疗。临床上以缓解症状，保护肾功能为治疗目的，其治疗则宜根据不同的临床、病理综合给予合理治疗。

一般治疗：宜注意休息，避免劳累和上呼吸道感染，忌激烈运动。宜低盐与适量蛋白饮食，忌使用肾毒性药物。控制高血压，戒除烟酒。发病与牛奶，豆制品等有关者宜避免使用这些食物。

对于单纯性血尿或（和）轻度蛋白尿（持续性蛋白尿，24 小时尿蛋白定量＜1g）而无高血压，肾功能损害，病理改变轻微的患者，此类患者一般预后较好，肾功能可望较长期地维持在正常范围。以一般治疗为主。有感染灶者宜消除感染灶，对于扁桃体反复感染者宜做手术摘除。目前湘雅二医院肾内科对 IgA 肾病进行了扁桃体摘除的前瞻性研究，对于无扁桃体反复感染临床表现，但扁桃体肉眼观表现为扁桃体及舌腭弓慢性充血，扁桃体表面不平，有瘢痕或黄白点状物，挤压时有分泌物从隐窝口排出的患者也宜行扁桃体摘除术。宜每 3 月来门诊复查。

对于中度蛋白尿（24 小时尿蛋白定量 1～2g/d），肾功能正常或轻度升高（血肌酐＜177μmol/L），病理上多表现为不同程度的系膜病变，硬化性病变轻，或表现为局灶节段性肾小球硬化和间质病变。宜每 2 个月来医院复查尿常规、尿沉渣、24 小时尿蛋白定量和肾功能检查以及血压测定。在治疗中可采用雷公藤多甙片，同时加用血管紧张素转化酶抑制剂（ACEI）和（或）血管紧张素 II 受体拮抗剂（ARB）。也可试用小剂量糖皮质激素（起始 30～40mg/d），有望在缓解蛋白尿上获得良好的疗效。不少此类患者在经过治疗后，蛋白尿可以明显减少或转阴，镜下血尿程度减轻或消失。这类患者在随访中宜注意观察血压和肾功能的变化。

对于表现为大量蛋白尿（24 小时尿蛋白定量＞3.5g/d）或肾病综合征（注意有些患者仅有大量蛋白尿而不表现为肾病综合征）患者不宜过劳，宜每月来门诊复查，除了做尿检和测血压外，还应做肾功能和尿蛋白定量的检查。有浮肿者宜限制饮水。宜用足量强的松（1mg/kg·d）诱导治疗，大多能收到良好的疗效。对减撤药物过程中病情复发者，可给予细胞毒药物联合治疗。一些对激素治疗反应不佳或无效的患者，其肾脏组织学改变往往呈局灶节段性肾小球硬化和（或）较重的肾小管间质病变。对此类患者，宜采用双倍剂量雷公藤多甙片，ACEI/ARB 治疗，部分患者同样能达到良好的疗效。大量蛋白尿长期得不到控制者，常进展至慢性肾衰竭，预后较差。

对于表现为急进性肾小球肾炎的患者，临床上常呈肾功能急剧恶化，多早期出现少尿性急性肾衰竭的患者，如病理显示主要为细胞性新月体者宜给予强化治疗，甲泼尼龙和环磷酰胺双冲击治疗，之后予常规剂量的泼尼松和免疫抑制剂口服及抗凝药，抗血小板药治疗。若患者已达到透析指征，宜配合透析治疗。该类患者预后差，多数患者肾功能不能恢复。

对于表现为慢性肾小球肾炎，临床有不同程度的肾功能减退，病理上常显示重度增生，较多的球囊粘连、硬化等，最终将发展为慢性肾衰竭。治疗以延缓肾功能恶化为主要目的，而不是消除尿蛋白。饮食宜控制食盐摄入，每日 7g 以下，蛋白为 0.6g/kg·d，热量为 35kcal/kg·d。忌妊娠、分娩，宜每月来诊，复查尿常规、尿蛋白定量、肾功能、测血压等。合并高血压者，积极控制高血压对保护肾功能极为重要。使用钙拮抗剂、ACEI、ARB 等降压，宜把血压控制在 120/70mmHg 左右。ACEI 和 ARB 这两类药物有较好地控制血压和延缓肾功能恶化的作用，并且有减少尿蛋白的作用。但血肌酐大于 350μmol/L 时，有肾动脉狭窄、高血钾（血钾＞5.5mmol/L）时，忌使用 ACEI。忌积极使用糖皮质激素和细胞毒药物。如肾功能进展到衰竭晚期（血肌酐＞707μmol/L）宜行透析治疗。

六、IgA 肾病抗生素使用宜与忌

由于 IgA 肾病患者扁桃体感染后常常出现肉眼血尿或尿检异常加重，扁桃体感染被认为是 IgA 肾病患者症状加重的重要危险因素之一。另外，IgA 肾病的发生也与胃肠道感染有关。因此抗生素的应用在 IgA 肾病的治疗中占有重要地位。但对于抗生素的应用宜严格掌握抗生素使用的指征，绝对不能滥用，无明显感染迹象、病毒感染不给予抗生素。宜选用敏感抗生素，有条件时宜行血培养、痰培养、咽拭子培养等检查明确病原菌，并通过药敏试验，选择敏感的窄谱抗生素，如上呼吸道感染的扁桃体炎，多由溶血性链球菌感染引起，宜选用青霉素或红霉素、羟氨苄青霉素等。在药敏试验结果出来前，不应等待药敏结果才用药，宜尽早使用广谱抗生素，以缓解临床症状。有过敏体质者宜慎用抗生素。有过敏史的患者宜主动告诉医生对哪种抗生素过敏，选择抗生素时应避开那种或同一类抗生素。肌肉或静脉注射青霉素、头孢菌素类等药物时，应先给患者做皮试。皮试阴性者方可使用，并且注射后，仍要密切观察 20～30 分钟，证实没有过敏反应后方离开。目前，口服青霉素、头孢菌素类抗生素可不做皮试，但为了防止发生意外，应用这些药物时要先给 1 个试验剂量（半片或 1 片）无反应后再继续服用。在口服或肌肉、静脉注射抗生素期间，患者要严密观察有无副作用，如有异常情况应及时报告医生。为减少抗生素的肾损害宜采用相应的防治措施，包括多饮水、碱化尿液、增加血容量、纠正电解质紊乱。忌长期把抗生素作为预防感染用药使用。抗生素仅适用于由细菌和部分其他微生物引起的炎症，对病毒性感染无效。长期使用抗生素只会引起细菌耐药。忌同时使用多种抗生素，认为使用抗生素种类越多，越能有效地控制感染。实际上抗生素使用越多，各药之间常常有相互作用，可使药性增强或降低，亦可使毒性增加，而引起临床各种各样的不良反应，增强细菌对抗生素的耐药性。忌使用有肾毒性的抗生素。

七、IgA 肾病扁桃体摘除宜与忌

由于 IgA 肾病患者扁桃体感染后常常出现肉眼血尿或尿检异常加重，因此 IgA 肾病与扁桃体的关系一直受到人们的关注。扁桃体摘除术是至今仍在应用的治疗 IgA 肾病的最古老的手术方法之一。最近 Hotta 通过对 75 例 IgA 肾病患者 75 个月的回顾性调查，报道扁桃体切除和激素冲击治疗对 IgA 肾病患者临床缓解具有明显作用；谢院生等通过 15 年以上回顾性调查，报道扁桃体切除对 IgA 肾病患者的长期肾存活有良好作用。由此可见扁桃体摘除对 IgA 肾病的临床缓解和预后有良好作用。一般认为扁桃体摘除对有扁桃体炎的 IgA 肾病比扁桃体相对正常的效果好。扁桃体摘除对血尿型 IgA 肾病尤其是扁桃体感染后出现血尿的患者效果较好。因此有学者提出 IgA 肾病患者扁桃体摘除的适应证主要为扁桃体感染后尿检恶化、轻至中度肾损害。扁桃体摘除后可减少肉眼血尿发生，降低血 IgA 水平，部分患者可减少尿蛋白。

扁桃体摘除宜在 IgA 肾病病情相对稳定，尿中蛋白小于 1g，红细胞小于 10 个/高倍视野，急性扁桃体炎症在使用敏感的抗生素治疗 2 周，待急性扁桃体感染控制后进行。

在下列情况下忌进行扁桃体摘除术：①急性扁桃体炎病人急性发作；②IgA 肾病病情尚未稳定时，但目前主张在应用药物控制效果不佳的情况下，亦可进行扁桃体摘除；③未经控制的高血压或全身感染；④妇女月经期间或月经前期；⑤6 岁以下儿童及有明显肾功能损害的患者；⑥合并再生障碍性贫血、紫癜病等造血系统疾病及有凝血机制障碍者，一般不作手术。如必须施行手术者，可采取综合措施，包括输新鲜血液及血小板悬液，使用抗生素及激素，轻柔操作，周密止血，以防术后感染及出血；⑦在急性传染病流行时，脊髓灰质炎及

肾脏病患者

宜

与

忌

流感等呼吸道传染病流行季节或流行地区；⑧病人家属中有自身免疫病及免疫球蛋白缺乏，白细胞计数很低时。

扁桃体摘除前宜认真询问病史及体格检查，特别注意有关出血病史的询问及出血凝血机制的检查。宜检查血、尿、便常规出凝血时间。宜行胸透、心电图检查。全麻者，宜完善肝、肾功能检查。全麻者术前宜禁食，采用局麻者，术前酌情进少量饮食或禁食。术前半小时宜皮下注射阿托品（挤切法免用）。病人紧张者宜服镇静剂。适宜的手术方式：剥离法与挤切法。在扁桃体摘除的手术中宜尽量剥除扁桃体，防止扁桃体残留，因为残留的扁桃体也是扁桃体感染的重要原因，同样会导致病情复发。术后宜卧床休息2～3天，少运动，忌用力咳嗽，一般需10～15天，即痊愈。患者宜采用侧卧位。局麻患者嘱将口中分泌物顺口角流出，不要咽下，以便观察是否有出血。全麻患者未苏醒前应注意其是否有吞咽动作，若有，宜检查是否有出血。密切观察4～6小时，若无伤口出血征象，可以进食，宜进冷流质饮食。一般次日改为半流质或软食，根据病人的具体情况，术后3～5天可吃普通饭。忌硬食刺破伤口。宜监测患者的体温变化。有发热现象，是由于扁桃体切除使局部细菌、毒素扩散所致，一般在2～3天内，体温不超过38℃，属正常现象，称之为手术热。若不符合此规律，术后2～3天体温不断升高，这是感染现象，宜立即处理。术后6小时伤口处白膜开始从中央形成良好，对创面有保护作用，这是局部创伤的正常反应，一般术后5～7天白膜从边缘开始脱落，10～15天创面完全愈合，不需特殊处理。如白膜呈污灰色，应注意有感染可能，宜使用抗生素及用0.5%～1%双氧水溶液漱口。术后24小时内伤口疼痛明显，宜适当用镇静、止痛药。次日疼痛逐渐减轻，一般5～7天疼痛逐渐消失，这是正常规律。若伤口疼痛加剧，说明为感染征象，宜及时用抗生素控制炎症。术后宜观察小便，并及时检查尿常规、尿沉渣等，部分IgA肾病患者在扁桃体切除后3～5天内可出现激惹现象，即出现尿检加重的情况，一般无需紧张，在术后3周内一般可降至基线水平或以下。

（刘　莎　刘　虹）

第八章

狼疮性肾炎宜与忌

一、何谓狼疮性肾炎?

系统性红斑狼疮(SLE)是一种典型的自身免疫性疾病,其特征是体内大量自身抗体产生和免疫复合物形成。一般认为遗传素质、性激素、环境因素等之间错综复杂作用引起机体免疫调节功能紊乱,导致 T、B 淋巴细胞反应异常,是 SLE 发病的基本机制。由于自身抗体产生和免疫复合物形成,这些免疫复合物可沉积于多种器官和组织,导致免疫炎性反应,损伤、破坏细胞和组织,可出现全身多器官受累的临床表现。肾脏是 SLE 最常受累器官,肾脏活检几乎所有 SLE 均有肾脏异常改变,而狼疮性肾炎(LN)是系统性红斑狼疮系统性损害在肾脏的表现。狼疮性肾炎临床表现不一,程度可轻可重,如患者有大量蛋白尿和低白蛋白血症,表现为肾病综合征时称为狼疮性肾炎肾病综合征。大约 10% SLE 患者由于肾脏损害最终需要透析治疗。

二、狼疮性肾炎临床如何分型?

1. 轻型　多无临床症状,高血压多正常,无水肿,仅尿常规间断异常。尿蛋白少于 1g/d,肾功能正常。预后良好。

2. 肾病综合征型　呈大量的蛋白尿,低蛋白血症和水肿,而血胆固醇常不升高,有时尿中有少量红细胞。当其伴有肾炎综合征时有血尿、高血压和肾功能损害甚至肾功能衰竭,常伴明显的全身活动性狼疮表现。

3. 慢性肾炎型　患者有高血压,不同程度的蛋白尿和大量尿红细胞及管型，有肾功能损害以至于发展成肾功能衰竭，预后差。

4. 急性肾衰竭型 患者于短时间内出现少尿性肾功能衰竭，常伴全身性系统性病变表现。

5. 肾小管损害型 狼疮性肾炎患者可有小管间质损害，可出现急性少尿性肾衰竭，多尿、夜尿、肾小管酸中毒等。

6. 抗磷脂抗体型 磷脂抗体阳性，临床上主要表现为大、小动静脉血栓从而导致肾衰竭，易出现于产后。

三、狼疮性肾炎基本病理改变如何？

狼疮性肾炎的特征性病变包括：①肾小球内细胞增生或浸润，可呈局灶、节段性或弥漫性，常伴系膜基质增多及毛细血管壁不规则增厚；②肾小球内免疫复合物沉积，可沉积于上皮下、内皮下、基膜区内及系膜区，呈"白金耳"样改变；③肾小球毛细血管袢坏死及周围苏木素小体形成，部分毛细血管腔内血栓形成。LN 分为以下六种类型：

1. Ⅰ型 正常肾小球型。绝大部分患者光镜、免疫荧光及电镜检查正常（Ⅰa），但部分患者虽然光镜检查正常，但免疫荧光检查系膜区可见少量 IgG 及 C1q 的沉积，电镜下系膜下有少量电子致密物沉积（Ⅰb）。此型临床少见。

2. Ⅱ型 系膜增生型。光镜下可见程度不同的系膜增生和细胞外基质增多，可呈弥漫性或节段性病变。免疫荧光示 IgG、IgM、IgA、C1q、C3 和 C4 沉积，同时也可见备解素、纤维蛋白原的沉积，沉积的部位主要为系膜区，也可沉积在毛细血管内皮下。肾小球和肾小管基膜结构多正常。一般根据光镜下改变分为两个亚型，即无明显系膜增生者为Ⅱa型，系膜增生明显者为Ⅱb型。此型发生率约为8%。

3. Ⅲ型 局灶节段型。除有明显系膜病变外，肾小球毛细血管袢也可出现改变，但受累的肾小球少于 50%。光镜下可见肾小球毛细血管袢呈节段样性坏死（纤维素性坏死），毛细血管腔内可见血栓形成。坏死区内为细胞核碎片、中型粒细胞浸润和增生的上皮细胞，肾小球囊内常有新月体形成。坏死区毛细血管袢附近可见紫红色苏木素小体。免疫荧光和电镜示广泛免疫复合物在肾小球毛细血管壁、系膜区、基膜和内皮下沉积。由于免疫复合物在毛细血管壁沉积，可见毛细血管壁增厚，呈白金耳或铁丝圈样改变。此型的发生率约占20％左右。

4. Ⅳ型 弥漫增生型。基本病变与局灶节段型相似，但病变广泛而严重。50％以上肾小球均有受累。由于肾小球系膜细胞明显增生和细胞外基质增多，可呈重度系膜增生性肾小球肾炎改变。部分患者增生的系膜结构可插入到基膜和内皮间，可呈系膜毛细血管性肾小球肾炎改变。坏死区毛细血管周围可见苏木素小体，肾小球囊内也可见新月体形成，严重者称为狼疮性新月体型肾炎，此为病变进展的重要标志。免疫荧光是绝大部分肾小球呈"满堂亮"表现。此型临床最常见，发生率约为58％。

5. Ⅴ型 膜型肾病型。光镜下可见肾小球毛细血管基膜呈弥漫性增厚，后期出现钉突样改变，常伴有一定程度系膜细胞增生和细胞外基质扩张。此为狼疮性肾炎膜型肾病的重要特征，借此可与原发性膜型肾病进行鉴别。免疫荧光镜检示 IgG、IgM、IgA、C1q、C3 和 C4 呈颗粒状沿毛细血管壁沉积，有时可沉积在系膜区。电镜可见大量电子致密物在上皮下沉积，有时系膜区和内皮下也可见电子致密物的沉积，呈指纹样改变。一般根据病变的严重程度可将此型分为四个亚型：①Ⅴa亚型，肾小球结构基本正常，细胞增生和浸润不明显；②Ⅴb亚型，有明显系膜细胞增生；③Ⅴc亚型，肾小球细胞节段性增生、中型粒细胞浸润及肾小球局灶节段性硬化；④Ⅴd亚型，伴有弥漫性病变，部分伴有新月体形成。此型约占7％。

6. Ⅵ型 硬化型。在上述病变基础上，肾小球有不同程度的硬化性病变，可呈局灶节段性、全球性。此型约占所有 SLE 肾脏活检病理的7％。

四、狼疮性肾炎检查宜与忌

对于女性患者，除有蛋白尿、血尿等肾炎表现外，还有其他器官脏器受累表现者，宜考虑系统性红斑狼疮，以进行有关系统性红斑狼疮检查，如狼疮相关抗体和血清补体水平检测，初步确定患者有无系统性红斑狼疮。部分狼疮性肾炎患者可能仅有肾脏损害表现，而其他脏器损害表现不明显，容易出现误诊，故年轻女性肾炎患者，不论有无其他脏器受损的临床表现，均宜常规进行系统性红斑狼疮的相关检查，忌仅满足于肾炎诊断而不排除狼疮性肾炎。

一般狼疮性肾炎患者除有肾脏损害表现外，多伴有其他脏器受累，也宜进行相关检查，如检查血常规，以排除患者有无血小板减少性紫癜或自身免疫溶血性贫血；常规胸片检查排除患者有无肺部病变；常规心电图和心脏 B 超检查有无心脏受损。忌不进行相关检查而导致误诊。确诊狼疮性肾炎后，进一步确定患者狼疮活跃情况，宜判断患者病情和确定患者治疗方案，宜常规检测血沉、C 反应蛋白、补体水平和 CD4/CD8 淋巴细胞等。忌不进行相关检查，导致患者病情误判。

确诊狼疮性肾炎后，宜进行相关检查，了解患者肾小球和肾小管损害程度和活动性，这对于判断患者病情、选择治疗方案以及预后判断均具有重要意义。宜常规检测 24 小时尿蛋白定量、尿沉渣镜检、尿白细胞沉渣计数和分类、尿 NAG 酶和尿 RBP 等，以了解患者肾小球和肾小管功能，对患者病情作出及时、准确的全面评估。

肾活检是诊断狼疮性肾炎"金指标"，根据肾活检的结果进行病理分型，可判断患者的病情及预后，可为临床个体化治疗提供指导。狼疮性肾炎患者如无禁忌证，宜常规进行肾活检。特别注意的是，狼疮性肾炎的不同病程中，肾脏病理改变可发生动态改变，即所谓的病理"转型"，此种"转型"多由轻到重，也可由重转轻，因而对于狼疮性肾炎患者进行肾活检不但有利于诊断，而且重复进行肾活检有利于观察疗效，动态了解患者病情变化。

五、狼疮性肾炎自身抗体检查宜与忌

系统性红斑狼疮患者因各种原因，体内可产生针对自身组织的抗体，即自身抗体。其中一些抗体具有特异性，而有些抗体又无特异性。因此，常规检查这些抗体有利于诊断和判断病情活动性。

1. 抗核抗体（ANA） 对未经治疗 SLE 的敏感性约 95%，宜作为筛查 SLE 的首选血清学检查。其他一些疾病，如药物性狼疮、系统性硬化症、混合型结缔组织病（MCTD）、类风湿性关节炎、多发性肌炎、慢性活动型肝炎、原发胆汁性肝硬化症、桥本甲状腺炎等也较高，因而特异性较低，忌根据此确定患者有无系统性红斑狼疮。

2. 抗双链 DNA 抗体和抗单链 DNA 抗体 抗双链 DNA 抗体特异性较高而敏感度较低，虽然抗单链 DNA 抗体检测率较高但特异性较差。如患者发现高滴度抗双链 DNA（dsDNA）抗体，宜考虑 SLE，阴性也忌排除 SLE；该抗体效价与疾病活动呈正相关，随病情活动滴度升高而病情缓解时滴度降低，因而是反映疾病活动性的重要指标之一，在治疗过程中宜监测该抗体滴度变化。

3. 抗 Sm 抗体 该抗体在系统性红斑狼疮中阳性率约 25%，但特异性可达 99%，因而认为是 SLE 的特异性标记抗体。该抗体与患者病情活动程度无关，阳性者肾损害发生率较低，程度也较轻，但该抗体阳性者心、肺、脑并发症发生率较高。

4. 抗心磷脂抗体（ACL） ACL 抗体是结合磷脂抗原中的一种 IgG、IgM 或 IgG-IgM 复合型抗体，见于 SLE 及其他自身免疫疾病。SLE 患者 ACL 抗体水平与阳性率不仅明显异常增高，且 ACL 抗体（主要为 IgG）水平与 SLE 患者疾病活动指数呈正相关。随着肾损害的改善，ACL 抗体亦恢复或近于正常水平。目前认为 ACL 抗体与

SLE 多种临床症状有关，如：复发性血栓形成、习惯性流产、神经系统症状、网状青斑、小腿溃疡等。因此将与 ACL 抗体相关的症候群称为抗心磷脂抗体综合征（Anticardiolipin Syndrome），血栓形成是该综合征的主要特征。

5. 血清 C_3 补体下降

六、狼疮性肾炎诊断宜与忌

　　有典型临床表现，确诊的 SLE 患者伴有肾损害时，诊断不困难。有少部分 SLE 病人（约 6％）是以肾损害为其首发和唯一的临床表现，故凡有肾小球疾病表现的病人，均应注意排外 LN 的可能。尤其是中、青年女性病人，有明显的肾小球疾病表现，并伴有原因不明的发热，多发性关节炎、皮疹或（及）多系统损害者更应予以重视与考虑本病。

　　由于肾脏为 SLE 最常累及的器官，且其临床表现与一般肾小球肾炎相似，有文献报告，约 6％病人可表现为原发性肾小球疾病而无明确的肾外表现。对生育年龄妇女肾脏疾病宜常规检查本病的有关血清免疫学化验，以确定患者有无狼疮性肾炎，忌从不检查该病的有关血清免疫学化验。对部分起病不典型的狼疮性肾炎病人，宜定期检测本病的相关检查，同时密切观察其临床过程，忌检查一次为阴性而不再复查。

　　对狼疮性肾炎病人宜及时行肾活检，以明确肾脏病变情况，再有针对性的治疗。忌不及时行肾活检。狼疮性肾炎的不同病程中可出现病理"转型"，重复进行肾活检有利于观察疗效，动态了解患者病情变化，因而狼疮性肾炎患者只要条件容许，宜进行重复肾活检，忌从不行肾活检。

七、狼疮性肾炎治疗宜与忌

1. 长期规律治疗 本病是一种自身免疫性疾病，目前的一些治疗方法虽然可有效缓解病情，延长患者存活时间，保证较好生活质量，但不能彻底治愈，因而患者宜长期规律用药，以保证治疗效果。忌在药物治疗有效后认为治愈而停药。肾上腺糖皮质激素是治疗狼疮性肾炎的重要药物，以规律使用，忌自行减量或长期使用后突然停药，导致患者治疗效果欠佳或出现严重副作用。

2. 分期和分级治疗 LN 治疗一般分为两个阶段：活动期患者在较短时间内使用有效的免疫抑制剂使病变得到控制，为诱导缓解阶段；病情稳定后使用有效、副作用较小的有效药物剂量实际并处于非活动状态，并尽量避免疾病的复发，此为巩固维持阶段。在治疗过程中宜更具狼疮活动性、肾功能损害程度以及肾脏病变情况采用和治疗方案，忌治疗方案一成不变，所有患者均采用相同治疗方案。

3. 治疗方案个体化 不同狼疮性肾炎患者病期、全身情况、肾功能损害程度以及肾脏病变均不相同，宜根据患者肾功能情况以及肾脏病理改变类型选择合适治疗方案，以达到最佳效果。虽然肾上腺糖皮质激素和环磷酰胺双重及治疗对大部分患者有效，但并不是所有患者均适宜治疗，如盲目使用不但效果欠佳，反而可能出现严重副作用或并发症，因而忌不采用个体化治疗方案。

4. 注意整体治疗 狼疮性肾炎作为系统性红斑狼疮全身器官系统损害的一部分，可能同时伴有其他器官系统损害表现，如心脑血管系统、呼吸系统等损害，而且在治疗过程可能出现一些医源性并发症，可影响治疗效果甚至威胁患者生命，宜引起高度重视。一宜预防可能出现的医源性并发症，一旦出现并发症，宜积极治疗。

5. 预防复发 治疗不规则、早期或擅自停药，均可导致狼疮性肾炎复发。此外，其他一些因素，如紫外线、药物、感染、雌激素的使用均可能导致病情复发，有感染者及时控制感染，忌用可能导致复发的药物。

八、肾上腺糖皮质激素使用的宜与忌

肾上腺糖皮质激素具有强大的抗炎和免疫抑制作用，为治疗本病的基础药。

1. 使用宜个体化 因激素不同的剂量产生的药理作用的侧重点有所不同，且患者病情差异和患者个体差异造成对激素的敏感程度不同，因此宜个体化使用激素。

2. 使用宜规范化 使用的剂量和时间须根据患者的病情和恢复情况来定。长期运用后减药宜根据患者情况逐步缓慢减量，忌突然停药，否则会诱发急性肾上腺皮质功能不全，出现低血糖、低血压、乏力、肌肉和关节痛、厌食、恶心、呕吐、发热，甚至死亡。

3. 宜注意其不良反应 大剂量冲击前和治疗过程中宜密切观察是否有感染，并给予相应的处理。治疗开始和治疗过程中宜定期测量血压、血糖、电解质、血脂和胸片等，并定期随访。忌不注意其产生的副作用。

4. 宜与其他药物联合使用 如与环磷酰胺、霉酚酸酯等的联合使用，以更快的诱导病情缓解和巩固，且可以减少激素的副作用。

九、环磷酰胺使用宜与忌

环磷酰胺治疗狼疮性肾炎的效果已得到肯定，该药能抑制免疫反应，和激素联合使用能减少激素的副作用，现已作为治疗狼疮性肾炎的细胞毒类药物首选用药。

1. 宜早期使用　环磷酰胺治疗早期使用能延缓肾功能不全的进展，逆转狼疮肾炎的早期病变，因此对于环磷酰胺的使用强调早期使用。

2. 宜联合糖皮质激素使用　环磷酰胺联合糖皮质激素使用能减少副作用，增加疗效，能有效的诱导病情缓解，阻止和逆转病变的发展，改善远期预后。联合使用在保护肾功能、延缓肾脏损害、降低终末期肾衰竭危险性等方面较单用激素好。

3. 宜注意其不良反应　其不良反应包括胃肠道反应、感染、骨髓抑制、出血性膀胱炎、肝功能损害、脱发、性腺抑制、远期致癌作用等。宜检测血象。在使用过程中，特别是大剂量冲击治疗前和治疗过程中均需检测血象，以防止白细胞过低。宜水化。使用过程中注意水化以防止发生出血性膀胱炎。环磷酰胺有致畸作用，妊娠期妇女忌使用该药。

4. 宜注意剂量和使用方法　环磷酰胺的使用需注意其累及毒性，防止患者蓄积中毒。治疗过程宜根据患者的具体情况，掌握好剂量，冲击间隔时间和疗程。

十、霉酚酸酯使用宜与忌

1. 宜掌握使用适应证　霉酚酸酯是一类新的免疫抑制剂，能选择性的抑制 T、B 淋巴细胞，对狼疮性肾炎治疗效果显著且副作用较少。研究发现治疗顽固性狼疮性肾炎，特别是对激素和环磷酰胺反应不好、具有明显血管炎者病变更宜使用。霉酚酸酯具有安全、疗效好的特点，但其价格昂贵限制了它的使用。

2. 宜与激素联合使用　霉酚酸酯起效较慢，需与激素合用，且霉酚酸酯与激素联合治疗能减少其自身使用剂量，减少其自身和激素的副作用。

3. 宜掌握剂量和疗程　霉酸酚酯起效较慢，因此为了达到疗效，临床使用时间至少在 6 个月以上。

4. 宜注意不良反应　霉酚酸酯的副作用主要为：①胃肠道反应，主要见于治疗初期，此时宜减量，待症状缓解后在逐渐加量；②骨髓抑制，较常见的为白细胞的减少，宜定期查血象，及时减药或停药；③感染，多为肺部感染，宜根据患者情况减量或停药。忌使用过程中不检测血象。

十一、狼疮性肾炎饮食宜与忌

系统性红斑狼疮是一种自身免疫性疾病，饮食、药物等是可能诱发因素之一，且患者出现肾脏病变，如果饮食不当可能导致肾脏损害进一步加重甚至威胁患者生命。因此，狼疮性肾炎患者应根据患者病情具体情况选用合适饮食。

1. 避免可能诱发狼疮的食物　系统性红斑狼疮患者多数为过敏体质，一些可能导致机体过敏的食物，如海鲜、鱼、虾、蟹等，可能导致过敏，进食时宜慎重；芹菜、香菜、无花果等久食可导致光过敏，诱发狼疮发作，使患者面部红斑皮损加重，故忌食上述食物。羊肉、狗肉、鹿肉、桂圆以及一些辛辣食物，如辣椒、生姜和生蒜等可使患者内热加重，也不宜食用。

2. 适量蛋白质、低脂饮食　宜根据患者蛋白尿程度和肾功能损害情况确定患者蛋白质摄入量，狼疮性肾炎患者多数有蛋白尿，宜每天每公斤体重摄入 1.0 蛋白质，以优质蛋白为主，如鱼、瘦肉、豆奶、牛奶及牛奶制品，而一些脂肪含量高的食品如五花肉、排骨、鳗鱼、鲸鱼、肉类加工罐头、香肠等宜忌食，如果有肾功能损害，宜根据肾功能损害程度进一步减少蛋白质摄入量。应忌高核蛋白食品，如动物内脏（心、肝等）、海鲜、沙丁鱼。高脂血症不但增加患者心血管病的危险，还可是患者肾功能损害的重要危险因素，以减少摄入可能导致高脂血症加重的一些食物，如动物油、熏肉、肥肉、排骨、油渍沙丁鱼，但可食用植物油、色拉油、沙拉酱、少量奶油等脂肪食品。

3. 适量热卡 宜摄入适量热卡，每天热卡摄入量为 35kcal/kg，可补充适宜的碳水化合物，如米饭、粥、面、面类、软豆类、藕粉、红薯粉、葡萄糖、蜂蜜、果汁、白糖。忌过多摄入热卡，以免导致患者出现肥胖。此外，狼疮性肾炎患者长期使用激素后，糖代谢可出现紊乱，甚至导致糖尿病，故治疗过程中宜少食高糖食物。

4. 补充足量维生素和铁剂 狼疮性肾炎患者宜摄入充足的维生素，宜选用富含维生素 A、维生素 B_2、维生素 C 的食物，水果类如苹果、梨等，蔬菜类如白菜、胡萝卜、番茄、南瓜、茄子、黄瓜等。肾病的患者特别是有肾功能损害的患者多有贫血，可以补充适量的含铁食品，如木耳、豌豆。

5. 水分和钾摄入 对于肾病患者，水分不足引起的脱水比水肿更加危险，它会导致血容量不足，肾脏血流量减少，造成肾功能恶化，宜根据患者血压和水肿情况决定患者水摄入量，避免患者水分摄入过多而导致患者水肿和高血压加重，也忌过度限水而出现循环容量不足。患者盐摄入量宜根据患者水肿和高血压情况而定，无水肿和高血压患者，忌过度限制盐的摄入，以免出现低钠血症以及饮食摄入不足，如患者有水肿或高血压，每人每天盐的摄入量宜控制在 3 克以下，当病情较重时宜采用无盐饮食。狼疮性肾炎患者，特别是有肾功能损害的患者要忌高钾饮食，包括豆类、冬菇、杏仁、核桃、花生、土豆、西瓜、香蕉、枣、桃、橘子、海带、紫菜、腐竹等。

6. 高钙饮食 长期使用肾上腺糖皮质激素后骨钙丢失增加，可导致骨质疏松或使老年患者骨质疏松进一步加重，严重者出现股骨头坏死，宜多食用其他含钙丰富的食物，如牛奶制品、鱼罐头、小虾皮、浓汁骨头汤及绿叶蔬菜等。钙的食物来源以奶制品为最好。

十二、狼疮性肾炎体育锻炼宜与忌

　　俗话说"生命在于运动"，运动中止，生命活动也就中止。大量的事实说明，运动对于疾病的治疗有着药物不能替代的作用。对于狼疮性肾炎的患者来说，体育锻炼是其疾病治疗的一个重要方面，但其体育锻炼也宜根据具体的病情来进行。宜根据病情确定最合适的运动量；宜运动中自我观察，注意对主观感觉进行分析，以便随时调整运动量；如出现感冒发热、临床症状较重、病情加重等情况时宜中止体育锻炼。应忌剧烈的体育活动，如快跑、篮球、足球等。适宜的体育活动有宜散步、八段锦、太极拳、健身按摩和气功等。

十三、狼疮性肾炎生活习惯宜与忌

　　1. 宜注意休息，忌过度劳累　本病对患者的精神、体力和免疫力有着较大的影响，同时免疫抑制剂的使用也会导致患者体质的下降。因此患者宜卧床休息，避免劳累，减少能量消耗，提高免疫力，促进病情的缓解，尤其是重症狼疮患者宜绝对卧床休息。宜每天睡眠不少于 8 小时；宜午休 1～2 小时。

　　2. 宜调整情绪，忌精神紧张　许多患者对于本病不了解，认为本病即是绝症，产生较大的精神负担，从而影响了患者疾病的治疗，不利于患者疾病的缓解。宜帮助患者了解本病，让患者知道本病通过治疗是可以缓解甚至完全缓解的，使患者有战胜疾病的信念和轻松的心态，有利于其疾病的恢复。宜选择轻松趣味的娱乐节目，有利于患者的心态放松，忌刺激的娱乐节目，如刺激的电视节目和刺激的电脑游戏等。娱乐时间宜合理控制，忌因娱乐而影响了患者的休息，如通宵下棋、玩牌等。

3. 宜注意个人卫生，防止可能发生感染　狼疮性肾炎患者由于使用免疫抑制药物，机体抵抗力低下，容易并发感染，而感染不但是诱发狼疮的危险因素，而且感染可能导致肾脏损害进一步加重，因而宜注意个人卫生，避免可能发生的感染。宜注意饮食卫生，忌进食腐败变质的食物，进食前后宜洗手，防止病从口入，如有可能，尽量少在外就餐；尽量少去公共场所，流行性感冒、流脑及肝炎等传染病流行季节，最好不要去公共场所，以免增加感染机会。

4. 宜注意气候变化，避免狼疮诱发因素　冬春季不但容易感冒，而且空气中可能散发大量各种花粉，诱发患者过敏，宜少外出或避免接触这些因素；夏秋天天气炎热，阳光强烈，而强烈的日晒和紫外线的照射可以诱发系统性红斑狼疮，宜避免强烈日晒和紫外线照射，如果可能尽量少在室外活动，如必须外出，宜使用防止紫外线的用品如防晒霜、遮阳帽以及长衣和长衫等。冬天气候寒冷，可直接刺激皮肤，导致毛细血管痉挛收缩，加重雷诺现象；导致机体应急，激素用量需要增加；肾脏血管收缩，肾脏缺血等，因而宜注意防寒保暖。此外，冬季宜选用中性护肤品，以免导致过敏或对皮肤刺激。

十四、狼疮性肾炎患者妊娠宜与忌

系统性红斑狼疮是育龄期妇女常见的自身免疫性疾病，因此妊娠成为患者一个重要的问题。狼疮性肾炎患者的生育能力与正常妇女相同，但狼疮患者妊娠成功率较无狼疮者低，狼疮性肾炎与妊娠可以相互影响，从而加重患者本身疾病或（和）至异常妊娠。过去认为狼疮性肾炎患者应终身避孕，但现在随着医疗科技的发展，增加了患者妊娠的机会。

1. 患者宜采取避孕措施，避免多次妊娠给患者带来的多次不利影响，从而影响妊娠结局。

2. 宜选择合适的妊娠时机。妊娠前宜明确患者是否为狼疮活动期。研究发现很多狼疮患者妊娠期间加重，且主要是中晚期，而妊娠前无狼疮活动者，妊娠过程中加重的几率较小。活动期患者至少要待狼疮缓解 6 个月以上时才可考虑妊娠，否则母婴的风险增加。

3. 妊娠期宜注意休息，保持夜间 8 小时和午休 1 小时，避免接触强烈阳光照射，给以丰富的维生素、蛋白质和高热量的食物。

4. 妊娠期间宜常规以维持量激素治疗。大量的研究发现妊娠期间未接受激素治疗的患者常出现肾损害，即使是狼疮缓解期中妊娠也增加了复发的机会，而接受激素治疗的患者则很少出现肾损害。

5. 对于在妊娠期加重的病人忌使用环磷酰胺，因为环磷酰胺有至畸作用。宜在中止妊娠后再使用。

6. 注意肾功能的检测，当患者出现病情加重，如严重水肿、高血压及严重的肾功能损害时，宜及时中止妊娠。

十五、产前护理的宜与忌

1. 宜注意稳定患者的情绪，鼓励患者的信心。患者因为害怕发生不好的结局而产生紧张、恐惧、抑郁和焦虑，从而影响治疗效果。因此对患者的心理安慰和支持十分重要。

2. 宜对患者进行疾病知识的教育，加强患者对其疾病及进展的认识，及时发现异常情况，及时就诊。

3. 宜对患者和胎儿进行检测，包括对检测患者的血压、体重、尿常规、肝肾功及检测胎儿的发育情况，以及时发现和处理异常情况，保证患者疾病的治疗控制和胎儿的健康发育。

4. 宜对患者行保健指导。①指导患者合理饮食、休息、运动，如指导患者宜左侧卧位，要有足够的睡眠、适当的运动；②指导合理使用药物，如患者忌使用环磷酰胺等药；③宜吸氧，每天吸氧 2 次，每次 30 分钟。

十六、分娩时的宜与忌

1. 宜心理护理　孕妇焦虑心理多数明显，尽可能消除其不良心理，达到与医护人员亲切配合的作用，完成产前处理及分娩方式的选择。

2. 宜严密产前观察　待产时每 2 小时巡视病房观察生命体征、胎心、胎动、羊水破膜等。

3. 分娩时可增加强的松的剂量　临产时，可用氢化考的松 100～200mg 静脉点滴。

4. 分娩时大剂量激素运用的同时宜严格要求无菌操作，降低宫腔内感染的机会。

5. 分娩时宜密切注意胎心变化，及时做好新生儿窒息抢救的准备，以降低新生儿死亡率。

十七、围产期的宜与忌

1. 宜加强患者的监护　宜检测患者的肾功能、全身情况、胎盘功能等，适宜的时候宜中止妊娠。宜注意患者的饮食休息和适当调整用药。宜注意患者情绪的稳定。

2. 宜加强胎儿监护　宜 B 超检测胎儿情况，包括胎儿发育情况、致畸情况等。宜注意胎心听诊，必要时进行胎儿心电图和超声心电图，了解胎儿心脏情况。宜每周进行胎儿电子监护，及时发现异常，为适时中止妊娠做参考。

肾脏病患者

宜与忌

3. 宜适时中止妊娠。若患者病情不稳定或恶化、胎盘功能不全或大剂量使用激素时，宜有计划的干预中止妊娠。

十八、哺乳期宜与忌

1. 宜严密观察患者病情变化，及时检测 SLE 活动指标，重视患者的主诉，注意及时控制患者病情。

2. 宜适当调整强的松用量。哺乳期，体内激素变化，须相应调整强的松的用量。

3. 忌母乳喂养。由于强的松可以通过乳汁分泌，产后忌母乳喂养。

4. 忌使用雌激素。雌激素可以诱发 SLE 活动，忌使用。

十九、狼疮性肾炎患者透析宜与忌

与非狼疮尿毒症透析比较，无论血液透析还是腹膜透析，均可有效地清除体内过多的代谢废物，纠正水、电解质和酸碱平衡紊乱，维持机体内环境的稳定和细胞生理功能外，有望部分清除狼疮活动时抗原抗体成分，缓解狼疮活动。因此，当狼疮性肾炎患者肾功能呈进行性下降，同时有尿量减少、体液潴留、早期充血性心力衰竭或出现尿毒症症状，就宜开始透析治疗。如患者病程较短，临床检查提示有狼疮活动，肾功能在短期内呈进行性恶化，未出现肾脏萎缩，宜在及时透析及严格控制感染基础上，正规使用激素及环磷酰胺治疗；条件许可，可行血浆置换，清除体内自身抗体，有助于原发病的控制，尿量增加，肾功能改善后可逐渐停透。

狼疮性肾炎患者肾衰竭时适宜即可选择腹膜透析，也可选择血液透析。与血透相比，腹透更符合生理，可持续或间断透析，血流动力学稳定，超滤效果较好，且不易引起低血容量，不致加重肾脏缺血，腹透还可少量多次放腹水，减轻腹水对腹腔脏器尤其是肾脏的压迫，减轻肾脏的瘀血和缺血状态，改善肾脏的血循环，因此腹透较适用于狼疮性肾炎伴急性肾衰竭的治疗，特别适用于伴有充血性心衰液体清除的治疗。当然，一些比较先进的血液透析方式，如血液透析滤过，患者也可选用。

患者在进行血液透析和腹膜透析时，各有其特征，临床上宜引起高度重视。狼疮性肾炎肾衰竭多有血小板减少和功能异常、坏死性血管炎，出血倾向较常见，因而透析抗凝中要注意肝素的个体化使用，针对不同程度出血倾向可使用小剂量肝素、低分子肝素透析或无肝素透析。狼疮性肾炎患者在使用激素时，血管通路堵塞情况较其他透析者发生率高，宜相应增加肝素用量。狼疮肾炎肾衰竭患者但因机体高度水肿和大剂量激素冲击治疗，腹部切口难以愈合，易发生隧道炎和切口皮肤感染，从而导致腹膜炎，因此对切口宜小心护理，并应加强营养支持治疗以促进伤口愈合。LN 患者长期大量蛋白尿、低蛋白血症、强化免疫抑制治疗以及并发 ARF 机体分解代谢增强，均使免疫功能下降，极易导致感染，无论患者采用血液透析还是采用腹膜透析，均宜预防和控制感染。

二十、狼疮性肾炎患者肾移植宜与忌

目前认为继发于狼疮性肾炎的肾衰患者肾移植后人/肾存活率与非狼疮性肾炎患者无显著性差异，肾移植后原发病的复发率很低，也与非狼疮性肾炎患者无明显差异，且狼疮性肾炎复发不一定影响移植肾长期存活，因而狼疮肾炎并非肾移植禁忌证。目前肾移植成功能率较高，且肾移植患者生活质量、社会回归率优于透析，且治疗费用也低于透析治疗，故条件容许，狼疮肾炎肾衰竭患者均宜进行肾移植。由于活体供肾效果较好，优于尸体供肾，在进行肾移植时宜选择活体供肾。

大多数狼疮性肾炎患者进入终末期肾衰时，临床及血清学方面狼疮活动性指标阴性，可能由于进入尿毒症期患者细胞免疫、体液免疫处于抑制状态、免疫介导因子产生减少，同时透析本身除去部分狼疮致病因子的结果。选择移植术前透析时间至少3个月以上，血清学狼疮活动指标阴性患者接受肾脏移植，有利于移植肾的长期存活，因而患者肾移植前宜透析3个月以上。为提高移植肾存活率，肾脏移植前群体反应性抗体（PRA）宜小于10%。

由于狼疮性肾炎的治疗与肾移植后应用的免疫抑制药物相一致，所以，狼疮性肾炎肾移植后免疫抑制方案与非SLE患者无明显差别。选择Pred＋CsA＋Aza优于Pred＋Aza。狼疮性肾炎患者肾移植术后免疫抑制剂方案的调整与非SLE患者无差异，以Pred＋CsA＋MMF更佳。

移植后宜加强监测，防治肾移植的近期急性并发症和远期并发症。近期急性并发症如感染、急性排斥反应、尿瘘、血管栓塞、破裂出血等；远期并发症如高血压、药物性肝损害、骨髓抑制、移植后再发肾炎等。

（张　磊　刘　虹）

第九章

糖尿病肾病宜与忌

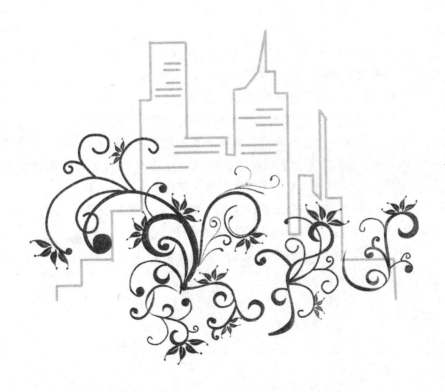

一、何谓糖尿病肾病？

糖尿病是一种常见病、多发病，在我国以及全世界发病率都很高。发达国家糖尿病患病率在 6％～10％以上，我国糖尿病患病率约在 2％～4％。到目前为止，我国糖尿病患者人数已在 3000 万以上，成为继心血管疾病和肿瘤之后第三位"健康杀手"。糖尿病肾病是糖尿病最常见的并发症之一，是糖尿病过程中各种代谢异常引起微血管病变，从而引起一系列肾脏病变。临床表现不一，蛋白尿为肾脏的主要表现，很大一部分患者表现为肾病综合征。糖尿病肾病是引起糖尿病患者，特别是幼年发病的糖尿病患者死亡的重要原因。其发病率各家报道不一。国内调查表明，糖尿病肾病的总发生率为 47.5％，其中早期糖尿病肾病为 34％，临床糖尿病肾病为 13.5％。不同类型糖尿病患者糖尿病肾病的发病率不同，1 型糖尿病约 33％～44％发生糖尿病肾病，而 2 型糖尿病中糖尿病肾病的发生率约 20％。糖尿病患者糖尿病肾病发病率与病程长短有关，糖尿病病史在 2 年以上的患者，临床虽无肾脏病表现，而肾小球基底膜已有增厚，病程在 10 年以内者有 3％并发糖尿病肾病，10～20 年者有 50％并发糖尿病肾病，20 年以上者几乎 100％患者伴有糖尿病性肾病。有人统计，在中年糖尿病患者中，糖尿病肾病的发病率为 20％；老年糖尿病患者发病率可达 65.5％。尸检中发现糖尿病患者 70％有肾病。国外广泛开展肾活检，发现 90％糖尿病患者有肾脏改变。

二、糖尿病肾病如何分期？

临床一般按照丹麦 Mogenesen 的分期方法，将糖尿病肾病分为 5 期：

1 期：即肾小球高功能肥大期。此期患者肾小球滤过率（GFR）升高 $20\%\sim40\%$，尿白蛋白排泄率（UAER）和血压正常。有肾小球肥大和肾脏体积增大。上述改变具有可逆性，采用胰岛素强化治疗和控制血压，数天或数周后升高的 GFR 可恢复到正常水平。

2 期：即临床静止期或潜伏期，或称无临床症状肾损害期。此期患者 GFR 仍升高，升高程度与肾脏体积增大成正比。此期如严格控制血糖和血压则预后较好。

3 期：即微量白蛋白尿期或早期 DN。UAER 为 $30\sim300\text{mg}/24\text{h}$（$20\sim200\mu\text{g}/\min$）称为微量白蛋白尿。6 个月内不同时间测定 UAER 3 次以上，达上述标准才能确定为持续性微量白蛋白尿。此期如能严格控制血糖和控制血压可有效降低微量白蛋白尿，延缓病情发展。

4 期：即显性蛋白尿期或临床 DN 期。当 UAER 超过 $200\mu\text{g}/\min$ 或 300mg/d 时，用常规方法即可检出，为显性尿蛋白期，此期患者可有明显临床症状和体征，故也称临床糖尿病肾病期（显性肾病）。此期病理改变明显，可表现为弥漫性或结节性肾小球硬化症。一旦尿白蛋白排泄量超过 500mg/d，提示患者病变严重。部分患者尿蛋白排泄量可达 $20\sim30\text{g}/\text{d}$。此期患者预后不良，10 年累计死亡率约为 $50\%\sim70\%$。

5 期：即肾衰竭期。患者可出现一系列尿毒症症状和体征，伴严重高血压、低蛋白血症和水肿。与其他原因所致肾衰竭不同，由于糖尿病胃肠道神经病变，患者胃肠道症状更为突出。尽管肾功能衰竭，尿蛋白常不明显减少。

三、糖尿病肾病诊断宜与忌

糖尿病患者在病程中出现持续性蛋白尿和（或）肾功能损害时，除外非糖尿病所致肾脏损害，可确诊为糖尿病肾病；如患者有典型糖尿病肾病"三联征"，即大量蛋白尿、低白蛋白血症、不同类型高脂血症和水肿，可诊断为糖尿病肾病综合征。经皮肾脏穿刺活组织病理学检查是确诊糖尿病肾病最可靠而直接的方法。部分糖尿病和糖尿病肾病患者可合并非糖尿病性肾脏疾患（NDRD），此时应根据病史、体格检查、实验室检查和肾活检结果进行鉴别。

1. 宜早期诊断。糖尿病肾病一旦发生，肾脏损害发展迅速，患者常较快发展为终末期肾病，因此宜早期诊断和防治，以控制和延缓肾脏病的进展。忌患者在糖尿病确诊后不检查肾脏损害的相关指标。

2. 糖尿病肾病的诊断宜主要根据患者的糖尿病病史和尿蛋白的增加，并排除其他原因引起的尿蛋白后做出，忌糖尿病患者一出现尿蛋白即诊断为糖尿病肾病。

3. 糖尿病患者宜监测尿白蛋白排泄率（UAER）。UAER 有助于早期诊断糖尿病肾病，也有助于对患者预后的判断。一般建议 1 型糖尿病患者宜于诊断后 2 年进行筛查，而 2 型糖尿病患者宜于诊断后即予检查。

4. 宜检查糖尿病患者的肾脏大小。糖尿病患者通过肾脏 B 超、CT 等检查，明确肾脏大小是否比正常大，用以了解是否患者有糖尿病肾病的第 I 期改变，以便及时防治。

5. 如有条件患者宜行肾活检。肾活检对于患者的诊断和预后有重要的意义，但糖尿病患者多为老年人，因此宜谨慎从事肾活检，需严格掌握好肾活检指征和禁忌证。

肾脏病患者

宜
与
忌

四、糖尿病肾病如何治疗，治疗宜与忌

糖尿病肾病治疗的主要目标是延缓肾脏损害进展和减少并发症的发病率，其主要治疗措施包括血糖控制、降压治疗和限制饮食蛋白质摄入等三个方面。

1. 宜早期治疗　一旦发现早期糖尿病肾病，即需进行有效的治疗，延缓糖尿病肾病的进展，最大可能的保护肾功能。

2. 宜注意生活饮食习惯　生活饮食习惯是控制糖尿病的基础，宜教育患者改良生活饮食习惯，如减肥、坚持糖尿病饮食等。

3. 宜控制血糖　持续的高血糖可以加重患者肾脏病变的发展，严格的控制血糖可以纠正异常代谢，为控制糖尿病肾病发展最根本的办法。血糖宜控制在正常范围，糖化血红蛋白宜控制在<7%。忌过于严格的控制血糖从而使患者产生低血糖。

4. 宜降压治疗　高血压虽不是糖尿病肾病的发病因素，但其可加快糖尿病肾病的发展和恶化。降压药宜首选血管紧张素转换酶抑制剂（ACEI）或血管紧张素受体阻断剂（ARB）类。

5. 宜限制蛋白饮食　高蛋白饮食可以加重高糖时肾血流动力学变化，促使肾脏肥大，加快肾功能损害进展。早期患者的蛋白摄入宜控制为 $0.8g/kg \cdot d$。

6. 当患者发展到终末期肾衰竭时宜行透析治疗或肾移植　终末期糖尿病肾病患者常合并严重高血压、水肿、电解质酸碱平衡紊乱比其他终末期肾衰竭患者严重而且常见，因此糖尿病肾病患者宜尽早开始透析。糖尿病肾病患者一旦血清肌酐大于 $530\mu mol/L$、肌酐清除率小于 $15\sim20ml/min$，即应开始透析。

五、饮食治疗宜与忌

糖尿病肾病患者的饮食治疗有其特殊性，须兼顾糖尿病和肾病，宜首先确定其每日所需总热量，然后再根据总热量适当的调配蛋白质、碳水化合物和脂肪的比例。一般总热量宜根据患者的标准体重、工作性质、活动强度等算出，其中蛋白质占 10%～15%，碳水化合物占 60%～70%，脂肪占 20%～25%。对于糖尿病肾病患者宜特别注意蛋白质的摄入，低蛋白饮食可以延缓糖尿病肾病的进展，改善患者的代谢，减轻肾脏损害及其并发症。患者早期即宜限制蛋白摄入量，宜控制为 0.8g/kg·d；对已进入临床期，出现了水肿，肾功能损害的患者宜控制为 0.6g/kg·d，患者摄入的蛋白质需为优质蛋白，即必须氨基酸含量高的动物蛋白为主。宜少食多餐，每日至少进餐 3 次，且定时定量，三餐的能量可按 1/3、1/3、1/3 或 1/5、2/5、2/5 安排，如用胰岛素治疗或容易发生低血糖的病人，宜在两餐当中加餐。此外患者宜低盐饮食，每日盐的摄入量不多于 4 克；宜低磷、低脂饮食。

适宜的碳水化合物食品：米饭、面、玉米面、高粱面、荞麦面、小米等。适宜的蛋白质食品：鸡蛋、牛肉、瘦肉、鱼等动物蛋白，脱脂牛奶、牛奶制品、羊奶、黄豆等豆类食品等。适宜的脂肪类食品：玉米油、豆油、菜油、芝麻油、花生油等植物油。适宜的维生素、纤维类食品：蔬菜类（小白菜、大白菜、油菜、空心菜、芹菜、胡萝卜、花椰菜、冬瓜、丝瓜等）。适宜的进水量：糖尿病肾病患者的进水量要根据患者的具体情况来定。对于糖尿病患者进水量不足会加重患者的高渗状态，对患者不利。但当患者出现肾功能不全，特别是尿毒症时，大量进水会导致水肿等并发症。因此宜根据患者具体情况进水。适宜的含铁食品：肾病的患者特别是有肾功能损害的患者多有贫血，可以补充适量的含铁食品，如木耳、豌豆。适宜的粗纤维食品：

肾脏病患者

宜与忌

粗纤维食品可以减慢糖的吸收，降低血糖和血脂等，如玉米梗叶。

应忌的碳水化合物：甘薯、番薯等。应忌的蛋白质食品：动物内脏、蛋黄、鱼子等。应忌的脂肪类食品：猪油、牛油等动物油、熏肉、油渍沙丁鱼等。应忌维生素类食品：因水果如西瓜、香蕉、苹果等含糖较丰富，故应适量食用，忌过多食用水果。蔬菜类（芥末、芥菜等刺激强的蔬菜）。应忌的其他食品：碳酸饮料、果汁等含糖丰富的饮料，盐渍食品如咸菜、泡菜、酱菜、咸鲑鱼等。应忌烟：烟对患者有很的刺激，能使心跳加速，血管收缩，血压上升。不利于控制病情和延缓病情的进展，因此患者应忌烟。应忌酒：饮酒不利于病情的控制和并发症的防治。酒中多含碳水化合物，饮酒会干扰饮食治疗方案的实施。长期饮酒可以造成血脂升高，加重糖尿病的并发症。因此，患者应忌酒，特别是长期、大量饮酒。

六、体育锻炼宜与忌

有规律的适宜的运动是治疗糖尿病肾病的一项重要的治疗措施。运动对糖尿病的益处有：①降低血糖，减少胰岛素的用量；②控制体重；③降血脂、降血压，有利于防治糖尿病心血管并发症；④有利于稳定患者情绪，平缓心态。

1. 糖尿病肾病患者适宜的运动项目为　①宜散步，散步的运动强度小，目的在于患者精神和肌肉的放松，一般速度慢，全身放松，每次约 30 分钟；②宜步行，在平地或适当的坡地上做定距离、定速的步行，中途可有必要的休息。开始的步行距离可以设为 1500 米，速度为 50 米/分钟，以后按计划逐渐延长步行距离和步行速度。每日或隔日进行一次；③宜慢跑，运动强度较大，适宜于年龄不太大，心血管功能较好，有一定锻炼基础的患者，可以从每次 5 分钟开始，以后逐渐延长慢跑的时间；④宜太极拳。每天 1～2 次，每次半套或全套；⑤宜气功，主要选内养功，每天 1～2 次，每次 10～15 分钟；

⑥宜广播体操、韵律操。

2. 应忌的体育运动　①应忌快跑，尤以年龄较大，合并心血管疾病的患者为甚；②应忌运动强度大，危险性大的运动。

3. 运动时宜注意　①宜坚持数周数月乃至终身；②宜循序渐进，从小的运动量开始，然后逐渐增加运动量和运动时间，宜做好运动前准备，活动结束时运动量宜逐渐减少，忌突然停止；③宜在医生指导下进行，忌患者自作主张进行运动；④运动前宜进行必要的医学检查，根据个人具体情况制定最合适的运动方案；⑤运动中要避免发生低血糖，宜在餐后1～3小时内实施，运动中宜注意补充糖分，如糖水或甜饮料。清晨锻炼时不宜空腹；⑥运动过程中忌出汗过多。

七、生活习惯宜与忌

1. 宜注意休息，避免劳累。本病对患者的精神、体力和免疫力有着较大的影响，因此患者宜注意休息，避免劳累，减少能量消耗，提高免疫力，促进病情的缓解，尤其是病情较重的患者更要注意休息。宜每天睡眠不少于8小时，宜午休1～2小时。

2. 宜对患者宣教，解除患者顾虑，避免患者精神紧张。许多患者对于本病不了解，认为本病即是绝症，产生较大的精神负担，从而影响了患者的治疗，不利于患者疾病的缓解。宜帮助患者了解本病，使患者有战胜疾病的信念和轻松的心态，有利于其疾病的恢复。

3. 宜合理娱乐。宜学会控制情绪，娱乐时宜放松心态，忌过于紧张和激动。宜选择轻松趣味性强的娱乐节目，有利于患者的心态放松，忌刺激的娱乐节目，如刺激的电视节目和刺激的电脑游戏等。娱乐时间宜合理控制，忌因娱乐而影响了患者的休息，如通宵下棋、玩牌等。

4. 宜在通风卫生的环境中活动。糖尿病肾病的患者容易并发感染，一旦感染难以控制，并可加速肾脏病的进展，因此注意环境卫生，尽量免除接触感染的机会，将有可能提高患者的生活质量。

八、血糖控制宜与忌

1. 糖尿病肾病血糖控制的标准　宜与美国糖尿病学会（ADA）推荐的糖尿病患者血糖控制的标准相同，即空腹血糖＜6.0mmol/L，餐后2小时血糖＜8.0mmol/L，而考虑到为肾功能不全患者过于严格的控制血糖易发生低血糖，因此糖化血红蛋白宜＜7.0%。

2. 宜尽早控制血糖　一旦确诊有糖尿病即宜对血糖加以控制，糖尿病早期主要表现为肾小球滤过率增高和肾脏肥大，当血糖及时较好的控制后，这种改变是可以恢复的。因此尽早的控制血糖，对于延缓糖尿病肾病的进展是有帮助的。

3. 糖尿病肾病的血糖控制包括饮食治疗和药物治疗，其中饮食治疗为血糖控制的基础。药物包括口服降糖药和胰岛素。宜配合饮食和药物一起控制血糖。忌不控制饮食，而用降糖药控制血糖。

4. 宜每日检测血糖，根据血糖的情况来调整饮食和用药。忌不检测血糖，根据经验来调节饮食和用药。

5. 因血脂异常和高血压会导致血糖控制不好，因此须同时控制血脂异常和降压治疗。

6. 宜长期坚持治疗。忌血糖得到控制后不再治疗。

九、胰岛素使用的宜与忌

1. 胰岛素是目前最有效的降血糖药物，胰岛素制剂类型：①短效胰岛素，包括正规胰岛素、锌结晶胰岛素、半慢胰岛素锌悬液；②中效胰岛素，包括慢胰岛素锌悬液、中性鱼精蛋白锌胰岛素；③长效胰岛素，包括特慢胰岛素锌悬液、鱼精蛋白锌胰岛素；④混合胰岛素，包括诺和灵 30R。

2. 适宜的胰岛素使用方案

（1）胰岛素治疗方案与用量宜个体化　影响胰岛素剂量的因素有很多：①进食量；②患者的体力活动量的大小；③其他药物的协同降血糖作用或拮抗性升血糖作用；④肥胖患者的用量往往偏大，消瘦者剂量宜偏小；⑤高热、感染等并发症时，剂量宜较大；⑥患者精神紧张时宜加大剂量；⑦肝肾功能衰竭时宜酌情减少胰岛素的用量。

（2）胰岛素治疗方案与用量实际应用时宜遵循下述原则　①开始选择短效胰岛素；②从小剂量开始，每日 0.3～0.4U/kg；③调整剂量时加幅宜小，老年患者每次上调 2～4U，观察 3～6d，年轻患者可适当加大调幅；④每次仅调整 1 个时点的胰岛素剂量。

（3）具体应用方案宜选用下述一种　①混合胰岛素，如诺和灵 30R、70R、80R，根据具体情况选用，早餐前及晚餐前各注射一次；②短效加中效胰岛素，三餐前半小时注射短效胰岛素，睡前注射中效胰岛素；③短效加中效胰岛素，三餐前即刻注射速效胰岛素，睡前注射中效胰岛素；④中效胰岛素，早餐及晚餐前各注射一次中效胰岛素；⑤短效加长效胰岛素，早餐前注射 1 次；⑥口服降糖药加胰岛素，白天口服降糖药，睡前注射中效胰岛素或晚餐前注射混合胰岛素；⑦早餐前用混合胰岛素及睡前用中效胰岛素，能使血糖长期严格地控制在正常范围。

3. 宜防治胰岛素的不良反应　胰岛素的不良反应包括：①低血糖反应，为最常见的不良反应，糖尿病肾病患者尤宜重视低血糖的发生。对于糖尿病肾病患者，胰岛素剂量宜小，且宜使用半衰期较短的剂型。②局部或全身的过敏反应。前者患者注射部位出现皮肤红肿及搔痒，改变注射部位后常可消失。后者为少数患者出现血管神经性水肿、紫癜，极个别有过敏性休克。宜采取抗过敏治疗。③胰岛素性水肿。常见于首次注射之后，主要为钠潴留所致，可以通过限制盐的摄入及短时使用利尿剂。④脂肪萎缩或脂肪增厚，宜常改变注射部位，使用高纯度的人胰岛素。⑤胰岛素抗药性。少数患者胰岛素用到 200U 仍不能控制高血糖。出现胰岛素抗药性一般可改用高纯度单组、

肾脏病患者

宜
与
忌

分胰岛素或人胰岛素治疗。可以改用口服降血糖药与其联合使用，必要时可合并使用糖皮质激素。⑥胰岛素宜保存在 4～10℃，忌冰冻。

十、口服降血糖药物使用的宜与忌

1. 口服降血糖药物包括　①磺脲类（SU），主要有格列苯脲（优降糖）、格列奇特（达美康）、格列吡嗪（美吡达、灭特尼、瑞易宁）、格列喹酮（糖适平）、格列波脲（克糖力）及格列美脲等。②双胍类，主要有迪化唐锭、格华止、君力达。③α-葡萄糖苷酶抑制剂（AGI），临床上主要应用阿卡波糖（拜糖平）和伏格列波糖（倍欣）。④胰岛素增敏剂（噻唑烷二酮），包括罗格列酮和吡格列酮。⑤非SU 类胰岛素促泌剂，此类药物包括瑞格列奈和那格列奈。

2. 宜使用对肾脏损害较小的口服降血糖药物

（1）磺脲类　宜使用格列喹酮（糖适平）和格列吡嗪（美吡达、灭特尼、瑞易宁）。格列喹酮对肾脏影响小，可以从小剂量开始使用。格列吡嗪半衰期短，不易引起低血糖，可小剂量使用。忌使用格列苯脲（优降糖）、格列奇特（达美康）。

（2）双胍类　由于其主要经肾排泄，对于糖尿病肾病患者可以导致低血糖和乳酸性酸中毒。因此，忌使用双胍类降糖药。

（3）α-葡萄糖苷酶抑制剂　适用糖尿病肾病患者的血糖控制。但对于终末期肾病患者的剂量宜适量，忌剂量过大。

（4）非 SU 类胰岛素促泌剂　宜用于早期糖尿病肾病患者。

（5）胰岛素增敏剂　此药除改善胰岛素抵抗降低血糖外，研究发现该药还有其他肾脏保护作用。

3. 宜监测血糖　根据血糖情况调整用药。

4. 必要时宜联合用药　不同类的药物可以联合使用，但忌同一类药物的联合使用。当2～3 类药物联合使用均不能达到满意效果时，宜果断加用或换用胰岛素治疗。

十一、血压控制的宜与忌

　　高血压是糖尿病肾病最常见的合并症之一，同时也是糖尿病肾病重要的危险因素之一。因此控制高血压，对于控制糖尿病肾病和延缓糖尿病肾病的进展有很大帮助。同时研究已证明降压治疗有利于减少糖尿病患者心血管疾病和脑卒中的危险。

　　1. 降压的适宜目标值　尿蛋白小于 1g/d，血压宜降至 130/80mmHg；尿蛋白大于 1g/d，血压宜降至 125/75mmHg。理想的血压是个体能耐受的最低血压，以尽最大可能降低心血管疾病和肾脏疾病的发生率和死亡率。

　　2. 降压的适宜方式　包括非药物治疗（生活习惯的调整、控制饮食、适宜的体育锻炼等）和药物治疗。宜非药物治疗与药物治疗联合使用。

　　3. 糖尿病肾病患者降压治疗时速度宜缓慢降至所需水平，忌快速降压，以免患者出现不适或肾功能进一步损害。糖尿病肾病病人的血压控制宜以最大限度的保护靶器官和降低死亡率为最终目标。

十二、ACEI 和 ARB 使用的宜与忌

　　血管紧张素转化酶抑制剂（ACEI）和血管紧张素 II 受体阻滞剂（ARB）为糖尿病肾病患者的首选降压药物，此两类药物在降压同时对患者血糖、血脂也有有利作用，同时能减少蛋白尿，缓解肾病进展及减少心血管事件。但由于两者的具体作用机制不同，因此在两者的使用上存在细微差别。

肾脏病患者

宜与忌

1. 对于糖尿病肾病，为了防止微量白蛋白尿的产生，无论是1型糖尿病还是2型糖尿病，均宜使用 ACEI 类药物。由于 ACEI 和 ARB 对糖尿病肾病具有预防和保护作用，因而无论糖尿病患者是否有高血压均有必要使用 ACEI。

2. 为预防糖尿病肾病从微量白蛋白尿期进入临床肾病期，对于1型糖尿病患者宜使用首选 ACEI 类药物，对于2型糖尿病患者宜首选 ARB 类药物。

3. 为预防糖尿病肾病患者从临床期进入终末期肾病，对于1型糖尿病患者宜使用 ACEI 类药物，对于2型患者宜使用 ARB 类药物。

4. 在必要的时候宜两者联合使用或其中一种与其他药物使用。临床试验表明合用 ACEI 类和 ARB 类药物，能更加显著的减少尿白蛋白。

5. 宜注意这两种药物的不良反应。妊娠、肾动脉狭窄、主动脉狭窄患者忌用 ACEI；高血钾时忌用 ACEI 和 ARB。同时 ACEI 还有致干咳的副作用。如患者血清肌酐大于 $260\mu mol/L$，或使用 ACEI 后血清肌酐水平较基线值升高超过 30% 者，不宜使用 ACEI。

十三、降压药物使用宜与忌

1. 糖尿病肾病的降压药物分为 ACEI 类药物（雅施达、开博通、蒙诺、洛丁新、依那普利、瑞泰、达爽等）；ARB 类药物（代文、海捷亚、科素亚等）；β 受体阻滞剂（倍他洛克、阿替洛尔等）；利尿剂（速尿、寿比山、钠催离等）；钙离子通道阻滞剂（洛活喜、拜新同、波依定、压氏达、合贝爽等）及 α 受体阻滞剂。

2. 对于糖尿病肾病患者，首选降压药物为 ACEI 和 ARB 类药物。如患者不能耐受 ACEI 或 ARB 类药物，可以考虑使用其他降压药。

3. 宜联合用药 如要达到血压控制目标，在大多数患者须用一种以上药物，有些患者甚至须 3 种或多种。

4. 宜个体化用药　宜根据患者的具体病情和身体状况来用药。

5. 宜使用长效制剂　最好选用每日一次服用的药物。

6. 宜坚持服药。

7. 宜注意各种药物的不良反应　糖尿病肾病患者使用利尿剂时，容易出现高血脂、低钾血症等并发症，一般不单独使用。α 受体阻滞剂只能作为糖尿病肾病患者控制血压的辅助用药。

十四、透析治疗宜与忌

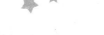

1. 目前糖尿病肾病的透析治疗主要有两种方式　①长期规律性血液透析；②持续不卧床腹膜透析（CAPD）。

2. 宜选择对患者最适宜的透析方式　血液透析的优点是容易做到，治疗时间短等；缺点是需建立血管内瘘，内瘘使用寿命短，透析过程中心血管系统承受的负担较重等。腹膜透析的优点是行动方便，治疗中血液动力学稳定，不需要建立血管通路，血压变化小，使用抗凝剂少，血糖控制较好等；缺点是易患腹膜炎，蛋白质丢失较多。

3. 合并高血压及心血管疾病的患者宜选择 CAPD　正因为患者即使合并高血压和心血管疾病，CAPD 仍适用，所以近年来绝大多数终末期糖尿病肾病病人已由血液透析转向 CAPD。

4. 忌腹透的患者　①有广泛肠粘连或肠梗阻者；②腹部皮肤广泛感染；③严重肺功能不全；④腹腔内血管疾患；⑤高分解代谢者或长期不能摄入足够蛋白质及热量者；⑥晚期妊娠或腹腔内有巨大肿瘤、多囊肾者。

5. 宜选择合适的透析时机　糖尿病肾病患者最终发展为尿毒症是必然的，宜根据患者病情准确作出估计，透析时机宜稍早于非糖尿病肾病患者，某些学者推荐以血肌酐 $530 \sim 710 \mu mol/L$ 为指标。适宜的提前透析一方面可以减少毒素对机体的损害，尤其是对心肌的损

126

害。另一方面通过脱水可以减轻水钠潴留，从而减轻心脏负担。

6. 宜防治透析的不良反应。血液透析和 CAPD 均有一些不良反应，如血液透析的不良反应有：对心血管系统的影响，可导致水、电解质失衡、血液系统异常、感染等，尤其是老年人出现心血管问题较多。腹膜透析的不良反应有：易并发腹膜炎，营养的丢失过多从而导致营养不良等。宜对患者进行监测，以了解患者的病情进展和防治血液净化过程中出现的不良反应。忌不监测患者的情况，不能及时防治不良反应。

7. 宜对透析患者进行饮食指导　血液透析患者宜进一步控制饮食，目的是：①维持氮平衡；②避免由于高血糖和高血钠引起的口渴和过多的体液摄入；③避免高血钾。对于腹透患者要指导患者严格按饮食治疗原则进食，补充足量的蛋白质和热量，蛋白质一般为每日 1.2～1.5g/kg，以高效价优质蛋白质为主，如牛奶、鸡蛋、各种瘦肉、鱼、虾等，若发生腹膜炎，应增加 30～45g 的蛋白质补充量。指导患者进餐时间尽量安排在放出腹透液后，以增加食欲，但糖尿病肾病需经腹腔应用胰岛素者除外。

8. 宜适当调整胰岛素的用量　当透析开始后，宜根据不同时机、摄入量的多少随时调整胰岛素的用量，既要纠正高血糖又要防止低血糖。忌不按实际需要调整胰岛素。

9. 宜加强对患者的心理护理　由于患者病程长，并发症多，长期透析费用较高，因此患者易出现忧虑、焦躁、低沉、悲观失望的消极情绪，宜给予患者心理支持，帮助患者树立战胜疾病的信心，并努力协调患者与家庭成员的关系，取得家庭与社会的支持，为患者创造良好的生活与治疗环境。

10. 宜培训腹透患者或家属独立完成各项透析操作。包括：准确的测量体重、血压、体温和脉搏；精确填写透析表格；熟练的掌握无菌透析操作步骤；熟练腹透管护理的常规操作等。并能自觉遵从医嘱。

十五、肾移植宜与忌

　　肾或胰-肾联合移植是目前治疗终末期糖尿病肾病的最有效的方法，但糖尿病肾病患者单纯的肾移植后的复发率较高，将非糖尿病病人的肾脏移植给糖尿病肾病患者后，移植肾会再次发生糖尿病肾病而导致尿毒症。一般糖尿病肾病患者肾移植术后 2～4 年内即可出现肾脏疾病的早期表现，但这种病变一般比较轻微，发展缓慢，多数移植后 10～15 年又出现临床症状，即使有轻度蛋白尿也不影响移植肾功能，平均术后 20 年才出现移植肾功能不全。为保证糖尿病肾病肾移植的成功需注意：

　　1. 宜控制血糖　糖尿病可以增加肾移植手术的风险和并发症，影响伤口愈合和术后康复。高血糖可以导致伤口不易愈合和继发性全身感染，从而最终影响肾移植的成功与否。

　　2. 肾移植术后宜选择合适的抗生素　糖尿病患者易继发感染，但肾移植后围手术期肾功能未完全恢复，肾小球滤过率低，故抗生素的选择和用量十分重要。一般原则是选择具杀菌作用，由肝脏排泄的抗生素半量使用。

　　3. 宜注意加强监测，防治肾移植的近期急性并发症和远期并发症　近期急性并发症如感染、急性排斥反应、尿瘘、血管栓塞、破裂出血等；远期并发症如高血压、药物性肝损害、骨髓抑制、移植后在发肾炎等。

　　由于经济原因和肾源的限制，大多数人未能得到这种治疗，所以对于糖尿病肾病最根本的治疗措施是尽可能早地发现和控制糖尿病肾病，延缓糖尿病肾病的进一步进展。

（张　磊　刘　虹）

紫癜性肾炎宜与忌

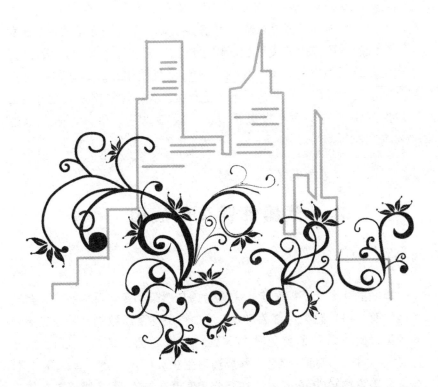

一、何谓紫癜性肾炎

　　过敏性紫癜是一种毛细血管变态反应性疾病，可因累及肾小球毛细血管及间质血管而导致肾脏损害，出现浮肿、蛋白尿、血尿及肾功能异常等表现。这种肾脏病也称过敏性紫癜性肾炎（HSPN）。本病常见于儿童与青少年。成人较少见，好发于寒冷季节，男女发病无明显差异。其发病机制主要是过敏原（食物、药物、细菌、病毒、毒素等）引起免疫复合物形成并沉积于肾脏，诱发免疫性损伤及血管炎。半数病人起病前1～3周有上呼吸道感染史，有的有明确过敏史，可出现发热、四肢远端伸侧面出血性紫癜、关节痛、消化道症状（腹痛、便血、呕血）等肾外表现。肾脏症状多于紫癜出现后2～4天发生，个别病人可作为首发症状出现于皮肤、胃肠道、关节症状之前。本病大多数预后良好，有自限性，也有反复发作或迁延数月甚至数年。其预后主要取决于肾病变的严重程度。关于过敏性紫癜性肾炎在过敏性紫癜中的发病率报道不一，一般在20％～60％，有的高达90％以上。

二、紫癜性肾炎的病因

　　本病的病因尚不能确定，主要考虑与感染和变态反应有关，其有关因素有：(1) 感染：细菌（以β溶血性链球菌所致的上呼吸道感染最多见，此外尚有金黄色葡萄球菌、肺炎球菌、结核杆菌）、病毒（风疹、水痘、麻疹、流感）和肠道寄生虫。(2) 食物：鱼、虾、蟹、蛋、乳等食物异性蛋白。(3) 药物：常用的抗生素（青霉素、链霉

肾脏病患者

宜与忌

素、氯霉素、红霉素）、各种磺胺类，解热镇痛药（水杨酸类、氨基比林、保太松；安乃近），镇静剂（苯巴比妥、水合氯醛、安宁），激素类（人工合成雌激素、丙酸睾丸酮、胰岛素），抗痨药（异烟肼），其他如洋地黄、奎尼丁、阿托品、克尿塞、D860、碘化物、金、砷、铋、汞等。（4）其他：如寒冷、外伤、昆虫叮咬、花粉、接种、结核菌素试验、更年期，甚至精神因素等。以上因素对某些人有致敏作用，使机体产生变态反应。

三、紫癜性肾炎的发病机制

过敏性紫癜的发病机理尚不清楚，但目前一般认为机体免疫反应的异常是本病发生的主要机制。这是因为过敏性紫癜发病前一般均有明确的外源性物质过敏史，在发病时多数患者血清中 IgA 水平可增高，而发病后在肾小球及皮肤中可有免疫球蛋白和补体的沉积。研究发现过敏性紫癜患者外周血 B 淋巴细胞产生的 IgA 明显增加。在本病的急性期，部分患者血清 IgA 的水平明显增高。绝大多数患者除肾脏内可有 IgA 沉积外，全身皮下组织中均发现有 IgA 的沉积。但是，目前的研究并没有发现 IgA 及其循环免疫复合物的浓度与过敏性紫癜的病情及肾脏损害的关联性。另外，在过敏性紫癜患者的血清中抗 α-半乳糖残基、IgA、IgG 抗体、抗心磷脂抗体及抗 DNA 抗体水平均明显增高，在肾脏内常有 C3 沉积，而较少出现 C4 和 C1q 的沉积，因此推测这些抗原抗体在体内形成的免疫复合物可能通过激活补体的旁路途径而造成组织损伤。免疫复合物可以损害小血管而发生广泛的毛细血管炎，及坏死性小血管炎，造成血管壁通透性和脆性增高，导致皮下组织、黏膜及内脏器官的出血和水肿。最近的研究还发现过敏性紫癜肾炎发病与患者的遗传素质有关。

四、紫癜性肾炎病理如何分类

一般根据肾脏活检时 HE、PAS、PAM 和 Masson 染色，按 ISKDC 标准，可将 HSPN 的肾脏病理改变分为六级：Ⅰ级为微小病变型；Ⅱ级仅有单纯系膜增殖，Ⅱa 为局灶性系膜增殖，Ⅱb 为弥漫性系膜增殖；Ⅲ级为系膜增殖伴有新月体形成（<25%）和（或）肾小球硬化；Ⅳ级为系膜增殖同时伴新月体形成和（或）肾小球硬化，比例为 25%～50%；Ⅴ级为系膜增殖同时伴新月体形成和（或）肾小球硬化，比例为 50%～75%；Ⅵ级为系膜增殖同时伴新月体形成和（或）肾小球硬化，比例为 >75%，或为系膜增殖性肾炎改变。HSPN 时肾脏病理改变分级所占比例并不完全相同，病理分级也并非固定不变，可随病情改变加重或减轻。

五、紫癜性肾炎的临床表现

过敏性紫癜是一种全身性疾病，根据临床症状可分为下面几种类型：①皮肤型，又称单纯性过敏性紫癜，仅在皮肤有紫癜；②腹型，又称 Henoch 型，患者皮肤出现紫癜的同时有消化系统症状；③关节型，又称 Schonlein 型，紫癜同时伴有关节症状；④肾炎型，紫癜同时有肾脏受累的表现；⑤混合型，患者除有皮肤紫癜外，同时有肾脏、关节及胃肠道受累的表现。

HSPN 在肾脏的临床表现多样，病情轻重程度不一，可表现为轻微尿检异常、孤立性或反复发作性肉眼血尿、急进性肾炎或肾病综合征。一般可分为下面六种临床类型：①尿检异常型，占 HSPN 的

肾脏病患者

宜与忌

首位，发病率约为 48.1%。尿检可发现有少量尿蛋白或镜下血尿，或两者同时出现，患者一般没有水肿、高血压或肾功能的损害。此型患者的预后较好，可多年无进展，较少发展为肾衰竭；②孤立型肉眼血尿型，占 HSPN 的第二位，发病率约为 23.1%。多见于儿童患者，随年龄增加发病率降低。血尿是临床上诊断过敏性紫癜合并肾脏损害的重要依据，但过敏性紫癜患者出现血尿并不都是肾实质损害所致。输尿管、膀胱或尿道黏膜小血管炎时也可导致患者发生血尿。部分患者血尿可先于紫癜发生。此型患者预后较好；③反复肉眼血尿发作型，发病率约为 8.7%。此型患者血尿可反复多次发生，多伴有轻至中度蛋白尿。患者的预后不如孤立型血尿患者，患者病情可缓慢进展，最终发展为慢性肾衰竭；④肾病综合征型，发病率约为 12.5%；⑤高血压型，发病率约为 5.8%。此型患者以高血压为突出表现，可伴有血尿、蛋白尿或肾功能损害。患者预后欠佳，肾功能进行性下降；⑥急进性肾炎型，发病率约为 1.9%。患者起病急骤，有蛋白尿、血尿和高血压，短时间内出现肾功能损害，且肾功能进行性恶化。此型患者的预后极差，治疗不及时可在短时间内出现肾衰竭。

六、紫癜性肾炎诊断宜与忌

一般根据患者病史、临床症状和体征及实验室检查，再结合患者肾脏活检结果，不难做出正确诊断。过敏性紫癜的皮肤损害具有特征性，为诊断本病的重要依据。如患者有特征性紫癜、胃肠道和关节症状三联征时，宜高度疑及本病，肾活检则可确诊。

1. 紫癜性肾炎的诊断宜详细询问病史。因患者在发病前常有诱因，如接触了过敏原或感染等，了解诱因有助于紫癜性肾炎的诊断。过敏性紫癜性肾炎的诊断依据主要是出血性皮疹和肾损害。典型皮疹有助于本病诊断，皮疹稀疏或出现肾脏症状时皮疹已消退者宜详细追问病史（包括关节、胃肠道症状）和皮疹形态。

2. 本病典型的病人有特殊的皮肤损害、腹痛、肠出血、关节炎和肾炎等特点，当患者症状不典型时宜与其他肾脏疾病相鉴别，如狼疮性肾炎、IgA 肾病等。紫癜性肾炎约 40％病者有肾小球损害，表现为蛋白尿、血尿、管型尿，有时伴有浮肿，需与慢性肾小球肾炎相鉴别。

3. 尿常规是早期发现肾脏损害的重要手段，部分患者的肾脏受累较轻，宜反复的尿常规检查，忌患者查一次尿常规阴性即不再检查尿常规，特别当肾外表现明显时宜多次查尿常规，必要时宜做肾活检。

七、紫癜性肾炎如何治疗，治疗的宜与忌

1. 本病的治疗宜结合病理分级和临床表现予以治疗，宜个体化治疗，宜长期随访。对一过性尿检异常者无须特殊治疗，但宜注意长期观察尿常规变化。

2. 紫癜性肾炎的一般及对症治疗：急性期或发作期宜卧床休息，注意保暖，这也有益于皮肤和关节症状的缓解。宜注意防治感染，去除过敏因素。忌不避开过敏原，如某些食物和某些环境。适当运用肾上腺糖皮质激素、抗过敏药、降压药和利尿剂有利于肾外症状的缓解。服用维生素 C 有利于改善毛细血管壁的脆性。

3. 临床上对有明确肾损伤，呈急进性肾功能减退或蛋白尿程度较重，尤其是呈肾病综合征表现者宜给以肾上腺皮质激素治疗。

4. 对经激素诱导治疗 6～8 周无缓解、尿蛋白＞2.0g/d 并伴明显血尿或肾功能损害者宜加用环磷酰胺等免疫抑制剂治疗。病理上呈Ⅳ和Ⅴ级改变的重症患者可以采用肾上腺糖皮质激素、免疫抑制剂和抗凝药的联合治疗。

5. 终末期患者宜采用肾脏替代治疗，如血液净化和肾移植。但值得注意的是肾移植仍有可能复发。

八、生活习惯宜与忌

　　紫癜性肾炎，属于继发性肾炎的范畴，这种肾炎任何年龄都可发病，尤以儿童和青少年多发，从性别来看男性比女性多见。该病的病因尚不十分清楚，研究发现它可能与感染和变态反应有关。因此良好的生活习惯对于该病的治疗和预防都是十分重要的。

　　1. 宜注意休息　对于紫癜性肾炎患者，为了减少能量消耗，提高免疫力，促进疾病康复，休息是十分必要的。特别是急性期的患者，宜做到严格卧床休息。对于有肾脏表现或全身症状的患者，也宜卧床休息。卧床时间根据患者的症状和恢复情况而定。

　　2. 宜保持良好心态　过敏性紫癜是一类过敏性疾病，其病因可能与过敏体质、气候环境、饮食习惯、职业等有关。患者常有心烦气躁，加上食物和外界因素的刺激，从而加重患者本身疾病的发展。宜注意心态平稳，放下思想包袱，要有一个愉快轻松的心态，有利于疾病的治疗。

　　3. 宜注意防治感染　研究发现不少患者发病前均有感染，尤以上呼吸道感染常见。因此患者平时宜注意防治感染，特别是秋冬季节要注意保暖防治感染，尤其是儿童和青少年。当患者发生感染时宜积极治疗。

　　4. 宜注意饮食　这对预防和治疗本病十分关键。避免接触致敏原，忌用致敏食物和饮料，用不致敏的食物和饮料代替。一般海产品如虾、蟹、鱼等致敏作用较强，同时某些人对花粉比较敏感，生活中宜特别注意避开这些致敏因素。

　　5. 宜戒烟酒　烟酒对患者的身体有比较大的刺激，可以引起患者血压升高，加重肾脏的负担，不利于患者疾病的康复，甚至加重患者的病情，戒断烟酒对患者的病情十分重要。忌患者不戒烟酒。

九、肾上腺糖皮质激素使用的宜与忌

关于紫癜性肾炎的治疗，肾上腺糖皮质激素的运用十分重要。肾上腺糖皮质激素的作用为：减轻炎症反应，抑制免疫等作用，增强机体毒性代谢产物和细菌毒素的耐受性，增强胃酸、胃蛋白酶的分泌和中枢兴奋作用。长期使用可以引起不良反应：①水电解质失衡，水、钠潴留，高血压、低血钾；②血糖升高；③骨质疏松；④增加感染机会和加重原有感染；⑤引起特殊面容和体征；⑥诱发胃溃疡；⑦影响儿童发育；⑧促发精神异常等。对于本病，肾上腺糖皮质激素的使用须注意：

1. 本病有一定的自限性，因此对于轻症病人，只是孤立性的血尿或（和）轻度蛋白尿的病人无须使用。当出现长期持续蛋白尿等其他较重的临床及病理表现时才需要使用糖皮质激素。

2. 对本病的治疗，肾上腺糖皮质激素宜与其他药物联合用药，可取得较好效果。

3. 肾上腺糖皮质激素运用宜规范，使用的剂量和时间须根据患者的病情和恢复情况来定。长期应用后减药宜根据患者情况逐步缓慢的减量，忌突然停药，否则会诱发急性肾上腺皮质功能不全，出现低血糖、低血压、乏力、肌肉和关节痛、厌食、恶心、呕吐、发热，甚至死亡。

4. 在使用时宜注意不良反应，如患者合并有胃肠道症状时，大剂量使用糖皮质激素须警惕胃肠道大出血；因糖皮质激素可加重感染，宜注意患者是否合并感染；宜监测患者血压、血糖等。

5. 孕妇和儿童宜严格掌握其用药指征，防止其影响胎儿和儿童的发育。

十、细胞毒性药物使用宜与忌

1. 常用的细胞毒药物包括　环孢素（CsA）、环磷酰胺、甲氨蝶呤、雷公藤多甙、霉酚酸酯、硫唑嘌呤、氮芥等。

2. 细胞毒性药物的选用宜根据患者的具体情况选用。对于症状较重而无肾脏受累表现者，如果使用糖皮质激素治疗无效，可加用环磷酰胺（CTX）。对于其他治疗无效的 HSPN 患者可试用 CsA 治疗。

3. 宜与激素联合使用　细胞毒性药物单用的效果不很明确，而与激素联合使用，有肾功能和组织学的改善，尤其对有明显新月体形成合并肾功能不全和（或）高血压、少尿的肾病综合征有效。同时与激素合用可以减少激素的剂量和疗程，减少激素的毒副作用。

4. 使用过程中宜注意其不良反应。细胞毒药物都具有固有的毒副作用，应用时应严格掌握适应证，注意防治其不良反应。共有的不良反应有：①感染：长期运用细胞毒药物抑制了机体的免疫功能，易发生各种感染。②致癌：长期运用可导致肿瘤的发生率增高。③致畸胎作用：孕妇运用可发生胎儿畸形。每种药物还有其特有的不良反应，宜严密观察患者不良反应的发生。忌不严格掌握其适应证，忌使用过程中不密切观察患者的情况。④肝功能损害：细胞毒性药物常有肝功能损害，使用过程中宜密切观察转氨酶的变化，及时治疗。⑤骨髓移植：在使用过程中宜注意复查血象，当血白细胞$<3 \times 10^9 / L$ 时宜停药并密切观察血常规的变化，必要时使用升白细胞药物。

十一、肾脏替代治疗宜与忌

1. 透析的宜与忌 ①对于终末期肾衰竭患者宜进行透析治疗；②宜注意透析的不良反应。如血液透析的不良反应有：对心血管系统的影响，可导致水、电解质失衡、血液系统异常等。腹膜透析的不良反应有：导致腹膜炎，营养的丢失过多从而导致营养不良等。宜对患者进行监测，以了解患者的病情进展和防治血液净化过程中出现的不良反应。忌不监测患者的情况，不及时防治不良反应。

2. 肾移植的宜与忌 ①宜根据患者的具体情况抉择是否可行肾移植；②移植肾易复发紫癜性肾炎，宜在病变静止 1 年后再做肾移植，忌在活动期予以肾移植；③宜加强监测，防治肾移植的近期急性并发症和远期并发症。近期急性并发症如感染、急性排斥反应、尿瘘、血管栓塞、破裂出血等；远期并发症如高血压、药物性肝损害、骨髓抑制、移植后再发肾炎等。

（张 磊 刘 虹）

骨髓瘤肾病宜与忌

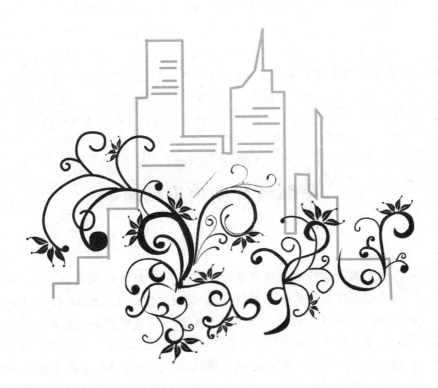

一、何谓骨髓瘤肾病？

多发性骨髓瘤（MM）是骨髓内浆细胞异常增生的一种恶性肿瘤，又称浆细胞骨髓瘤或浆细胞瘤。由于骨髓中有大量的异常浆细胞增殖，可引起溶骨性破坏，又因浆细胞异常增生，血清中出现大量的异常单克隆免疫球蛋白，由于重链和轻链生物合成不平衡，产生过多的游离轻链，过多的轻链蛋白由尿中排出，则称为尿本周蛋白，引起肾功能的损害。MM 起病缓慢，早期可数月至数年无症状。出现临床症状繁多，常见贫血、骨痛、低热、出血、感染、肾功能不全，随着病情进展，可出现髓组织浸润、M 球蛋白比例异常增高，从而导致肝脾淋巴结肿大、反复感染、出血、高黏综合征、肾功能衰竭等。MM 在整个疾病过程中迟早会出现肾损害，肾脏病变对 MM 的病程和预后有着重要意义。通常将 MM 导致的肾损害称为骨髓瘤肾病。50％～70％病人尿检有蛋白、红细胞、白细胞、管型，出现慢性肾功能衰竭、高磷酸血症、高钙血症、高尿酸血症，可形成尿酸结石。

二、骨髓瘤肾病的发病机制

骨髓瘤肾病的最大特征是肾小管内存在大量本-周蛋白管型，此管型主要由免疫球蛋白轻链（即本-周蛋白）和 Tamm Horsfall glycoprotein（THP）构成。本-周蛋白的毒性作用包括对近端小管上皮细胞的直接损害以及在肾小管腔内沉淀形成管型。此蛋白可被近端肾小管上皮细胞吞入，聚积在细胞溶酶体内。且常在这些细胞器中沉淀，在一些近端小管上皮细胞中可出现结晶。这些细胞器最终被破

肾脏病患者

宜与忌

坏，在被灌注的肾小管腔内经常可见到细胞碎片充满管腔，而不被肾小管上皮细胞摄取的本-周蛋白则在远端小管腔内沉淀形成管型，从而阻塞管腔。在 THP 存在的条件下，轻链即可沉淀形成管型。除此之外骨髓瘤肾病的发病机制与下属因素有关：高钙血症；高尿酸肾病；肾淀粉样变；高黏滞血症；肾盂肾炎；脱水和造影剂诱发急性肾衰；肾组织淋巴样浆细胞浸润等。

三、骨髓瘤肾病临床表现和分类

MM 能侵犯全身各组织，临床表现为多系统，多样化，但以骨骼损害、贫血和肾脏病为最突出。从肾脏病学的角度，可将其临床表现分为肾外表现和肾脏表现。

1. 肾外表现 ①血液系统：早期主要的临床表现为贫血，许多病人以贫血为首发症状。除贫血之外尚有出血倾向，以鼻及齿龈出血为常见，也可为皮肤紫癜。部分病人可出现头昏、眩晕、耳鸣、眼花、手足麻木、意识障碍及心力衰竭。②骨骼系统：以骨痛为主要早期症状，多为骶部及胸部骨痛，偶可发生自发性骨折。随着病情的加重逐渐出现骨损害。③其他：骨髓瘤肾病的病人极易出现感染，如呼吸道感染和尿路感染，甚至败血症。

2. 肾脏表现 按其临床表现可将其分为五型：①蛋白尿型：为骨髓瘤肾病的早期表现。部分病人仅表现为蛋白尿，数年后才出现骨髓瘤的其他症状或肾功能不全。②肾小管功能不全型：本病的肾损害以肾小管为最早最常见。轻链蛋白管型阻塞远端肾小管引起的肾损害，称为骨髓瘤管型肾病。还有高尿酸血症、轻链蛋白对肾小管的直接毒性、高钙血症及淀粉样变均可导致肾小管功能不全。③肾病综合征型：可出现肾病综合征的典型表现，此种类型较少见。若出现肾病综合征典型表现，多数伴有肾淀粉样变、免疫介导的肾小球病或轻链诱发结节性毛细血管间肾小球硬化症。④急性肾功能衰竭：急性肾功能衰竭中半数为可逆性。⑤慢性肾功能衰竭：骨髓瘤肾病病人后期都会出现慢性肾衰。

四、骨髓瘤肾病诊断宜与忌

1. MM 导致的肾脏损害无论是临床还是病理改变均无特征性，在诊断明确时已经失去治疗良机，因此骨髓瘤肾病宜早期诊断是临床关键。

2. 骨髓瘤肾病是由多发性骨髓瘤引起的肾病，当多发性骨髓瘤诊断成立，再排除其他原因引起的肾损害，才可诊断骨髓瘤肾病。

3. 诊断多发性骨髓瘤的最低诊断标准为骨髓涂片浆细胞＞10％或存在浆细胞瘤，加下列情况之一：①血清 M-蛋白（IgG）＞30g/L；②尿中出现 M-蛋白（轻链）；③溶骨性病灶。在诊断多发性骨髓瘤时宜先排除可以引起浆细胞反应增多和 M-蛋白的其他疾病。仅有局部病变者宜进行病变组织活检才能明确诊断。

4. 当遇骨骼疼痛或贫血的中、老年病人，伴有血沉明显增快或高球蛋白血症时宜怀疑多发性骨髓瘤的诊断。蛋白尿病人尤以低分子蛋白尿为主，血清肌酐浓度在 $176.8\mu mol/L$ 以下，而有显著贫血者，或有高球蛋白血症、高钙血症或高尿酸血症者，更宜高度怀疑本病的诊断。对于中老年肾损害患者忌把尿本-周蛋白作为排除肾病的唯一辅助检查，宜同时结合血浆蛋白电泳、X 线、头颅、骨盆平片等检查，必要时行骨髓穿刺以明确能否排除骨髓瘤肾病。

5. MM 的肾小球病变往往轻，如果单纯从肾小球病变判断很易漏诊，相反严重肾小管间质病变的高龄患者必须排除 MM 可能，血、尿及肾组织的轻链检测对诊断有很大帮助，宜重视轻链的检测。多发性骨髓瘤患者宜定期测尿常规、尿沉渣，忌不测尿常规，对病情进展不了解。

6. 忌过分依赖实验室检查，病程早期的化验检查并不一定很典

肾脏病患者

宜
与
忌

型，对可疑病例，应及时复查。

五、骨髓瘤肾病如何治疗，治疗宜与忌

1. 多发性骨髓瘤的病人早期无症状者忌急于药物治疗，宜密切观察病情，严密随访，当病情一有进展宜开始药物治疗。

2. 本病的治疗分为两个部分，即全身化疗和其并发症的治疗。

3. 宜按病人病情轻重及肾功能损害情况不同选用不同的化疗方案。化疗过程中宜密切观察其副作用，忌不按病人病情选用化疗方案，忌不观察化疗的副作用。

4. 除化疗外，宜注意防治并发症，防治感染，治疗其他一切可以引起肾损害的因素。宜充分饮水，保持足够尿量。尤其在化疗或放疗期及期后摄水量宜更多，忌饮水量不足，造成进一步肾损害；宜碱化尿液，降低尿酸以防治尿酸肾病；宜及时监测及纠正血钙浓度；一旦发现有感染迹象或发热，宜早选用广谱抗生素给予足量治疗。

5. 本病死亡的原因主要是化疗无效应，患者因衰竭、感染和肾功能衰竭而死亡。对于本病的治疗宜在医生指导下规范用药，忌患者随意停药而间断或中止治疗。

6. 避免使用各种肾损害药物，包括造影剂。如因诊断确实需要用造影剂时，应注意水化疗法，以促进造影剂的排泄。

六、化疗药物使用宜与忌

本病常用的化疗药物有：马法仑（M）、环磷酰胺（C）、氮芥（BCNU）、长春新碱（V）、阿霉素（A）、泼尼松（P）等。

适宜的化疗方案如下：①MP方案：马法仑 8mg/m²，第1～4天口服，泼尼松 60mg/d，第1～4天口服，每4～6周一次；②CP方案：环磷酰胺 300mg/m²，第1天口服或静脉注射，泼尼松 100mg，第1～2天口服，每1周一次；③VAD方案：长春新碱 0.4mg，第1～4天静脉连续滴注，阿霉素 9mg/m²，第1～4天静脉连续滴注，地塞米松 40mg，第1～4，9～12，17～20天口服或静脉注射，每4周一次；④VAMP方案：长春新碱 0.4mg，第1～4天静脉连续滴注，阿霉素 9mg/m²，第1～4天静脉连续滴注，甲基泼尼松龙 1000mg，第1～5天口服或静脉注射，每3～4周一次；⑤VCAD方案：长春新碱 0.4mg，第1～4天静脉连续滴注，阿霉素 9mg/m²，第1～4天静脉连续滴注，环磷酰胺 120mg/m²，第1～4天口服，地塞米松 40mg，第1～4天口服，每4周一次；⑥M2方案：环磷酰胺 10mg/kg，第1天静脉注射，卡氮芥 1mg/kg，第1天静脉注射，马法仑 0.1mg/kg，第1～7天口服，泼尼松 40mg，第1～4天口服，长春新碱 1～2mg，第21天静脉注射，每4周一次；⑦VMCP方案：长春新碱 1mg/m²，第1天静脉注射，马法仑 5mg/m²，第1～4天口服，环磷酰胺 100mg/m²，第1～4天口服，泼尼松 60mg/m²，第1～4天口服，每4周一次。

MP方案为治疗本病的标准方案。上述化疗方案宜根据患者病情及肾功能情况选用，如：对于高龄及一般情况较差的患者宜选用MP方案。对白细胞偏低的患者宜选用VAD方案等。忌不根据患者病情联合用药。

化疗药物的使用宜联合用药，忌单用一种药物治疗。化疗过程中过早停药易复发，因此忌过早停药。本病化疗缓解后几乎均会复发，一旦复发宜及时选用新的有效的方案。在化疗过程中宜密切观察，注意骨髓抑制及胃肠道等副作用和不良反应。宜定期监测血常规等。

七、肾脏替代治疗宜与忌

1. 透析治疗的宜与忌

①多发性骨髓瘤病人半数以上会发生肾功能衰竭，部分病人可并发顽固性高钙血症（或危象），这些并发症都宜进行透析疗法。血液透析或腹膜透析都能有积极的效果。

②具体的方式宜根据患者的具体情况而定，因腹膜透析清除轻链蛋白较血液透析较好，因此许多学者认为腹膜透析较血液透析好。

③宜注意防治透析的不良反应。如血液透析的不良反应有：对心血管系统的影响，可导致水、电解质失衡，血液系统异常等，尤其是老年人出现心血管问题较多。腹膜透析的不良反应有：易并发腹膜炎，营养的丢失过多从而导致营养不良等。宜对患者进行监测，以了解患者的病情进展和防治血液净化过程中出现的不良反应。忌不监测患者的情况，不能及时防治不良反应。

2. 肾移植的宜与忌

①宜选择肾移植的最佳时机：肾移植前患者的病情必须静止，如果病情活动，移植肾很快会发生肾功能障碍。

②宜加强监测，防治肾移植的近期急性并发症和远期并发症。近期急性并发症如感染、急性排斥反应、尿瘘、血管栓塞、破裂出血等；远期并发症如高血压、药物性肝损害、骨髓抑制、移植后再发肾炎等。

（张 磊 刘 虹）

尿酸性肾病宜与忌

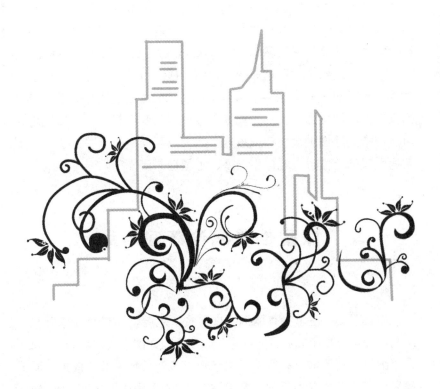

一、何谓尿酸性肾病

尿酸性肾病系指血尿酸产生过多或排泄减少形成高尿酸血症，尿酸及其盐类沉积于肾脏导致的肾损害称为尿酸性肾病，通常又称为痛风性肾病。尿酸性肾病多见于西欧国家，近年来国内病例报道有增多趋势，而且许多病例确诊时已进入肾功能衰竭期，须引起广大患者和医务人员的重视。

高尿酸血症是产生尿酸性肾病的基础，其严重程度与血尿酸升高的幅度和持续时间成正比。尿酸是嘌呤代谢的终末产物，正常情况下人体合成的尿酸 2/3 由肾脏排泄。嘌呤代谢异常致尿酸生成过多或尿酸排泄障碍均可引起高尿酸血症。生理情况下，尿酸在血中的饱和度约 $420\mu mol/L$，当尿酸浓度超过 $500\mu mol/L$ 时，尿酸盐易析出沉积在肾小管间质部位，引起尿酸性肾病。尿酸性肾病可分为尿酸生成过多或排泄减少两类。临床上又可分为原发性和继发性尿酸性肾病。①原发性高尿酸血症：由先天性嘌呤代谢紊乱引起；②继发性高尿酸血症：常由恶性肿瘤化疗或放疗引起。亦可伴随于某些疾病，如多种疾病引起的慢性肾衰竭、牛皮癣、Ⅰ型糖原沉积病。

二、尿酸性肾病诊断宜与忌

中年以上男性患者有酗酒、喜肉食、肥胖，间或有血糖升高、血压高，应疑及高尿酸血症的可能，如伴有血尿酸升高（$>420\mu mol/L$），尿尿酸排出量不降低，间或有关节炎（多在跖趾关节）或关节周围有痛风结节，能排除引起血尿酸升高的继发原因，可诊断高尿酸血症；

只有在该类患者存在尿路结石梗阻，小管-间质性肾炎（小管性蛋白尿间或有血尿和白细胞尿）、急性肾功能衰竭等表现时，方可诊断尿酸性肾病。典型病人，根据痛风等临床表现，尿检呈间质性肾炎，间或有肾功能不全，诊断不难，必要时可肾活检。

尿酸性肾病诊断中切忌与慢性肾衰所致的继发性高尿酸血症相混淆。原发性尿酸性肾病常先有关节炎病史，血尿酸明显高于血尿素氮；而慢性肾衰常先有肾炎病史，以肾小球功能损害为主，多有大量蛋白尿，血尿素氮上升明显。血尿酸/血肌酐比值，前者平均＞2.5，后者＜2.5。淋巴瘤或白血病患者进行化疗或放疗后如出现急性肾衰，有助于急性尿酸性肾病的诊断。

三、尿酸性肾病如何治疗，治疗的宜与忌

尿酸性肾病的治疗主要包括高尿酸血症的控制和肾功能的保护。

1. 一般预防性治疗

①合理饮食：避免富含嘌呤和蛋白质的食品的摄入，以减少尿酸来源；②大量饮水，促进尿酸排泄；③碱化尿液：口服碳酸氢钠或枸橼酸钠，使尿 pH 值保持在 6.5～6.8 之间。

2. 药物治疗

①促进尿酸排泄：丙磺舒、苯磺唑酮、苯溴酮等均可促进尿酸排泄。丙磺舒开始剂量为 0.25g/d，逐渐增至 1～2g/d。已有肾结石和肾功能不全者慎用。苯磺唑酮从 50mg/d 开始，逐渐增至 100～200mg，每日 2～3 次；②抑制尿酸合成：别嘌呤醇是一种有效的黄嘌呤氧化酶抑制剂，是目前唯一可用的降低尿酸合成的药物，此药不增加尿酸的排泄，对肾无损害，用量为 200～400mg/d，分 2 次口服，待血尿酸降至正常后，改维持量，100～200mg/d. 对肾功能减退者应减少维持剂量。对有肝功能损害、胃炎及溃疡病患者应慎用。

3. 对症治疗

对急性痛风性关节炎可用下列治疗：①秋水仙碱对缓解关节疼痛有良好作用，常用量为 0.5mg，每 2～3 小时一次，至症状缓解。忌因症状未缓解而一味延长用药时间，若患者出现恶心、腹部不适、稀便、粒细胞减少时即应停药，总量不超过 8～12mg/d，疼痛缓解后 0.5mg/d 口服维持。②非甾体类抗炎药，包括保泰松、布洛芬、芬必得等，用药后疼痛均可在 2～3 天内缓解，但用药后可能会影响肾血流量。近年合成的选择性 COX-2 抑制剂，不仅有较好的止痛效果，且无胃刺激，不影响肾血流，如西乐葆。③皮质类固醇：对经一般治疗疼痛不缓解者可考虑给予中等剂量的强的松治疗，每日 30～40mg 即可。忌在未用其他治疗前盲目使用激素镇痛，或长期使用激素，以免带来严重副作用。④对上述治疗有禁忌者，可用 50％硫酸镁局部关节湿敷，亦有一定疗效。

4. 急性高尿酸肾病的治疗　恶性淋巴瘤及急性白血病等恶性肿瘤化疗早期，因肿瘤组织破坏，核酸分解代谢亢进致尿酸快速增高可引起急性高尿酸肾病甚至导致急性肾功能衰竭。因此在进行化疗或放疗时，应同时给予别嘌呤醇 0.2～0.6g/d 及碳酸氢钠碱化尿液，鼓励病人大量饮水至关重要。若已发生急性肾功能衰竭，应及早透析治疗，如处理得当，多能康复。

四、体育锻炼宜与忌

关节炎急性期疼痛应多卧床休息，抬高患肢关节制动，尽量保护受累部位，避免受损伤。缓解期，注意休息，做到劳逸结合，防劳累，切忌受凉受湿，可适当参加体育锻炼，忌长时间步行，应选择舒适宽松鞋子，并注意保暖。

五、生活习惯宜与忌

1. 宜限制摄入高嘌呤食物 患者生活应有规律，养成良好的饮食习惯，避免暴饮暴食。急性期应严格限制含嘌呤高的食物，以牛奶、鸡蛋为膳食中主要的优质蛋白的来源，选含嘌呤低的蔬菜和水果，如番茄、黄瓜，限制脂肪量。缓解期给予羊肉、鸡肉、菠菜、芦笋等，禁食动物内脏、鱼子、蟹黄等。辣椒、花椒、生姜等调料可兴奋植物神经，致痛风发作，忌食用上述调味品。

2. 宜多食碱性食品 增加碱性食品摄取，使尿液呈碱性，从而增加尿酸在尿中的可溶性，促进尿酸的排出。

3. 鼓励患者多饮水 每日饮水 2500～3000ml，以稀释尿液，防止结石的形成，让患者在睡前饮水，防止尿液浓缩。

4. 忌酒忌烟 啤酒是富含嘌呤的饮料，过多饮酒一方面可在体内产生大量乳酸，阻止尿酸排出；另一方面乙醇是高热能物品，大量饮用导致尿酸生成增加，所以尿酸性肾病患者要忌酒。对于咖啡、可可、茶不严格限制，但应禁止吸烟。

5. 注意食品烹调方法 合理的烹调法可以减少食品中嘌呤量，如将肉类先煮，弃汤后再行烹调。

六、肾脏替代治疗宜与忌

尿酸性肾病随着病变进展，到晚期可出现慢性肾功能衰竭，一般当内生肌酐清除率≤10ml/min，血尿素氮≥28.6mmol/L，血肌酐≥707.2μmol/L，或出现了药物难以纠正的酸中毒、高钾血症、高容量性心衰等并发症时，即应开始透析治疗。忌一味依赖药物，开始透析时间过晚，造成难以纠正的并发症。但要注意老年患者肌肉体积少且活动量减少，可使血肌酐值降低，而不应单纯以血肌酐高低作为开始透析的指标，而应以内生肌酐清除率为准。

因尿酸属于小分子物质，血液透析对其清除较好，故若无血透禁忌一般首选血透治疗。病情稳定半年后可考虑行肾移植，但有移植后复发的危险，其远期疗效尚待观察。

（袁　芳　成梅初）

第十三章

尿路感染宜与忌

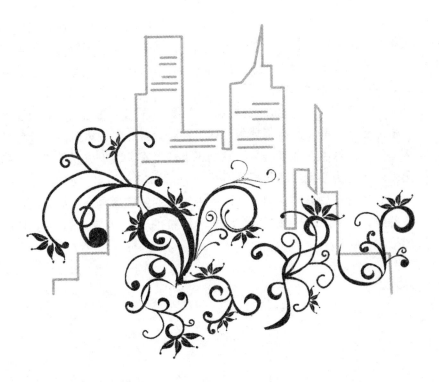

一、何谓尿路感染？ 如何分类？

尿路感染是以尿液内有大量病原微生物繁殖，引起尿路炎症，并以尿频、尿急、尿痛、尿路刺激症状等为临床特点。一般尿路感染仅限于细菌所致的泌尿系统感染，是内科常见感染性疾病之一，可见于各类人群，尤以育龄女性、老年人、免疫功能低下、肾移植和尿路畸形者多见。

根据感染发生的部位，分上尿路感染（肾盂肾炎和输尿管炎）和下尿路感染（膀胱炎和尿道炎）。根据患者是否有临床症状，尿感可分为无症状性细菌尿和有症状性尿路感染，前者是指患者有真性细菌尿而无尿路感染的临床症状，后者则既有真性细菌尿又有临床症状。根据感染发生的部位，尿感可分为上尿路感染和下尿路感染，前者为肾盂肾炎，后者主要为膀胱炎。根据有无尿路功能上或解剖上的异常，尿感可分为复杂性尿感和非复杂性尿感，复杂性尿感是指尿路有器质性异常或功能异常，包括结石、留置导尿管、尿路先天畸形及膀胱输尿管反流等引起尿路梗阻，尿流不畅，或在慢性肾脏实质疾病基础上发生的尿感；非复杂性尿感则无上述情况。根据尿感是初发还是再发，可分为初发尿感和再发性尿感，后者又分为复发和重新感染，复发是指治疗后尿菌转阴，但以后由原先的致病菌再次引起感染；重新感染指治疗后尿菌转阴，另外一种新的致病菌侵入尿路引起的感染。

二、尿路感染病因和发病机制如何？

尿路感染（尿感）常见致病菌为肠杆菌属和粪肠杆菌，约占所有尿感95%。其中大肠杆菌约占门诊尿路感染病人90%，住院尿路感染病人50%。约5%～10%尿路感染由革兰阳性细菌引起，主要是粪链球菌和葡萄球菌。临床多为一种细菌致病，偶见多种细菌混合感染。混合感染多见于长期抗生素治疗、尿路器械检查以及长期留置导尿管的患者。厌氧菌和真菌感染少见，常发生于长期留置导尿管、肾移植以及身体抵抗力极差的患者。此外，结核杆菌、沙眼衣原体、生殖支原体属、病毒等也可导致尿路感染。

约95%尿路感染病人细菌上行经尿道、前列腺、膀胱、输尿管、肾盂导致感染。性生活、尿道和膀胱器械使用及膀胱输尿管反流等可导致前尿道和尿道口周围寄生细菌进入尿路，从而导致尿路感染。尿路梗阻、肾脏血流动力学改变、多囊肾、糖尿病等可使肾脏结构和功能发生改变及机体免疫功能严重低下，可导致血行性尿路感染，临床少见。此外，下腹部、盆腔感染时细菌可能通过淋巴道进入肾脏，外伤或尿道周围脏器发生感染时细菌偶可直接导致尿路感染。细菌进入泌尿系统后并不是都能引起尿路感染。尿路感染发生与否，与机体防御机能和细菌本身致病力、是否存在尿路感染易感因素、病原菌的致病力、免疫异常以及遗传因素有关。

以上病因以湿热为主，其病理损害有两大特点：一是湿热贯穿病程的始终；二是湿热壅塞气机，阻碍气化。本病的病位在肾与膀胱，与肝、脾、肺有关，病初多为邪实之证，久病则由实转虚；如邪气未尽，正气已伤，则表现为虚实夹杂的证候。

三、尿路感染有哪些临床表现？

1. 急性膀胱炎　起病急，尿频和尿急非常明显，每小时排尿 1～2 次，甚至 5 次以上，排尿时尿道有烧灼感，每次排尿量不多。排尿终末可有下腹部疼痛，有时见到血尿。常无明显的全身感染症状，但极少数患者可有腰痛和低热。

2. 急性肾盂肾炎　肾盂肾炎多伴有膀胱炎，故患者多有尿路局部症状，出现尿频、尿急、尿痛等膀胱刺激症状，偶有血尿。腰痛，多为钝痛或酸痛，程度不一，少数可出现腹部绞痛。肋脊角及输尿管压痛点有压痛和（或）肾区叩击痛。多有全身症状，如畏寒、发热，体温在 38～40℃ 之间。

此外，部分患者尿路症状不明显，而以全身症状为突出表现，如全身乏力，食欲减退，偶有恶心、呕吐、腹胀及剧烈腹痛，易误诊为急性胆囊炎或急性阑尾炎；以全身急性感染症状为主，易误诊为感冒、伤寒和败血症等；以血尿为主，可伴轻度发热、腰痛，易与肾结核混淆；少数病人可以表现为肾绞痛和血尿，易误诊为肾结石。

3. 慢性肾盂肾炎　慢性肾盂肾炎的临床表现复杂，重者可有明显全身感染症状，轻者则可无明显全身表现，仅有泌尿系统症状和尿检异常；也可无自觉症状，仅有尿检异常。50％ 以上患者既往有急性肾盂肾炎发作史，其后出现乏力、低热、食欲不振和体重减轻。有些病人无明显症状，于健康检查时意外发现。急性发作时可有寒战、发热、食欲不振、恶心和呕吐等感染中毒症状。晚期可出现氮质血症甚至尿毒症的表现。

多有腰部酸痛不适，伴间歇性尿频、排尿不适。急性发作时尿频、尿急、尿痛、排尿不畅及下腹部不适等膀胱刺激症状明显，与急性肾盂肾炎相似，可伴有全身感染中毒症状。可有肾小管功能受损的表现，如夜尿增多、低渗和低比重尿。慢性肾盂肾炎的另一个特点是容易复发，其原因为：①诱发因素存在；②肾盂肾盏或乳头部有疤痕形成，有利于细菌潜伏；③长期使用抗生素致耐药菌生长；④原浆菌株存在等。

四、尿路感染并发症有哪些？

1. 肾乳头坏死 多在糖尿病、尿路梗阻等基础上发生严重肾盂肾炎所致肾乳头及其临近肾髓质缺血性坏死。临床主要表现为肾盂肾炎症状加重，出现高热、剧烈腰痛和血尿等；尿中有坏死组织排出；可伴发革兰阴性杆菌败血症和/或急性肾衰竭。静脉肾盂造影可见特征性肾乳头"环形征"。治疗主要是祛除原发病和积极控制感染等。

2. 肾周围脓肿 部分患者存在尿路梗阻、肾脏血流动力学改变、多囊肾、糖尿病等基础病变，并发尿路感染而未及时控制，可并发革兰阴性杆菌所致肾周围脓肿。常出现单侧明显腰痛和压痛，患者向健侧弯腰时，可出现严重疼痛，向患侧弯腰则无。超声波、X线腹部平片、CT或磁共振等检查有助于诊断本病。治疗主要是抗感染和（或）局部切开引流。

3. 革兰阴性杆菌败血症 常继发于尿路梗阻、尿路器械检查或肾乳头坏死等，偶尔发生于严重的非复杂性肾盂肾炎，来势常很凶险，可有寒战和高热，甚至休克。预后多较严重，死亡率高。

4. 肾结石和尿路梗阻 可分解尿素的病原菌如变形杆菌，可产生尿素酶，使尿液持续呈碱性，尿内磷酸盐呈超饱和状态而形成结石。感染并发结石可引起尿路梗阻，导致肾盂积液和肾功能损害。

五、尿路感染检查宜与忌

尿路感染时尿液外观浑浊，可有腐败味，如果患者尿路刺激症状明显，导致尿液在膀胱内停留时间较短，或患者因水较多，导致小便稀释，此时尿液可无浑浊，也可无明显异味。尿液外观澄清也不能排除感染存在。可有镜下血尿或肉眼血尿，以均一形红细胞为主。上尿路感染者尿 pH 值和尿比重多降低，下尿路感染者尿 pH 值和尿比重可无改变。

白细胞尿也称脓尿，指离心后尿沉渣每高倍镜视野白细胞数≥5个，是尿路感染的敏感指标。白细胞尿检查时可出现假阳性或假阴性，前段尿和后段尿容易被污染，导致假阳性，宜清洁留取中段尿；女性月经期经血可混入到小便内，可导致结果误判，宜避开月经期。此外，泌尿生殖系统非细菌性炎症、结核、霉菌感染以及恶性肿瘤等，也可出现白细胞尿。因此，如患者有尿路刺激症状伴白细胞尿，可初步诊断尿路感染，但不能单纯根据白细胞尿诊断尿路感染。尿沉渣有核细胞作瑞氏染色，如中性粒细胞超过 70%，提示泌尿系统存在着炎症。尿路感染者白细胞尿常呈间歇性；变形杆菌、克雷白杆菌、假铜绿单胞菌所致严重尿路感染患者，尿液多呈碱性，可导致白细胞破坏；使用抗生素治疗后检查等，可导致患者出现白细胞尿假阴性，因而白细胞尿阴性也不能完全排除尿路感染，宜多次反复检查尿常规。含白细胞酯酶的试纸可用作白细胞尿的筛选试验，收集病人 2或 3 小时尿检测尿白细胞排泄率优于尿沉渣白细胞计数。

肾盂肾炎时可见红细胞管型、白细胞管型或上皮细胞管型，偶可见颗粒管型。尿常规管型尿检查对于上下尿路感染具有重要鉴别意义，如出现管型尿，多考虑上尿路感染，可排除下尿路感染。尿路感染多为微量或轻度蛋白尿。

六、尿路感染细菌学检查宜与忌

1. 细菌定性检查 尿涂片镜检细菌法目前常用新鲜中段尿沉渣进行革兰染色后在油镜下检查；或将未经染色尿沉渣在高倍镜下，用暗视野进行检查。不染色尿沉渣镜检细菌可和尿常规检查同时进行，本法所需设备简单，操作方便，阳性率可高达 90％；可初步确定是球菌还是杆菌，是革兰阳性菌还是革兰阴性菌，对及时选用有效抗生素具有重要参考价值适用于基层医院。Griess 硝酸盐还原试验尿路感染时阳性率约 80％左右，无假阳性，可在家庭内使用或用于流行病学调查。

2. 细菌定量培养 新鲜清洁中段尿细菌培养菌落计数大于 10^5 个/ml，如能排除假阳性，则为真性菌尿。尿培养有多种细菌同时存在常提示污染，特别是无症状者。用耻骨上膀胱穿刺留取尿标本，污染机会极少，如有细菌生长，均可视为真性菌尿。假阳性主要见于：①收集尿标本时，无菌操作不严格或白带污染；②尿标本放在室温超过 1 小时后才接种和检查。尿细菌定量培养可发生假阴性，其主要原因为：①病人在近 7 天内使用过抗生素；②尿液在膀胱内停留时间不足 6 小时；③消毒药混入尿标本中；④病灶和尿路不相通。因此，尿细菌定量培养时应注意：①使用抗生素前或停用抗生素 5 天之后留取尿标本；②宜留取清晨第一次尿作为标本送检；③留尿时应严格进行无菌操作并及时送检。

七、尿路感染影像学检查宜与忌

如考虑下尿路感染，一般无需进行影像学检查。如下尿路感染反复发作或治疗效果欠佳，可行肾脏B超检查，了解患者膀胱、盆腔以及前列腺是否有病变。如有上尿路感染，无论是初次发作或反复发作，均宜进行肾脏B超检查，可初步了解肾脏大小、形态，还可了解是否有结石、梗阻、肾盂积水等情况。

尿路X线检查的主要目的是了解尿路情况，发现结石、膀胱输尿管反流、尿路畸形等易感因素，有些因素经适当内科或外科处理可以纠正。女性再发性尿感宜静脉肾盂造影；对于男性患者，首次发作也宜作X线检查；长期反复尿感发作者，尤其是儿童有复发性尿感者，宜进行排尿期膀胱输尿管反流造影，必要时可行逆行肾盂造影。由于急性尿路感染本身容易产生膀胱输尿管反流，一般不宜进行静脉或逆行肾盂造影检查，如需进行宜在感染控制4～8周后进行。

八、尿路感染肾功能检查宜与忌

肾盂肾炎时，由于肾小管受损，可有肾小管浓缩功能减退，尿比重和渗透压降低，浓缩试验异常；尿乳酸脱氢酶（LDH）、N-乙酰-β-氨基葡萄糖苷酶（NAG）、视黄醇结合蛋白（RBP）和C反应蛋白（CRP）水平升高；肾盂肾炎易影响肾小管对小分子蛋白质的重吸收，尿 β_2-微球蛋白升高；尿抗体包裹细菌阳性。输尿管炎和下尿路感染时一般无上述改变。

肾脏病患者

宜与忌

九、尿路感染诊断宜与忌

典型尿路感染根据感染中毒症状、膀胱刺激症状、尿液改变及尿液细菌学检查诊断并不难。凡无症状性尿路感染主要根据尿液细菌学检查作出诊断。诊断标准为：①新鲜清洁中段尿细菌定量培养菌落数 $\geqslant 10^5$/ml；②清洁离心中段尿沉渣白细胞数 >5/HP，或有尿路感染症状；③膀胱穿刺尿细菌培养阳性。具备①、②者可确诊为尿路感染；如有①或②者，宜再次进行尿细菌定量培养，菌落数仍 $\geqslant 10^5$/ml，且两次的细菌相同或有③，亦可确诊。如果没有条件进行尿细菌定量培养，若治疗前清晨清洁中段尿沉渣革兰染色细菌数 >1/LP，结合临床感染症状也可确诊。不宜单纯根据白细胞尿或细菌尿诊断尿路感染。

由于上尿路感染和下尿路感染治疗方案不同预后亦不同，因而诊断中切忌只满足于尿感的诊断，一定要进行定位诊断，即进一步确定细菌尿究竟来自上尿路（肾盂肾炎）还是下尿路。定位诊断必须结合临床和实验室检查，目前通用的上、下尿路感染鉴别诊断标准是：①尿抗体包裹细菌检查阳性者多为肾盂肾炎，阴性者多为膀胱炎；②膀胱灭菌后尿标本细菌培养阳性者多为肾盂肾炎，阴性者多为膀胱炎；③有全身感染中毒症状伴腰痛、肾区叩压痛或尿中有白细胞管型者多为肾盂肾炎，否则多为膀胱炎；④治疗6周后再次复发者或单剂抗菌治疗无效者多为肾盂肾炎，否则多为膀胱炎；⑤经治疗后仍有肾功能损害，能排除其他原因所致者，或肾脏影像学检查肾盂有改变者为肾盂肾炎。如肾盂肾炎病程超过半年，同时伴有下列情况之一者，可诊断为慢性肾盂肾炎：①静脉肾盂造影示肾盂肾盏变形、缩窄；②肾外形凹凸不平，且两肾大小不等；③肾小管功能有持续性损害。

十、尿路感染抗生素治疗宜与忌

近年来由于抗生素不断增加和更新，尿路感染治疗的疗效不断得到提高和改善，但如何合理选择和使用抗生素，以最小不良反应以及最低治疗费用，达到最佳治疗效果，对于临床而言至关重要。抗生素种类繁多，各有其特点，应根据患者具体情况选用。由于尿路感染大多由大肠埃希菌革兰阴性杆菌所致，考虑为尿路感染但无尿培养和药物敏感试验之前，宜抗革兰阴性杆菌的抗生素，治疗 3 天无效宜根据药敏试验结果选用敏感抗生素。复杂尿感、反复再发尿感、医院获得性尿感等宜根据尿培养及药敏结果选择敏感抗生素。

下尿路感染宜选用尿中浓度较高抗生素，对于上尿路感染患者宜选用血和尿中浓度均较高的抗生素，且宜以杀菌剂为主。宜选用对肾脏损害和副作用较小的药物，对于已经有肾功能损害者，忌使用肾毒性抗菌素，如杆菌肽、二性霉素 B、多粘菌素 B、新霉素、四环素、氨基糖甙类抗菌素、头孢霉素 I 和 II、头孢唑啉等。一般尿路感染仅需使用单一抗生素治疗，严重感染、混合感染和治疗无效时应联合用药。

十一、尿路感染治疗宜与忌

对于病情较轻下尿路感染（尿道炎、膀胱炎）患者，一般采用单剂量或短程疗法的抗生素治疗，能有效控制感染，因而患者可以不住院在门诊治疗。单剂量疗法可选用磺胺甲基异噁唑（SMZ）2.0g、甲氧苄氨嘧啶（TMP）0.4g、碳酸氢钠1.0g，一次顿服（简称 STS

肾脏病患者

宜与忌

单剂），或选用阿莫西林 3.0 或氧氟沙星 0.4g，一次顿服。复方新诺明片 2 片，每日 2 次；阿莫西林 0.5g，每日 4 次；或氧氟沙星 0.2g，每日 3 次，以上药选用 1 种，连用 3 天，即为短程疗法。由于单剂量疗法清除来自于阴道或肠道的尿路病原菌效果不如 3 天疗法，故目前较多使用 3 天疗法。临床实践提示，女性下尿路感染应用短程疗法的疗效与 7～14 天疗法的疗效相同。老年人对短疗程治疗适应性更好，且副作用小，费用低。妊娠期尿路感染、男性下尿路感染患者、糖尿病患者、机体免疫力低下、复杂性尿感及上尿路感染患者忌用单剂量或短程疗法。对于采用单剂量或短程疗法治疗效果欠佳或治疗停止后又复发者，应采用 14 天疗法，如仍无效则要考虑耐药菌株和寻找原发病灶。

对于轻中度上尿路感染患者，宜口服或肌肉使用抗生素治疗 7～14 天，多可取得较好疗效。对于重症患者宜住院静脉使用抗生素。老年上尿路感染患者易出现菌尿和低血压，宜住院通过静脉途径进行抗菌药物治疗。开始可根据细菌涂片革兰染色结果选药。当尿中病原菌确定后，就应立即改用敏感药物。上尿路感染患者使用正确、足量的抗菌药物治疗 72 小时后，症状毫无改善就应考虑有尿路梗阻和发生肾内或肾周脓肿的可能性。可根据不同情况采取治疗措施，如对结石引起的输尿管梗阻应手术取石；对肾周脓肿应切开引流；对肾内脓肿应进行长期抗菌药物治疗，偶尔需要手术切开引流等。

十二、特殊类型尿路感染治疗宜与忌

1. 再发性尿感　女性再发性尿感很常见，其中 80% 是重新感染。再发性尿感应做尿路 X 线检查，以确定尿路有无畸形、梗阻或膀胱输尿管反流等易感因素，如有则应予纠正。①重新感染：治疗方法与首次发作相同，可选择低剂量长疗程抗生素进行药物预防。常用复方新诺明，每晚睡前排尿后服半片，也可用氟嗪酸每晚 0.2g，疗程半年至一年。②复发：尽一切可能纠正尿路解剖上或功能上的异常，按药敏试验结果选择敏感抗生素，并口服在允许范围内最大剂量，行 6 周疗程。

2. 妊娠期尿路感染　应积极治疗。治疗方法与一般尿感相同，宜选择毒性较小的抗菌药物，如呋喃妥因、阿莫西林或头孢菌素类。忌用四环素、氯霉素，慎用喹诺酮类、氨基糖甙类、复方磺胺甲噁唑。

3. 男性尿路感染　50 岁以后，由于前列腺增生，易发生尿感，治疗方法与复杂性尿感相同。可用复方磺胺甲噁唑 12～18 周疗程治疗，也可采用环丙沙星。对于再发者可给于长疗程低剂量抑菌疗法。

4. 留置导尿管的尿路感染　是医院内获得性感染，只有绝对需要时，才使用导尿管，并尽可能快的拔除。插导尿管要严格无菌操作，如患者有尿路感染症状，应立即予以强有力的抗生素治疗，并及时更换导尿管。如患者没有尿感症状，仅有无症状性细菌尿，暂不宜治疗，直至导尿管拔除后再治疗之。

5. 无症状性细菌尿　非妊娠妇女无症状性细菌尿一般不予治疗，妊娠妇女无症状性细菌尿必须治疗，对保护母亲和胎儿都有好处。学龄前儿童无症状性细菌尿要予以治疗。老年人无症状性细菌尿不予治疗，因与寿命无关。尿路有复杂情况的患者，因常不能根治，故一般不宜给予治疗。

十三、尿路感染患者饮食宜与忌

饮食宜清淡，多食富含水分的新鲜蔬菜、瓜果等，如西瓜、冬瓜、黄瓜、鲜藕、梨、赤小豆等，可增加尿量，冲洗尿液内细菌，减少尿路感染发生率。多食用含有维生素 C 水果和蔬菜，有助于调节尿液酸碱度，避免尿液内产生，也可较少尿路感染的发生。忌食葱、韭菜、蒜、胡椒、生姜等辛辣刺激性食物，减少对尿路的刺激。忌食温性食物，如羊肉、狗肉、兔肉及肥甘油腻之品。特别应注意的是，男性尿道或前列腺感染患者应避免刺激性食物，不可饮酒或咖啡，以免导致症状复发。

对于具有生育能力的女性而言，饮食习惯对尿路感染的发生很有影响。女性定期饮用鲜果汁或食用酸奶可减少尿路感染的发生，浆果汁对帮助女性减少尿路感染的发生特别有效，每天至少喝一杯不加甜味剂的新鲜或浓缩果汁的女人发生尿路感染的机会比那些很少饮用果汁的女人要少34％。此外，每周至少食用三次含有乳酸菌的奶制品也有助于女性避开尿路感染。女性经常摄入含糖高的食物，会增加阴道分泌物的含糖量，为很多细菌的繁殖创造"温床"，导致阴道细菌大量繁殖，很容易诱发尿道炎。中医认为尿路感染多系由于湿热下注，影响肾和膀胱，引起尿路炎症。红枣味甜，多吃容易生痰生湿导致水湿积于体内，引发排尿不畅。同时，由于红枣性温、偏湿热，多食易致湿热下注而加重患者小便不畅、尿频尿急、淋漓热痛的症状，故尿路感染患者不宜多食。

十四、尿路感染患者生活习惯宜与忌

1. 急性期一般在1周内应卧床休息，症状控制后可在室内活动，第二周可逐渐过渡到半休、全日制工作。平时要注意劳逸结合，过度劳累或病后休息不好会导致感染复发和转变为慢性。

2. 绝大多数尿路感染的感染途径是上行性感染，采用多种措施预防可预防上行性尿路感染：①多饮水，导致多排尿，以冲洗膀胱和尿道，避免细菌在尿路繁殖，可有效预防尿路感染；②如果长期憋尿，尿液无法将细菌冲走，大量细菌在尿路聚集，就可能引起尿路感染，宜养成良好排尿习惯，每2～3小时排尿1次，忌经常憋尿；③尽量避免导尿或使用尿路器械检查，如留置导尿管等。留置导尿管时，前3天给予抗生素可推迟尿路感染发生，但3天后开始使用抗生素则无预防效果。

3. 由于女性尿道较短，又接近肛门，女性受细菌感染的机会较大。许多资料及研究证实，已婚妇女，尿路感染发病率增高，尤其生育期妇女球菌引起的尿路感染最多，这与性生活有关。性交可引起尿道口损伤，甚至可将前尿道和尿道口周围的细菌挤进后尿道和膀胱，诱发性生活相关尿路感染，甚至导致尿路感染经常复发或难治。对于女性患者，宜采用下列措施预防尿路感染：①养成良好的卫生习惯，睡前、便后用温水清洗下身，清洗顺序应先洗外生殖器，后洗肛门，避免交叉感染；经常注意会阴部的清洁；②房事前男女双方都应先洗澡，或者用温水清洗下身，房事后女方应排空膀胱，并内服一个剂量的抗生素，可减少尿路感染发生；③婚前男女体检应包括尿常规，如有异常，应作尿细菌培养，如果符合无症状性菌尿者，应积极治疗，尿培养三次转阴后方能结婚；④已婚男女无论是无症状性菌尿症，还是尿路感染的恢复期，均应禁止性生活；⑤尿路感染临床治愈后3个月以内如有性生活，在房事后，建议服一个剂量的有效抗菌药物。

4. 顽固性尿路感染的诱因有多种多样，治疗尿路感染的同时针对诱因治疗，这样才会取得较好治疗效果。部分顽固性尿路感染无明显诱因，须考虑病人配偶的原因。因为尿路感染可以在配偶之间通过性交互相感染（男病人造成女性配偶的感染或女病人造成男性配偶的感染）。一般女性尿路感染症状比较明显，容易发现；而男性尿路感染症状可以很隐蔽，不容易发现。因此，对此类顽固性尿路感染的病人，应动员病人配偶同时检查，当发现病人配偶同时存在感染时，顽固性尿路感染的诱因就可明确。此时，通过对病人及其配偶同时治疗，就会取得意想不到的效果。

（成梅初　袁　芳）

肾脏病患者
宜与忌

第十四章

肾结核宜与忌

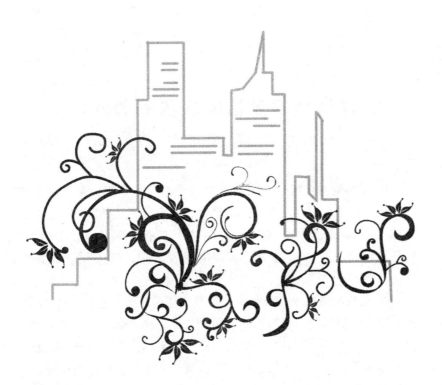

一、何谓肾结核？

肾结核是由结核分支杆菌引起的肾感染，是全身结核的一部分。其感染途径主要是体内结核病灶中的结核菌经血流播散至肾脏。原发病灶多在肺部，开始时在双侧肾皮质引起粟粒性结核病灶，以后经肾小管侵犯髓质，形成结核性肉芽肿，常潜伏多年后才发生干酪化而扩散，出现肾结核症状。据临床统计，西方国家有 8％～10％肺结核病人发展成肾结核，而发展中国家将近 15％～20％肺结核病人发展成肾结核。近年来由于肺结核疫情的增多及结核杆菌耐药菌株的出现等原因，肾结核的发病亦有上升的趋势，如得不到及时的诊治，可导致肾功能的丧失。

二、肾结核常见临床症状有哪些？

1. 尿路刺激症状　为肾结核患者最常见的表现。早期由于结核性脓尿的刺激所致，患者可出现尿频，随病变延及膀胱，尿频进行性加重，且出现尿急和尿痛。由于病变持续存在，患者症状可持续存在且不易消退。少数患者由于双侧输尿管梗阻，可无明显尿路刺激症状。

2. 血尿和脓尿　较为常见。早期病变位于肾皮质，可仅有血尿，累及髓质以下部位可伴有白细胞尿或脓尿。患者血尿为非肾小球源性血尿，可为镜下血尿或肉眼血尿。部分患者镜下血尿可能为其唯一表现，容易出现误诊。肉眼血尿多在排尿终末出现，也可全程出现但在排尿终末较重。如果出血较多形成血凝块，可导致尿路阻塞而出现肾

肾脏病患者

宜
与
忌

绞痛。此外，患者因血尿和脓尿程度不同，可先出现不同程度蛋白尿。

3. 全身症状　与结核是否活跃以及肾功能损害程度有关。晚期肾结核或合并其他脏器活动性结核时可出现低热、盗汗、消瘦及贫血等症状。晚期由于肾功能损害，可出现慢性肾功能不全的临床表现，如食少、纳差、乏力、高血压、贫血等。

三、肾结核诊断宜与忌

　　肾结核的特点是原发病虽在肾脏，却很少有肾本身的症状，几乎全表现在膀胱方面。故凡有尿频、尿急、尿痛等膀胱刺激症状时，除有引起膀胱炎的明显原因外，都应考虑肾结核的可能。慢性膀胱炎最普通的病因是肾结核，尤其是经一般抗感染治疗无好转者，如合并终末血尿，更应考虑结核而进一步检查。肾结核早期诊断一般都能治愈，但70％病例在出现症状1年后才做出正确诊断。为了能早期诊断，医生应有高度的警惕性，凡有下列情况时宜考虑肾结核的可能：①中青年患者出现无菌性脓尿和（或）无症状性血尿；②不明原因的膀胱刺激症状；③有尿路感染症状，而一般细菌培养多次阴性；④尿路感染经抗菌治疗后，尿菌转阴，但仍有膀胱刺激征或尿沉渣异常；⑤男性患者如果出现附睾结核，往往合并肾结核。此外，肾结核是容易并发肾结石以及尿路梗阻，且结核钙化点易误认为结石，容易导致误诊，因而对于久治不愈的肾结石、肾绞痛患者宜排除肾结核。

四、肾结核诊断方法宜与忌

1. 尿液检查　尿检查对肾结核诊断有决定性意义。尿一般呈酸性反应，尿中有蛋白、白细胞、红细胞。尿沉渣涂片抗酸染色在50％～70％病例可查出结核杆菌。进行检查的尿液忌放置过久，因尿素分解会使尿液变为碱性。因肾结核的结核杆菌常间断排出，检查应连续进行3次，以提高阳性率。连续3天晨尿行 PCR-TB-DNA 检查方法迅速准确，敏感性极高，宜作为肾结核早期诊断的常规措施，也可作为确定诊断和判断药物疗效的重要标准之一。

2. 影像学检查　肾脏 B 超诊断肾结核的符合率较低，作为一种无创快速检查，宜作为肾结核门诊筛选以及随访检查手段。腹部平片＋静脉肾盂造影对于肾结核诊断阳性率较高，是诊断肾结核重要手段，如考虑肾结核，宜常规进行此项检查。如患者肾功能较差，普通剂量静脉肾盂造影不能很好显示肾脏情况，宜进行大剂量静脉肾盂造影。晚期肾结核患者由于肾功能较差，一般不能进行静脉肾盂造影，即使进行此检查效果也欠佳，此时宜进行逆行肾盂造影或肾盂穿刺顺行造影，也可进行肾脏 CT 检查，特别是患者不宜进行肾脏 X 线检查者，更宜进行 CT 检查，阳性率较高。

3. 膀胱镜检查　膀胱镜检查是肾结核的重要诊断手段，可以直接看到膀胱内的典型结核变化而确立诊断。此外，通过静脉注射靛胭脂观察两侧输尿管口的排出蓝色时间，可分别了解两侧肾功能情况。在膀胱镜检查的同时还可做两侧逆行插管，分别将输尿管导管插入双侧肾盂，收集两侧肾盂尿液进行镜检和结核菌培养及结核菌动物接种。在逆行插管后还可在双侧输尿管导管内注入造影剂进行逆行肾盂造影，了解双肾情况。若膀胱结核严重，膀胱挛缩，容量小于 100ml 时难以看清膀胱内情况，忌进行此项检查。

4. 其他检查　一侧肾脏结核肾功能检查无异常，若一侧严重肾结核，并累及对侧肾脏或引起肾积水而造成功能影响者则可出现肾功能异常。肾功能检查虽然不能直接诊断肾结核，但对结核病人治疗方案确定具有重要参考价值，故肾结核患者以常规进行肾功能测定。

五、肾结核如何治疗，治疗中的宜与忌

1. 药物治疗 肾结核是一种慢性、进行性疾病，不治疗难以自愈。由于输尿管及尿道管腔较细，一旦发生结核病变，很易发生狭窄及梗阻，导致肾、输尿管积水，更促进患侧肾结核病变的发展。但早期发现，早期化疗对肾结核是十分有效的，甚至较严重的病例，化疗后仍可获得意想不到的临床及 X 线的显著改善。目前患者如有以下情况，宜进行有效抗结核治疗：①临床前期肾结核；②局限在一组大肾盏以内的单侧或双侧肾结核；③孤立肾肾结核；④伴有身体其他部位的活动性结核暂时不宜肾结核手术者；⑤双侧重度肾结核而不宜手术者；⑥肾结核兼有其他部位的严重疾病暂时不宜手术者；⑦配合手术治疗，作为手术前用药以及术后常规用药。

在使用药物时，为减少结核耐药菌株产生、彻底消灭耐药菌以及减少药物副作用，宜两种或两种以上抗结核药物联合使用，忌使用单一药物抗痨。现在一般采用异烟肼和利福平两者联合，或利福平与乙胺丁醇联用，而链霉素、利福平、吡嗪酰胺或异烟肼、链霉素、利福平，或异烟肼、链霉素、乙胺丁醇或异烟肼、利福平、乙胺丁醇等三者联合应用亦常为临床所选用。

在治疗时宜坚持早期、联合、足量、足期和规律用药五项原则，才能取得最好的治疗效果。临床上常用化疗方案为长程疗法，如异烟肼＋利福平＋吡嗪酰胺，治疗 6 个月后，再用异烟肼＋利福平继续治疗，总疗程 1 年半。缺点是服药时间过长，致使患者不能坚持规则服用药物，常有漏服、加服、乱服等现象，致使细菌出现耐药，药物疗效降低，尿结核杆菌持续阳性或结核控制后又有复发。也可以使用 2

种或 3 种杀菌剂 6～9 个月的短程疗法，即开始 2 个月用异烟肼＋利福平＋吡嗪酰胺，以后 4 个月继续用异烟肼和利福平治疗。其优点是治疗时间较短，可减少用药量以及减少慢性药物中毒机会，且可节约费用，增加患者服药依从性。对于无抗药性单纯尿路结核，特别是妇女，可试用此种三联短程疗法。对于可能有耐药的病人，可用四联疗法，即开始 2 个月用异烟肼＋利福平＋吡嗪酰胺＋乙胺丁醇（或链霉素或氟嗪酸），随后根据药敏调整药物，疗程至少 12 个月。此外，在用药过程中宜注意药物不良反应，副作用。

如患者全身情况明显改善，血沉正常，体温正常，排尿症状完全消失，结合病原学检查阴性，X 线泌尿系造影检查病灶稳定或已愈合，且无全身其他结核病灶，可以停药。但停药以后宜长期追踪随访，定期检查尿液和进行泌尿系统造影检查，至少 3～5 年。忌不遵医嘱过急、过早停药，以免产生耐药性，给今后治疗造成困难。

2. 手术治疗　虽然有效抗结核治疗可使大部分肾结核病人病情得以控制治愈，但仍有部分患者药物不能奏效，需要进行手术治疗。手术包括全肾切除、部分肾切除、肾病灶清除以及肾盂输尿管狭窄整形术等，宜根据患者具体情况选定。一般下列情况宜考虑手术治疗：①一侧肾脏广泛破坏，功能已丧失或近丧失，而对侧肾功能无明显损害者；②进行性输尿管狭窄，造成尿路梗阻者；③肾血管受腐蚀，导致严重尿路出血者；④肾结核性闭合性脓腔；⑤结核菌耐药，药物治疗效果不佳。

由于肾结核是全身结核病的一部分，在手术时可因手术的损伤使机体的抵抗力降低，致使肾结核以外的结核病灶造成活动或播散，因此在肾切除术前、后必须应用抗结核药予以控制。一般术前可使用异烟肼＋链霉素＋利福平，持续 2 周后进行手术；如果患者全身情况较差，或有其他器官结核，应酌情延长术前抗结核治疗的时间。术后仍需如此应用，直至术后体力恢复，约 2 周左右以后转入常规抗结核治疗。即在手术前后不使用或停用抗结核药物。

六、肾结核手术方式选择宜与忌

1. 切除术 对于单侧肾结核病灶破坏范围较大、结核性脓肾或肾功能完全丧失者，但对侧肾脏正常或病变较轻者，宜行患侧全肾切除术。在进行全肾切除术时亦一并切除输尿管。由于药物治疗进展，目前很少有患者需要进行部分肾切除术。

2. 肾病灶清除术 密闭的结核性空洞常充满干酪样物质，抗结核药不能进入空洞，可切开空洞，清除干酪样结核组织，腔内再用抗结核药。如果病灶与肾盏相通或下尿路有梗阻，即进行此手术。目前由于肾脏介入技术进展，此手术方式已较少采用。

3. 膀胱挛缩和对侧肾积水 对侧肾积水的处理原则为积水侧肾功能足以代偿，且血尿素氮及肌肝正常者先切除结核肾，再处理肾积水；如积水侧肾功能已不能代偿而导致血尿素氮及肌酐升高时，先行积水侧肾造瘘术，待肾功能好转后再切除结核肾及处理肾积水。处理对侧肾积水时，如无膀胱挛缩，可行输尿管膀胱重植术。如有膀胱挛缩，则应施行膀胱扩大术的同时行输尿管肠腔移植术。膀胱挛缩的处理原则为如无尿道狭窄或膀胱阴道瘘，常采用乙状结肠膀胱扩大术。如有尿道狭窄或膀胱阴道瘘时，则采用回肠膀胱术或直肠膀胱术。

4. 结核性膀胱自发破裂 对于结核性膀胱自发破裂应尽早施行手术，修补膀胱的穿孔处，并作膀胱造口术。手术前后宜常规服用抗结核药物。以后再根据肾结核的病变做进一步处理。

七、体育锻炼宜与忌

肾结核患者要注意休息，适度户外活动，可进行日光浴。避免劳累，可从事较轻体力劳动，疾病缓解期可适当进行体育锻炼，增强体质。

八、营养治疗宜与忌

1. 高蛋白饮食 如患者无肾功能损害，可食用高蛋白饮食，以动物内脏、鱼、虾、瘦肉以及豆类制品等。牛奶以及奶制品酪蛋白含量较高，且钙含量丰富，有利于结核病灶钙化，促进病变恢复，宜多食用。如患者出现肾功能不全，宜使用低蛋白饮食，同时加用必需氨基酸或 α-酮酸，以保护肾功能。

2. 摄入足够热量和维生素 宜摄入足量热卡，每天热卡摄入量 35~50kcal/kg，可补充的碳水化合物，如米饭、粥、面、面类、软豆类、藕粉、红薯粉、葡萄糖、蜂蜜、果汁、白糖。

3. 摄入充足的维生素和微量元素 食用富含维生素 A 和维生素 C 的食物，如胡萝卜、豆类、花生以及燕麦等，可增加机体抵抗力，防止感染，还可促进结核病灶愈合；维生素 B 类食物，如动物内脏、蔬菜类如白菜、胡萝卜、番茄、南瓜、茄子、黄瓜等，可促进机体代谢，促进食欲；含维生素 D 较丰富的一些食物，如鱼肝油、大豆、蔬菜以及一些植物食品，可促进钙的吸收。上述食品宜多用。茄子与抗结核药物一同使用，有可能导致患者出现过敏反应，故肾结核患者忌食用。以及用肾病的患者特别是有肾功能损害的患者多有贫血，可以补充适量的含铁食品，如木耳、豌豆、白木耳等。

九、生活习惯宜与忌

为了防止肾结核传染，应当注意以下几点：①病人的便具要单独使用，病人的小便要加入等量生石灰或适量的漂白粉，放置1小时后倒去，以便杀灭尿液中的结核杆菌；②病人要有专用的洗刷用具，不要与别人共享；③病人最好有一个单独的房间，起码应单独一床。被褥要经常曝晒，衣物不要与家人互相穿用。

（袁　芳　成梅初）

175

第十五章

肾结石宜与忌

一、何谓肾结石？ 如何分类？

肾结石是指发生于肾盏、肾盂和肾盂输尿管连接部的结石，按所在部位不同可分为肾结石、输尿管结石、膀胱结石等。肾是泌尿系形成结石的主要部位，泌尿系其他任何部位的结石多原发于肾脏，输尿管结石几乎均来自肾脏，而且肾结石比其他任何部位结石更容易直接造成肾脏损伤。

引起肾结石的因素很多，如代谢障碍、甲状旁腺机能亢进、尿路感染、梗阻或化学因素等很多不明的原因。结石根据所含主要晶体成分，分成草酸盐结石、磷酸盐结石、尿酸盐结石、磷酸镁铵结石、胱氨酸结石等，以草酸盐与磷酸盐结石为多，其后为尿酸结石、磷酸镁铵结石和胱氨酸结石。结石常见于一侧肾，可单发和多发，其大小开头不一，小者如泥沙，大者填满整个肾盂，呈鹿角形，长达 10 多厘米，大多数结石直径从数毫米到 1 厘米不等。

二、肾结石有哪些临床特征？

结石多发生在中壮年男性。疼痛是肾结石患者一个常见症状，多数患者因疼痛就诊而发现。肾结石是否有疼痛、疼痛性质和程度与结石部位、大小、形状以及活动程度有关。较大结石多数无明显症状，但小结石沿输尿管移动、并发炎症或肾脏积水时，可出现疼痛、血尿或白细胞尿。肾结石引起的疼痛可分为钝痛和绞痛，常位于腰部和腹部，多数呈阵发性或间歇性发作，亦可为持续疼痛。可表现为腰部酸胀不适，活动或劳动可促使疼痛发作或加重，严重者可表现为剧痛或绞痛。肾绞痛多突然发作，常放射至下腹部、腹股沟或股内侧。肾绞痛发作时可出现尿量减少，绞痛缓解后出现多尿。

血尿是肾结石另一主要症状。疼痛时常伴发肉眼血尿或镜下血尿，以后者居多，大量肉眼血尿并不多见，体力活动后血尿可加重。肾结石患者尿中可排出沙石，特别在疼痛和血尿发作时，尿内混有沙粒或小结石。结石通过尿道时，发生阻塞或刺痛。

肾结石患者的常见并发症是梗阻和感染，不少病例因尿路感染症状就医。梗阻则可引起肾积水，出现上腹部或腰部肿块。此外，部分由于其他疾病所致结石者，可伴有原发病的表现。肾结石长期存在，可导致梗阻性肾病，导致急性或慢性肾功能不全，出现相应临床症状和体征。

三、肾结石诊断宜与忌

典型肾结石诊断一般不难，通过病史、体格检查和尿液检查，再结合肾脏影像学检查多可以确诊。部分患者可无明显症状，或可仅表现为镜下或肉眼血尿，对于此类患者宜首先进行肾脏 B 超检查或 X 线检查。诊断肾结石后宜进一步了解结石大小、数目、形态、部位、有无梗阻或感染、肾功能情况、结石成分及潜在病因等，以便进行有效预防和确定有效治疗方案。

肾脏 B 超检查方便、无创，且费用较低，为肾结石诊断的首选方法。对于结石大于 3mm 者，诊断符合率较高，如结石小于 3mm、无声影、不伴肾积水的结石，以及肾内的一些正常或病理结构所呈现出的类似结石的声像图，容易导致结果误差，宜结合 X 线进行检查。肾脏 X 线检查是肾结石最主要的诊断方法，肾结石患者宜常规进行肾脏 B 超＋腹部平片检查，可了解肾脏结构、形态、结石大小、数目、位置以及肾脏梗阻情况。如果腹部平片联合超声检查不能除外肾结石，宜进行静脉肾盂造影或非增强螺旋 CT 检查。如有肾功能不全，显影效果欠佳，宜试行大剂量造影剂的造影术、断层造影或逆行性尿路造影。如 X 线阴性结石、肾功能较差或结石导致梗阻者，可进行膀胱镜检查。由于膀胱镜检查有一定痛苦，偶可导致感染，忌作为常规检查。

此外，以进行相关检查，明确肾结石可能的病因。由肾结石引起的上腹痛，宜与胆道结石、溃疡病、胰腺炎或急性阑尾炎等进行鉴别，肾绞痛伴血尿尚需与肾结核或肿瘤鉴别。

四、肾结石治疗宜与忌

1. 去除诱因和减少结石形成 去除肾石的发病诱因积极治疗形成结石的原因，如原发性甲状旁腺机能亢进的摘除甲状旁腺，治疗恶性肿瘤，控制肾盂感染和解除尿路梗阻，均为防止结石形成和复发的有效措施。高钙尿者可使用噻嗪类利尿剂、磷酸钠纤维树脂或正磷酸盐；肠源性高草酸尿者可用氢氧化镁或氧化镁；尿酸结石宜首选枸橼酸钾，若同时有血尿酸增高，宜加服别嘌呤醇；胱氨酸尿和胱氨酸结石宜充分饮水（常＞3L/d）和碱化尿液（pH＞7.5）治疗无效时，宜使用 D-青霉胺或 α-巯基丙烯甘氨酸；感染性结石宜及时控制感染。

2. 解除症状 肾结石患者发作时，主要是对症支持治疗。肾绞痛治疗应用解痉剂阿托品或 654-2 肌注，可合用异丙嗪以增强疗效，无效时应用杜冷丁或吗啡等。如有尿路感染宜积极控制感染。

3. 体外振波碎石（ESWL） 适用于＞5mm 的肾盏结石或＜3cm 的肾盂结石。ESWL 是肾结石治疗上的重大进展，可使 80％以上的肾结石病人避免手术，治愈率可达 90％以上。但有心脏疾患、全身出血性疾患、尿路梗阻或急性感染者，忌采用 ESWL 治疗。主要并发症有血尿和腰部酸痛，对症处理后可以缓解。

4. 腔内泌尿外科技术治疗 包括经皮肾镜及输尿管镜技术，与 ESWL 结合治疗效果更佳，甚至可治疗鹿角型等复杂结石。

5. 手术治疗　适用于药物治疗无效或合并严重尿路梗阻、感染、癌变的病人。肾盂切开取石术适用于肾盂、肾盏结石，肾窦内肾盂切开取石术适用于较大的肾盂结石，肾实质切开取石术适用于鹿角状结石或多数肾盏结石，肾部分切除术适用于局限于肾上极或下极的多发结石，肾切除术适用于结石引起严重积水或积脓、肾功能丧失而对侧肾功能良好的病人。肾造瘘术适用于结石引起积水并感染且全身情况甚差或肾衰竭患者。

五、生活习惯宜与忌

1. 多饮水　宜大量饮水，尿量增加至每天 2L 以上，或维持尿比重＜1.010，能使尿液得到稀释，降低尿结石盐类的饱和度，而且大量尿液对尿路的冲刷作用也可防止小结石的滞留，可减少肾结石发病率，宜尽量多饮开水或含矿物质少的磁化水。如果结石直径超过 1 厘米，或者已发生了肾积水者；患有高血压、肾功能不全、严重溃疡病或慢性心肺疾病的人，大量饮水可能导致病情加重，忌多饮水。

2. 适宜运动　根据结石的不同部位，可指导患者做主动或被动运动，以利结石的移动和排出。如结石位于下肾盏者，取头低臀高位，配合肾区拍打，位于上肾盏者宜取坐位，位于中肾盏者取患侧在上的卧位。若结石降至输尿管部，可动员患者做跳跃、跳绳、跑步等动作。活动较少易使钙质淤积在血液中，而运动帮助钙质流向它所属的骨头，因而肾结石患者平时也宜注意适当运动。

3. 合理饮食　宜采用平衡饮食，不宜偏食。宜注意食物的搭配，各种食物都适量进食，即使是检查出身体缺乏某种营养素需要某种食物来补充时，也不宜一次大量进食。宜适当限制糖类食品摄入，少吃甜食。大豆食品含草酸盐和磷酸盐都高，能同肾脏中的钙融合，形成结石，宜少吃大豆食品。

4. 睡前慎喝牛奶　睡眠不好的人，睡前喝杯牛奶有助于睡眠。

但在睡眠后，尿量减少、浓缩，尿中各种有形物质增加。而饮牛奶后2～3小时，正是钙通过肾脏排泄的高峰。钙通过肾脏在短时间内骤然增多，容易形成结石。因此肾结石患者，睡前就不应喝含钙高的牛奶。

六、肾结石患者饮食宜与忌

肾结石是常见疾病，一些自然环境因素，如气候、日照、水质、性别、遗传特征等是其重要发病因素，而饮食结构和生活习惯也是导致肾结石形成的重要危险因素。适当调整饮食结构有可能降低肾结石的患病率。特别是当检查出确认是肾结石症时，在患病期间，要限制病人吃那些易促使结石形成的食物。此外，不同结石成分不同，对饮食要求也不相同，饮食成分应根据结石种类和尿液酸碱度而定。

1. 限制钙、磷饮食摄入　肾结石患者宜适当补钙，一方面促进胃肠道草酸盐的排泄，另一方面提高血液酸碱度，有利于抑制结石形成，减少肾结石的发生。但对于特发性高钙尿或含钙结石患者忌摄取含钙过高之食物，小鱼干、牡蛎、蛤蜊、蛤蚌、田螺、紫菜、海带、发菜、肉干、牛奶、枣类、核桃、葡萄干、排骨、豆类制品等。含磷结石患者奶类每日不宜超过 2400ml，忌食葡萄干、枣干、梅子、有壳之海产类、烟熏肉类、干豆类、洋菇、硬壳果类、花生酱等食物。

2. 适当限制糖类摄入　摄入高糖食品，尤其是乳糖，可使尿钙和草酸浓度上升，促进钙的吸收，导致草酸钙在体内的积存而形成尿结石可导致肾结石的机会增加，因此，要注意少吃甜食。

3. 少吃草酸盐含量高的食物　大约 60% 的结石属于草酸钙结石，而摄入过高的草酸盐是导致肾结石的主要原因之一。宜限量摄取富含草酸的食物，包括苋菜、薤菜、青蒜、洋葱、茭白、各种笋类、甜菜、葡萄、青椒、香菜、土豆、菠菜、龙须菜、番茄、草莓、甜菜及甘蓝菜科蔬菜等，也宜避免酒精、咖啡因、茶、豆类、巧克力、无花果干、羊肉、核果、红茶、罂粟子。口服叶酸和吡哆醇可防止甘氨酸转变为草酸。

4. 蛋白质 蛋白质里除含有草酸的原料甘氨酸和羟脯氨酸之外，还能促进肠道钙的吸收。经常过量食用高蛋白质的食物，可使肾脏和尿中的钙、草酸、尿酸成分普遍增高，导致结石形成。每天蛋白摄入量一般不宜超过180g，睡前不宜服食含钙高的牛奶。

5. 脂肪 脂肪摄取太多可减少肠道中可结合的钙，导致草酸盐的吸收增多，如果一旦出现排泄功能故障，如出汗多、喝水少、尿量少，更易形成肾结石。宜减少脂肪类食品摄入。

6. 其他 L-胱氨酸可在肾内形成结晶，导致结石形成，宜限制L-胱氨酸摄入；维生素C可增加草酸生成，导致结石形成，宜限制维生素C摄入；过量的维生素D可能导致身体各部堆积钙质，忌服用过多维生素D，每日摄入量不宜超过400IU；鱼肝油富含维生素D，有促进肠膜对钙磷吸收的功能，骤然增加尿液中钙磷的排泄，势必产生沉淀，容易形成结石，忌过量服用鱼肝油。

黑木耳含有能酵素和生物碱，能促进消化道与泌尿道各种腺体分泌，并协助这些分泌物质催化结石，润滑管道，使结石排出，宜多食黑木耳。维生素A是维持尿道内膜健康所必要的物质，它也有助于阻碍结石复发。健康的成年人宜每天需摄取5000单位的维生素A，宜食用含维生素A的食物，如绿花椰菜、杏果、香瓜、南瓜、牛肝和胡萝卜等。

（陈国纯 成梅初）

第十六章

梗阻性肾病宜与忌

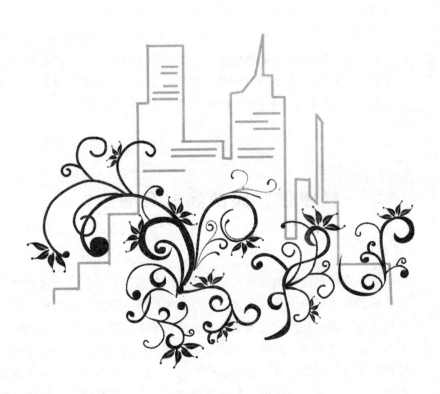

一、何谓梗阻性肾病？如何分类？

　　尿路梗阻时，引起尿流不畅，致使梗阻上部尿路内压力增高，尿液逆流导致肾组织和功能损害，称为梗阻性肾病。梗阻性肾病是指因为尿流障碍而导致肾脏功能和实质性损害的疾病。它是慢性肾衰竭的原因之一，也是难治性或反复发作性尿路感染的诱发因素。本病可以急性发生，为急性梗阻性肾病，也可慢性发生，为慢性梗阻性肾病。尿路梗阻通常是造成梗阻性肾病的重要原因，但如果该梗阻并未影响到肾实质时一般并不称为梗阻性肾病。导致泌尿系梗阻的原因很多，可涉及泌尿系多种疾病。按泌尿系梗阻的病因性质主要可分为机械性梗阻和动力性梗阻；根据泌尿系梗阻的部位分为上尿路梗阻即输尿管以上梗阻和下尿路梗阻即膀胱以下包括尿道发生梗阻。上尿路梗阻多为单侧，也可以是双侧的，对肾功能影响发生快；下尿路梗阻时，由于膀胱的代偿及缓冲作用，对肾功能的影响发生较慢，但均为双侧性。

二、梗阻性肾病的病因有哪些？

　　上尿路梗阻时导致梗阻性肾病最常见的原因之一，而上尿路梗阻根据病因性质可分为机械性梗阻和动力性梗阻。导致上尿路机械性梗阻的常见原因包括：①肾及输尿管先天性异常如肾盂输尿管交界处狭窄等；②肾及输尿管结石、血块、坏死组织以及结晶；③肾盂及输尿管肿瘤；④输尿管炎症；⑤宫颈癌淋巴结转移压迫输尿管；⑥输尿管损伤等。上尿路动力性梗阻的原因有先天性巨输尿管症等。下尿路机械性梗阻的原因有：①前列腺增生症；②膀胱颈挛缩；③尿道狭窄；④尿道瓣膜；⑤尿道结石等。下尿路动力性梗阻的原因以神经源性膀胱机能障碍为常见。

本病病因因年龄、性别而有所不同。婴幼儿以先天性输尿管狭窄或输尿管肾盂狭窄为多；青壮年男性以泌尿道结石多见；老年男性常为尿道狭窄、前列腺增生和膀胱梗阻；成年女性以妊娠和宫颈瘤压迫多见；老年女性多为盆腔肿瘤压迫输尿管所致。急性尿酸、磺胺或轻链蛋白大量沉积可造成肾内梗阻。此外还可见于泌尿道结石、肾乳头坏死脱落、癌肿转移、血块堵塞及腹后纤维化等。各种神经肌肉病变致神经源性膀胱（如脊髓痨、糖尿病）可造成动力性尿路梗阻。

三、梗阻性肾病如何发病？

尿液的形成以肾小球过滤作用为主。过滤作用依靠肾小球毛细胞血管内的血压与血浆胶体渗透压及球膜阻力之间的压差，即滤过压。任何部分的尿路梗阻均可使其近端压力增高，最终使球膜阻力增加而降低滤过压，导致尿液减少及肾盂扩张。由于肾盂内尿液可通过肾盏穹窿部静脉逆流、肾盂肾小管逆流、肾盂淋巴逆流及肾盂间质逆流等途径而重吸收，故尿液分泌并不停止。尿液的分泌和逆流的平衡失调促使肾积水的继续发展。肾实质的营养主要由肾小球输出小动脉及其分支直小动脉供应。这些血管的压力较肾小球毛细血管的血压为低[低于 $8\sim9.3$ kPa（$60\sim70$ mmHg）]。因此，如尿路梗阻持续存在，则肾小管内反压增高而压迫这些血管，导致肾实质发生缺血性萎缩，最终使肾功能严重亏损。

四、梗阻性肾病临床表现有哪些？

梗阻性肾病的临床表现包括尿路梗阻和肾脏损害两部分：

1. 梗阻症状 尿路梗阻临床症状和体征与梗阻性尿路疾病梗阻的部位、程度和发病缓急有关。上尿路梗阻由于尿液潴留或炎症，可导致肾包膜紧张而引起的疼痛，故患者多有梗阻侧腰痛。急性完全性输尿管梗阻（如输尿管结石）、小结石和炎症刺激等可出现胀痛、剧痛或绞痛，起病较慢者多为胀痛、钝痛或隐痛，但在炎症或小结石刺激时疼痛可明显加剧。部分或缓慢发生的梗阻性尿路疾病（如输尿管肾盂连结部位梗阻，肾盂肿瘤）可无疼痛或疼痛轻微。间歇性肾积水可出现绞痛突然发作。下输尿管梗阻导致的疼痛可放射至同侧的睾丸或阴唇。部分上尿路梗阻患者肾积水明显时上腹部可触及肿块，如为间歇性梗阻则肿块时大时小。下尿路梗阻的临床表现主要为进行性排尿困难，表现为尿线细小，射尿无力，排尿滴沥，淋漓不尽，分段排尿，进而出现尿潴留及充盈性尿失禁。

无论上尿路或下尿路梗阻，部分患者可出现尿量改变。无尿最常发生于完全性双侧上尿路梗阻，完全性下尿路梗阻也可出现无尿，此时在下腹部可扪及巨大肿物。无论上尿路梗阻还是下尿路梗阻，患者均易并发尿路感染，出现尿频、尿急和尿痛等尿路刺激症状，如出现上尿路感染，可出现发热等全身感染中毒表现。

2. 肾脏损害 长期上下尿路梗阻可导致两侧肾积水及肾功能不全，出现肾功能不全表现，食欲不振，恶心、呕吐及贫血等。除了肾小球滤过功能受损以及肾小球滤过率下降外，也可出现肾小功能受损表现，而且患者肾小管功能损害可能在肾小球滤过功能损害之前即可出现。几乎所有慢性梗阻性肾病患者均有浓缩功能减退，以夜尿增多为特点。部分患者可发生远端肾小管酸中毒，尿 pH 不能降至 6.0 以下；可有肾小管泌钾障碍，合并有高钾血症极少见，而常出现高氯性

肾脏病患者

宜与忌

酸中毒；个别患者可发生加压素-拮抗性肾原性尿崩症，每日排尿量可达 4000ml 以上。其发生机制可能与肾髓质被破坏，尿浓缩功能缺陷及 PGE2 抑制了血管加压素等作用有关。

五、梗阻性肾病诊断宜与忌

梗阻肾的诊断原则上应先确定有无以下条件：临床尿路梗阻现象；排尿困难，尿流变细的下尿路梗阻现象；反复发作尿路感染；腰痛，下腹痛或腹部肿块，以及不好解释的尿毒症；原因不明的尿闭症等。梗阻部位的诊断很重要，先应分清上下尿路梗阻。在膀胱以下梗阻常先有排尿困难及膀胱胀满或有残余尿液，尿意未尽；上尿路梗阻有一侧或双侧输尿管扩张，肾积水，而膀胱并不胀满；然后根据症状，分析病因，确定诊断。

腹平片和 B 超检查通常作为鉴别尿路梗阻的常规检查手段。由于梗阻性肾衰竭多数由于结石梗阻引起，而尿路结石大约有 95% 不能透过 X 线，所以凡疑有梗阻性肾衰竭者均宜尽快作腹平片检查。静脉尿路造影能明确尿路梗阻的部位，可检测伴随的病变情况（如以前感染引起的肾盏变钝，乳头坏死），假阳性率非常低。但静脉尿路造影操作麻烦且需放射造影剂。静脉尿路造影主要用于存在鹿角型结石或多发性肾囊肿或肾盂旁囊肿（超声和 CT 通常不能从肾盂积水中鉴别囊肿或结石时）；当 CT 不能明确梗阻的水平时；怀疑急性尿路梗阻是由结石，脱落的乳头或血凝块引起时筛查尿路梗阻。若肾功能不全，血 Cr 大于正常值的 2 倍以上时，忌采用顺行造影的办法，以免加重肾脏的负担和进一步损害肾功能。同时，注意肾绞痛后短期内由于肾血管痉挛，影响造影剂的泌出，会出现患肾不显影的假阳性结果。B 超检查简便可行，无需特殊准备，不增加患者痛苦，所以疑有梗阻性肾衰竭者首选 B 超检查。B 超所见梗阻性肾衰竭者多数患肾有不同程度积液，急性梗阻者较少，慢性梗阻者积液较多，并常伴有输尿管扩张。B超对输尿管上段和下段的病变显示较清，对中段效果较差。B超同时可以确定膀胱是否有慢性尿潴留及前列腺病变，常作为梗阻性肾病的常规筛选方法。

CT价格较为昂贵，但在梗阻性肾病诊断中的应用也越来越广泛，CT与B超一样，同样能发现肾、输尿管、膀胱和前列腺的病变，尤其对透X线结石有着良好的诊断价值。较之B超优越的是CT对肿瘤性病因及对肾脏的预后判断等有着优越的影像效果。

逆行性输尿管插管造影是确定上尿路梗阻性肾衰竭的一个重要手段，既可帮助明确梗阻的存在、发生的部位和原因，又可以通过逆行插管超过梗阻部位。插管后放置导管暂时解除梗阻，可及时改善肾功能，有利于控制感染。

B超发现肾有多量积液，经其他检查未能明确梗阻部位，逆行插管失败时宜选用经皮肾穿刺尿路造影检查，以协助了解梗阻部位及原因。但在穿刺注入造影剂前宜先抽取部分积液，以免加重肾的积液和损害。核素肾图和核素肾扫描可以确定肾供血、分泌和排泄情况，可以帮助鉴别急性肾衰竭和急性梗阻性肾衰竭，但对确定梗阻部位及原因则困难；磁共振尿路成像对确定梗阻部位及病因有帮助，两者均不宜常规使用。

并发感染时，尿内可有白细胞及脓细胞。中尿培养有非特异性细菌生长。并发结石时尿内有红细胞。在无症状的长期梗阻性尿路疾病病人，尿液分析可正常或发现白细胞或红细胞。但完全性或严重的部分性双侧梗阻性尿路疾病可导致急性或慢性肾功能衰竭。

六、梗阻性肾病如何治疗，治疗宜与忌

梗阻性肾病的治疗原则是：①去除梗阻病因，解除梗阻，使尿路通畅，消除梗阻所引起的症状；②防治继发尿路感染；③保存和恢复肾功能，延缓肾功能损害进展速度；④慢性肾衰竭者进行肾脏替代治

肾脏病患者

宜与忌

190

疗。梗阻性肾病解除梗阻后，肾功能的恢复与梗阻的时间和病情密切相关。一般认为，1 周以内的完全性梗阻解除以后，肾脏可完全恢复其原有的功能。完全梗阻 2 周者在梗阻解除后 3～4 个月内，肾小球滤过率能恢复 70％，完全梗阻 4 周以上者解除后其肾小球滤过率仅能恢复至 30％，超过 6 周的完全性梗阻，即使解除梗阻，肾功能极难恢复。梗阻超过 8 周者，肾功能几乎完全丧失。因此，梗阻性肾病尽快解除梗阻，恢复尿路通畅是治疗成功的关键。

对于重度酸中毒、高血钾和肾功能严重受损，全身情况较差的患者，可先做 1～2 次血透，积极纠正水电解质和酸碱平衡失调，情况一旦改善，立即手术。常用于解除梗阻的几种手术方式如下：①输尿管逆行插管引流术，又分膀胱镜逆行插管和输尿管镜逆行插管两种，此两种方法在直视下操作，可以直接击碎或镜下将结石上推回肾盂，因而成功率较高，效果较好；②体外震波碎石术适合于结石梗阻导致肾后性肾衰竭的患者，阳性结石可以直接定位后行体外震波碎石术，阴性结石可采用逆行插管注入造影剂定位的方法；③采用经皮肾穿刺微造瘘具有损伤小，及时引流肾脏尿液的优点，待患者情况改善再去除梗阻病因；④开放性手术包括取石、肿瘤切除、整形复通等，宜择期使用。

对于病情较重、有高血钾和严重尿毒症的患者宜进行透析治疗，为下一步诊断和治疗创造条件。一般宜急诊透析 1～2 次病情改善后抓紧时机手术解除梗阻。由于长期透析可会加重感染和肾实质损害，导致残余肾功能进一步丧失，影响梗阻解除后肾功能恢复，因而透析疗法只宜作为过渡治疗，不应常规应用。忌在肾功能有可能逆转情况下长期维持行透析而不解除梗阻。

梗阻与感染常常并存，互相促进并进一步损害肾功能。无论急性或慢性梗阻性肾病均宜加强抗感染治疗。梗阻未解除以前使用利尿剂会使肾盂内压力升高，肾间质水肿增加而加重肾损害，忌未在解除梗阻情况下使用利尿剂。部分患者在解除梗阻后可出现多尿，此时易导致水、电解质紊乱和低血容量，宜严密监测并及时补充与纠正。忌使用各种对肾有毒药物。

目前对积水肾术前静脉肾盂造影不显影是否代表真正无功能以及

是否需做肾切除，尚无一致意见。以下几点可以作为保留积水肾的指征：①静脉肾盂造影 60 分钟内显影者；②肾动脉造影显示肾动脉内径＞3mm 或为主动脉内径的 20％以上；③肾实质厚度＞1cm；④已行肾造瘘者，患肾达全肾尿量的 5％～10％以上；⑤小儿患者尿路梗阻时间短，更重要的是小儿肾脏代偿性生长力强，故应尽可能保留肾脏；⑥积水肾的尿 pH 值低于 7.3 时，即使肾脏损害严重，X 线表现无功能，保留此肾仍是允许。经各项检查证实肾功能丧失，肾实质普遍菲薄或并发严重感染，同时对侧肾功能良好者可考虑肾切除，但是对于总肾功能不良者，宜尽量保留肾脏。

七、体育锻炼宜与忌

　　体育锻炼对肾脏的积极作用一般表现在两个方面：第一是促使肾脏的排泄能力加强。运动过程中肾脏排泄代谢的废物增加，像尿素、尿肌酐等等，为了保持身体内环境的稳定，肾脏就必须加速排泄乳酸和脂肪代谢物质，从而保证运动能力。第二个作用是增强肾脏重吸收的能力。运动的时候排汗增加，身体内的水分就会减少，为了保持水分和盐分，肾脏就会增加对这些物质的重吸收。

　　锻炼量是否合适可以根据自我感觉、尿化验等来判断。如果锻炼后感觉良好，疲劳感在几小时内消失；尿化验蛋白量和红细胞只有稍微的增多或保持原样，这说明锻炼效果是好的，可以继续进行，否则就要适当减少运动量。

（陈国纯　成梅初）

第十七章

急性肾衰竭宜与忌

一、何谓急性肾衰竭？ 如何分类？

急性肾衰竭（ARF）是肾脏本身或肾外原因引起肾脏泌尿功能急剧降低，以致机体内环境出现严重紊乱的临床综合征。主要表现为少尿或无尿、氮质血症、高钾血症和代谢酸中毒。急性肾衰竭时血肌酐和尿素氮进行性升高（血肌酐每天升高在 $88.4\sim176.8\mu mol/L$ 以上，血尿素氮升高 $3.6\sim10.7mmol/L$ 以上）。

急性肾衰竭临床上一般可分为三大类：①肾前性：各种原因所致有效血容量不足、心力衰竭、全身血管扩张或肾动脉收缩等，导致肾脏供血不足，肾实质有效灌注减少所致，肾组织无明显器质性损害；②肾后性：由于输尿管结石嵌顿、前列腺肥大、尿路损伤及尿路手术后和肿瘤压迫所致尿路梗阻而引起；③肾性：为各种原因所致急性肾小管坏死、双侧肾皮质坏死、肾小管间质疾病、肾血管疾病以及各种原发或继发性肾小球疾病等所致的急性肾衰竭。

肾性急性肾衰竭按主要病变部位又可分为六种：肾小管性急性肾衰竭（如急性肾小管坏死）、肾间质性急性肾衰竭（如急性间质性肾炎）、肾小球性急性肾衰竭（如急进性肾炎或重症急性肾炎）、肾血管性急性肾衰竭（包括肾脏小血管炎如显微镜下多血管炎及韦格内肉芽肿，及肾脏微血管病如溶血性尿毒症综合征等）和急性肾皮质坏死及急性肾乳头坏死引起的急性肾衰竭。

二、急性肾衰竭如何分期以及
各期临床特征

1. 少尿期 大多数在先驱症状 12～24 小时后开始出现少尿（每

日尿量小于 400ml) 或无尿 (每日尿量小于 100ml,一般持续 2~4 周。此期由于肾小球滤过率下降,以钠水潴留、酸碱电解质平衡紊乱以及毒素潴留为突出特征,出现相应临床症状和体征。常见临床表现包括:①水钠潴留:表现为全身浮肿、血压升高等,严重者出现肺水肿、脑水肿和心力衰竭,是导致死亡的主要原因;②电解质紊乱:包括高钾血症、低钠血症、低钙血症和高磷血症等,其中高钾血症常为少尿期死亡首位原因;③代谢性酸中毒:为酸性代谢产物在体内蓄积所致,感染和组织破坏可使酸中毒加重,可表现为恶心、呕吐、疲乏、嗜睡、呼吸深大等,严重者可出现休克、血压下降;④尿毒症毒素潴留症状:如食欲减退、恶心、呕吐等,严重者可出现尿毒症脑病。

2. 多尿期　少尿期后尿量逐渐增加,当每日尿量超过 500ml 时,即进入多尿期。多尿初期尿毒症状仍可明显,约 4~5 天后症状逐渐好转。此期持续 1~3 周。此期容易出现电解质紊乱,宜引起重视。忌认为患者小便增多,不注意监测电解质。

3. 恢复期　尿量逐渐恢复正常,3~12 个月肾功能逐渐复原,大部分患者肾功能可恢复到正常水平,只有少数患者转为慢性肾功能衰竭。

三、急性肾衰竭诊断宜与忌

1. 急性和慢性肾衰竭鉴别　在诊断时,宜首先应明确患者是否为急性肾衰竭。如患者短期内出现少尿或无尿,血肌酐和尿素氮进行性升高 (血肌酐每天升高在 88.4~176.8μmol/L 以上,血尿素氮升高 3.6~10.7mmol/L 以上),伴水电解质和酸碱平衡紊乱及全身各系统并发症,宜考虑急性肾衰竭,此时诊断不难。但部分患者病史不清,无法确定既往有无肾脏病,虽然就诊时已经为肾衰竭,此时忌武断诊断为急性肾衰竭,宜首先排除急性衰竭后才能诊断为慢性肾衰竭。

如患者有如下特征：①既往有肾脏病史，起病前有肾小管浓缩稀释功能受损表现，如夜尿增多；②出现少尿时间较晚，只在肾小球功能严重受损时出现少尿或无尿；③严重贫血，且程度与肾功能损害程度相关，宜考虑慢性肾衰竭。肾脏影像学检查对于鉴别急性和慢性肾衰竭具有重要诊断价值，如发现双肾体积缩小、双肾皮质变薄以及皮髓质分界不清，宜考虑慢性肾衰竭；如双肾体积增大，且无明显结构紊乱，则宜考虑急性肾衰竭。此外，一些实验室检查，如指甲（头发）肌酐对于两者具有一定鉴别意义。对于病因不明、临床表现不典型而肾功能急剧下降；可能有肾血管受累或间质性肾炎；可能为系统性疾病所致者，应尽早进行肾活检明确诊断。

2. 明确急性肾衰竭的类型　不同临床类型急性肾衰竭的治疗和预后各不相同，因而诊断急性肾衰竭后以进行分类，明确患者急性肾衰竭是深浅性、肾性亦或是身后性急性肾衰竭。一旦患者考虑为急性肾衰竭，宜首先进行肾脏影像学检查，如肾脏 B 超，观察患者有无肾盂积水、输尿管扩张和膀胱潴留等肾后性梗阻表现，则可明确患者是否为肾后性急性肾衰竭。排除肾后性急性肾衰竭后裔进一步考虑是否肾前性急性肾衰竭还是肾性急性肾衰竭。

排除肾后性急性肾衰竭后，如发现患者有以下临床特点：①具有导致肾脏缺血的明确病因（如脱水、失血、休克、严重心力衰竭、严重肝功能衰竭或严重肾病综合征等）；②尿钠排泄减少（<20mmol/L），尿比重增高（>1.020），尿渗透压增高（>500mOsm/L）；③SCr 及血清尿素氮（BUN）增高，且二者增高不成比例，BUN 增高更明显；④病人尿常规化验正常，宜考虑肾前性急性肾衰竭。长时间的肾脏缺血可使肾前性急性肾衰竭发展成急性肾小管坏死（ATN），肾前性急性肾衰竭宜与急性肾小管坏死进行鉴别。除上述检查外，也可做补液试验或速尿试验帮助鉴别：①补液试验：1 小时内静脉点滴 5% 葡萄糖 1000ml，观察两小时，若尿量增加至每小时40ml 则提示为肾前性 ARF，若无明显增加则提示为 ATN；②速尿试验：补液试验后尿量无明显增加者，还可再做速尿试验进一步鉴别。即静脉注射速尿 200mg，观察两小时，同补液试验标准判断

肾脏病患者

宜

与

忌

结果。

　　排除肾前性急性肾衰竭和肾后性急性肾衰竭后，则宜诊断为肾性急性肾衰竭。诊断肾性急性肾衰竭后，宜进一步明确病变性质和病变部位。根据患者病史、实验室检查一般不难鉴别。如患者存在病因不明、临床表现不典型、无法解释肾功能短时间内急剧下降原因，尤其是在怀疑急性新月体性肾炎、急性链球菌感染后肾炎、IgA 肾病、膜增殖性肾炎等原发性肾小球疾病和系统性红斑狼疮、结节性动脉炎等继发性肾小球疾病所致者，条件允许时均宜争取尽早进行肾活检，以期早期确诊，制定正确的治疗方案，早期进行治疗。

四、急性肾衰竭如何治疗，治疗中的宜与忌

　　1. 积极治疗原发病　积极有效治疗和控制原发病，常可使急性肾衰竭治愈或停止进展，因而对于病因不清，无法解释的肾功能急剧下降者，宜尽早确定诊断和制定正确治疗方案。对于肾前性急性肾衰竭，宜纠正导致肾脏缺血的一些因素，防止其进展为 ATN；对于药物所致急性肾衰竭宜及时停用可疑药物；对于梗阻性肾病所致急性肾衰竭应在透析治疗支持下，及时早期解除梗阻，保存和恢复肾功能；对于急进性肾炎、结缔组织疾病、系统性血管炎等免疫因素所致急性肾衰竭应及时使用激素和（或）细胞毒性药物治疗。

　　2. 防止肾脏损害进一步加重　毫无疑问，积极治疗原发病和去除可逆性病因可预防肾脏损害进一步加重。此外，宜注意避免导致病情加重的一些医源性因素，如忌用肾毒性药物、忌用导致肾小球滤过率下降的药物等。如有感染，宜尽早确定病原菌，根据病原菌特点和药物敏感试验结果选择敏感抗生素积极控制感染。在选用抗生素时忌使用肾毒性作用的抗生素。

　　3. 维持机体液体、酸碱和电解质平衡　急性肾衰竭在不同病期均可存在不同程度液体、酸碱和电解质平衡紊乱，且不同病期这些异

常特征各不相同，宜注意保持液体平衡，在少尿期宜采用"量出为入"的原则，以免患者出现体内水负荷过多而出现系列并发症。此外，急性肾衰竭患者无论少尿期或多尿期，均可出现酸碱和电解质平衡紊乱，宜严密监测患者酸碱和电解质平衡情况，并及时进行处理。

4. 营养治疗 补充营养可维持机体的营养状况和正常代谢，并有助于损伤细胞的修复和再生，提高存活率。急性肾衰竭患者每日所需能量为每公斤 $30\sim40$kcal，如患者病情严重，可相应增加能量摄入。蛋白质摄入量应根据患者残余肾功能、分解代谢状态和透析方式等确定。对于能正常进食为 $0.5\sim0.8$g/kg · d；高分解代谢状态者为 $0.8\sim1.0$g/kg · d；常规透析者为 $1.0\sim1.2$g/kg · d，而行 CVVH/CVVHD 治疗者应增加到 $1.5\sim2.5$g/kg · d。不能口服的需静脉营养补充必需氨基酸及葡萄糖。尽可能地减少钠、钾、氯摄入并增加水溶性维生素的摄入。

五、急性肾衰竭肾脏替代治疗宜与忌

1. 早期预防性透析 急性肾衰竭的诊断一旦明确，宜尽早进行透析治疗。早期预防性透析不但能尽早清除体内过多的水分和代谢产物，改善内环境，预防和治疗电解质紊乱和酸碱紊乱，预防并发症，为原发病的治疗和支持疗法创造条件，而且有利于缩短少尿期，帮助急性肾衰竭恢复。如患者出现下列情况：①发生利尿剂拮抗的少尿（尿量<400ml/24h）或无尿（尿量<100ml/24h）；②有尿毒症症状；③SCr$\geqslant$442μmol/L；④血钾$\geqslant$6.5mmol/L；⑤有严重代谢性酸中毒 CO_2CP$\leqslant$13mmol/L；⑥有脑水肿、肺水肿等先兆者，宜尽早其进行透析治疗。

2. 选择合适透析方式 治疗急性肾衰竭的方式包括腹膜透析（PD）、血液透析（HD）和连续性血液净化（CBP）治疗。对于无合并症发生的急性肾衰竭患者，即可采用腹膜透析，也可采用血液透析；对于高分解代谢者，宜进行连续性血液净化（CBP）或每日透析；对于有出血倾向患者宜选用腹膜透析、无肝素血液透析；对于并发心衰、肺水肿、水钠潴留严重者可行腹膜透析、序贯透析或连续性血液净化；对于病情较重、血流动力学不稳定或呼吸不好患者，最适宜采用血液净化治疗；对于 MODS 者宜选用持续性血液净化；药物中毒所致急性肾衰竭者，宜根据药物中毒的性质用灌流和透析结合方式。

六、急性肾衰竭饮食治疗的宜与忌

1. 保持液体平衡　少尿期时，要严格限制各种水分的摄入，以防止体液过多而引起急性肺水肿或稀释性低钠血症。此期每日进水量＝前 1 天液体排出量＋500ml，排出量应包括尿、粪、呕吐物、伤口渗出液及不显性失水等。除输入液体量、饮水外摄入食物都要折合水分加以计算。应注意患者体温、室温及湿度的变化，患者有发热，多出汗或换气过度均可增加失水量。多尿期水分摄入也宜根据出入水量平衡的原则确定，但宜注意避免患者出现容量不足。

2. 保持电解质平衡　少尿期时，多伴有浮肿，要根据血钠的测定分别采用低盐、无盐或低钠的饮食。高血钾时宜减少高钾饮食摄入，如橘子、香蕉、红枣等，以免外源性钾增多而加重高钾血症。含钾高的食物可以通过冷冻，加水浸泡或弃去汤汁以减少钾的含量。

3. 适当摄入蛋白质　多尿期宜充分摄入营养，给予高糖、高维生素和高热量饮食，忌摄入过多蛋白质。热量供给应以易消化的碳水化合物为主，可采用水果、麦淀粉面条、麦片、饼干或其他麦淀粉点心，加少量米汤或稀粥等。对于能正常进食者蛋白质摄入量为 0.5～0.8g/kg·d；高分解代谢状态者为 0.8～1.0g/kg·d；常规透析者为 1.0～1.2g/kg·d，而行 CVVH/CVVHD 治疗者应增加到 1.5～2.5g/kg·d 为宜，动物性蛋白为主，如瘦肉类、鱼、鸡、虾等动物蛋白质交替使用，以调节病人的口味。多尿期和恢复期以适当增加蛋白质饮食摄入。

七、急性肾衰竭如何预防，预防的宜与忌

急性肾功能衰竭的预防主要是积极防治原发病，避免和祛除诱发因素是预防之根本，结合祖国医学的观点，要注意以下 3 点：①调养五脏：平素起居、饮食有节，讲究卫生，避免外邪侵袭，尤其在传染病流行的季节和地区更应加强预防措施；不过食辛辣厚味，以免滋生湿热；调畅情志，保持精神愉快，使气血畅达而避免产生气滞血瘀；加强体育锻炼，提高机体防御能力。②防止中毒：有关资料表明，20％～50％的急性肾功能衰竭是由药物引起，还有部分因接触有害物质所致。因此，应尽量避免使用和接触对肾脏有毒害的药物或毒物。若属意外服用或接触应及时发现和及早治疗。③防治及时：一旦有诱发急性肾衰竭的原发病发生，应及早治疗，注意扩充血容量，纠正水、电解质紊乱及酸碱失衡，恢复循环功能。若发现本病将要发生，应早期采取措施，补充血容量，增加心排血量，恢复肾灌流量及肾小球滤过率，排除肾小管内梗阻物，防治感染，防止 DIC、肾缺血引起的肾实质的损害。同时尽早应用活血化瘀药物，对预防本病发生有积极作用。

八、儿童急性肾衰竭诊治宜与忌

儿童急性肾衰竭中肾前性因素所致居多，其次为肾小球疾病和心脏手术后出现急性肾衰竭。儿童患者出现急性肾衰竭时容易出现高血

压、心力衰竭。儿童急性肾衰竭治疗原则与成人相似，治疗原发病同时针对尿毒症进行治疗。如果患者尿量减少伴有高血压或充血性心力衰竭、严重酸中毒或电解质紊乱、高分解代谢状态或需要进行大量补液者，均宜及时进行肾脏替代治疗。常用血液净化治疗的方式包括腹膜透析、血液透析和连续性血液净化治疗。至于患者透析方式选择宜根据年龄、体重、血管情况以及患者病情进行选择：体重小于 20kg 或血管通路建立困难者，适宜腹膜透析治疗。其他患者宜根据医院设备和医疗技术情况选择腹膜透析或血液透析。如患者有严重感染或手术所致急性肾衰竭，宜选择连续性血液净化治疗方法，如 CAVH、CVVH、CAVHD、CVVHD 等。

九、老年人急性肾衰竭诊治宜与忌

老年人常伴有高血压、动脉硬化、糖尿病、高尿酸血症以及其他慢性肾脏疾病，与年轻人比较，一些可能导致肾脏损伤的危险因素，如呕吐、腹泻、利尿剂、消化道出血、肾毒性药的使用，急性心肌梗死或严重心力衰竭、感染等更易导致血压下降而诱发急性肾衰竭。老年急性肾衰竭更易发生多器官功能衰竭、心力衰竭、呼吸衰竭、脑血管意外等严重并发症，宜早期进行预防性透析，不但可以减少其心力衰竭、高钾血症、感染和消化道出血等并发症的发生，而且有利于原发病的治疗和康复。老年人血液净化治疗的方式包括腹膜透析、血液透析和连续性血液净化治疗等。由于腹膜透析对血流动力学影响小、对残余肾功能具有保护、不需要建立血管通路、无需使用抗凝药物等优点，一般患者宜选择腹膜透析，但血液透析也可根据患者病情以及患者医院选择使用。连续性血液净化技术能清除大量大、中分子物质，其中包括相当数量的炎症介质，如肿瘤坏死因子（TNF）、白细胞介素-1（IL-1）、心肌抑制因子（MDF）等，从而能对全身炎症反应综合征（SIRS）的病程产生有益的影响，因而对于心血管功能不稳定或合并多器官功能衰竭患者，宜选择连续性血液净化方法，如CAVHF、CAVHDF、CVVHDF 等进行治疗。此外，在进行治疗时，宜积极预防并发症发生，一旦发生并发症，宜积极进行治疗。

（陈国纯　成梅初）

肾脏病患者

宜与忌

第十八章

慢性肾衰竭宜与忌

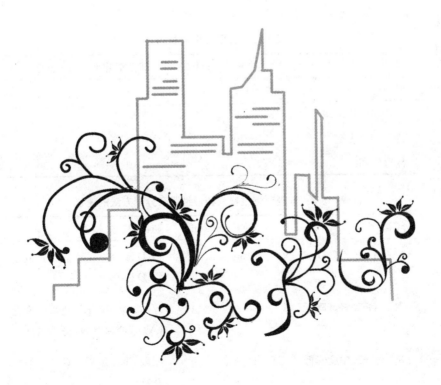

一、何谓慢性肾衰竭，如何分期

慢性肾功能衰竭，简称慢性肾衰（chronic renal failure CRF）指慢性肾病引起的肾小球滤过率（GFR<90ml/min）和肾脏其他功能损害，及由此产生的代谢紊乱和临床症状组成的综合征，为各种原发性和继发性肾脏疾病持续进展的共同转归，终末期称为尿毒症。以前在临床上一般将慢性肾衰分为肾功能代偿期、肾功能失代偿期、肾功能衰竭期（尿毒症前期）和尿毒症期（表18-1）。晚近美国肾脏病基金会DOQI专家组对慢性肾病（CKD）和慢性肾衰（CRF）的分期方法提出了新的建议（表18-2）。

表 18-1　我国慢性肾衰的分期

肾功能不全分期	血清肌酐（μmol/L）	肌酐清除率（ml/min）
肾功能代偿期	133～177	50～80
肾功能失代偿期	186～442	20～50
肾功能衰竭期	1451～707	10～20
尿毒症期	≥707	<10

表 18-2　美国对慢性肾病和慢性肾衰分期方法的建议

分期	特征	GRF（ml/min）	防治目标及措施
1	已有肾病 GFR 正常	≥90	CKD 诊治：缓解症状；减慢 CKD 进展
2	GFR 轻度降低	60～89	评估、减慢 CKD 进展：降低 CVD（心血管病）患病危险
3	GFR 中度降低	30～59	减慢 CKD 进展：评估、治疗并发症

宜与忌

204

分期	特征	GRF (ml/min)	防治目标及措施
4	GFR 重度降低	15～29	综合治疗；透析前准备
5	ESRD（肾衰竭）	<15	如出现尿毒症，需及时替代治疗

二、慢性肾衰竭诊断中的宜与忌

慢性肾衰是一种常见病、多发病，临床表现复杂多样。有慢性肾脏病史，出现典型的慢性肾衰症状后，及时进行肾功能化验，诊断一般不困难。有些患者病史不清，常以肾外症状如乏力、纳差、恶心、贫血、高血压等来就诊，甚至首次就诊时即存在明显肾功能不全或尿毒症，如果不想到慢性肾衰的可能，不做尿化验和肾功能检查，容易误漏诊。因此，诊断慢性肾衰宜熟悉慢性肾衰的病史特点，掌握科学的问诊方法，详细询问病史，全面体格检查，并及时做必要的实验室检查如肾功能等，尽早明确诊断。忌不仔细问病史和体检，不重视或过分相信尿常规和肾功能，临床思维狭窄，仅凭就诊症状来诊断，不明确肾衰的病因等。诊断内容宜包括：①慢性肾衰及其分期；②病因诊断（如慢性肾小球肾炎、慢性间质性肾炎、糖尿病肾病、肾小动脉硬化等）。在多数慢性肾衰患者中，慢性肾衰病因可能只有一个，但部分慢性肾衰患者其病因可能有一个以上，如糖尿病肾病与肾小动脉硬化同时存在，糖尿病与慢性肾小球肾炎或慢性间质性肾炎同时存在等；③并发症的诊断（如肾性贫血、肾性骨病、急性左心衰、尿毒症性心肌病、尿毒症肺、尿毒症脑病、尿毒症性周围神经病变、感染及出血等）。宜积极寻找促使肾功能恶化的原因，常见的有①血容量不足；②感染：常见为呼吸道感染、尿路感染、败血症等；③尿路梗阻：最常见为尿路结石；④心衰和严重心律失常；⑤肾毒性药物使用；如使用氨基糖甙类抗生素等；⑥急性应激状态：如严重创伤、大手术；⑦高血压：如恶性高血压或高血压降压过快过剧；⑧高钙血症、高磷血症或转移性钙化，以便尽可能的恢复肾功能。宜与肾前性氮质血症、急性肾衰、慢性肾功能不全重叠急性肾衰等鉴别。

三、慢性肾衰竭如何治疗，治疗中的宜与忌

对早、中期慢性肾衰，主要应用非透析治疗，其目的为缓解症状，减轻痛苦，提高生活质量，延缓慢性肾衰的病程进展，防止并发症，提高生存率，降低病死率；而尿毒症阶段，则需应用替代治疗（透析、肾移植），同时辅以药物治疗和饮食治疗，积极控制各系统症状和并发症，提高生活质量，延长生存期。

1. 治疗基础病和使慢性肾衰竭恶化的因素　宜积极治疗慢性肾衰的基础病。有些引起肾衰的基础病在治疗后有可逆性，如狼疮性肾炎的尿毒症，若肾活检示病变中度慢性化而活动指数高者，经治疗后肾功能会有所改善。宜积极消除使慢性肾衰竭恶化的因素，如纠正水钠缺失、及时控制感染、解除尿路梗阻、纠正心衰、停止使用肾毒性药物等，可使肾功能获得改善。

2. 延缓慢性肾衰的发展　宜在肾衰早期就进行，包括以下措施：

（1）营养治疗　对非透析患者，宜高热量、合理低蛋白、低磷饮食，除出现水肿、心衰、高血压、少尿等外，一般不须限制水、钠、钾的摄入；对透析患者，除高蛋白质摄入外，其他类同于非透析患者。同时宜补充适量的必须氨基酸和（或）酮酸氨基酸、多不饱和脂肪酸、L-肉碱、维生素及某些微量元素（铁、锌）等。

（2）控制全身性和（或）肾小球内压力　血管紧张素转换酶抑制剂（ACEI）和血管紧张素受体拮抗剂（ARB）、利尿剂、β_1-受体阻滞剂、钙离子拮抗剂、α_1受体阻滞剂等均可应用。宜首选 ACEI 和 ARB，因其能直接降低肾小球内高压力，减少蛋白尿和抑制肾组织

细胞炎症反应和硬化的过程，延缓肾功能减退；血肌酐 $>265\mu mol/$ L，宜停用或应密切观察血肌酐水平，如 2 个月内血肌酐水平较基础水平升高超过 35%，应停用。

（3）中医治疗　在西医的基础上，进行辨证论治地加用中药治疗，对缓解病情，延长生命有一定疗效。主症为脾肾气虚者，可用参苓白术散和右归丸加减；肝肾阴虚者，可用六味地黄丸和二至丸加减；气阴两虚者，可用参芪地黄汤加减；脾肾阳虚者，可用真武汤加减；阴阳俱虚者，可用肾气丸加减。兼证有湿浊者，可在本方中加化湿泄浊药；有淤血者，加活血化淤药。所有上述方剂中，均一律加入大黄（后下）9～12g，并随患者的个体差异性进行剂量调整，务使每日排软便 2 次，每日 1 剂，水煎服。另外，中药成分复杂，不宜乱用，忌用对肾功能有损害的中药，如含马兜铃酸的中草药关木通、广防己、青木香、天仙藤、马兜铃、寻骨风、朱砂莲等。

（4）其他　高脂血症宜积极治疗，方法与一般高脂血症相同。高尿酸血症通常不需治疗，如有痛风，予以别嘌呤醇 0.1g，1～2 次每日，宜密切观察肾功能变化。

3. 并发症的治疗

（1）纠正水电解质酸碱紊乱　代谢性酸中毒主要用碳酸氢钠，轻者口服，1.0～3.0g/d，重者静脉输入，必要时透析治疗。心衰患者静脉输入速度不宜过快，以免加重心脏负荷。有水肿高血压者宜限制水钠摄入，加用利尿剂如速尿 20mg，每日 3 次，如利尿效果不佳或严重者，宜行透析治疗。脱水者宜及时补足液体量，低血压者宜及时纠正。低钠血症忌盲目补钠，稀释性低钠血症宜严格限制水的摄入，只有真性低钠血症才需补钠。高钾血症首先宜解除引起高钾的原因如纠正酸中毒、停用引起高钾的药物和限制钾的摄入，如血钾 $>$ 6.5mg/dl，宜紧急处理。给予 10% 葡萄糖酸钙 20ml，稀释后缓慢注射，继之 5% 碳酸氢钠 100ml 静脉推注或滴注，然后 50% 葡萄糖 50～100ml 加胰岛素 6～12U 静脉注射，经上述处理效果不佳或严重者宜紧急血透治疗。低钾血症宜适当补钾。低血钙者宜补钙，明显低钙者应加用 1，25-$(OH)_2D_3$，当血钙 >10.5mg/dl 或血磷 >7mg/dl 或血清钙磷乘积 >3.74mmol^2/L^2，应停止补钙。高磷血症宜限制磷的摄入，同时应用磷结合剂如碳酸钙 1g，每日 3 次。高镁血症宜紧急予以 10％葡萄糖酸钙或氯酸钙静脉注入，并及时行血透治疗，低镁血症一般不必处理，严重者可用门冬氨酸钾镁静脉输入补镁。

（2）心血管并发症　高血压多为容量依赖性，首先宜解除水钠潴留如限制水钠摄入，有尿者慎重利尿，必要时行血透超滤脱水。降压药首选 ACEI 或 ARB，注意其可引起高钾血症。务必将血压降至 130/80mmHg 以下（蛋白尿＞1g/d 应降至 125/75mmHg 以下）。恶性高血压可予硝普钠降压。尿毒症性心包炎宜积极血透治疗，合并心包积液或明显心包压塞，应及时心包穿刺或引流。心衰的处理与一般心衰治疗相同，即强心、利尿、扩血管、解痉等，必要时行血透超滤以解除水钠潴留。

（3）肺部并发症　肺水肿、尿毒症性肺炎、尿毒症性胸膜炎等经血透治疗均可改善。转移性肺钙化无特异的治疗方法，停止补钙，切除甲状旁腺，低磷饮食，口服氢氧化铝，应用低钙透析液，增加透析次数或持续时间可能逆转肺钙化。

（4）贫血的治疗　补充叶酸 5～10mg，每日 3 次；监测血清铁蛋白和转铁蛋白饱和度，证实缺铁者补充铁剂，口服补铁如硫酸亚铁 0.3g，每日 3 次，速力菲 0.1～0.2g，每日 1～3 次，力斐能 0.15g，每日 1 次，静脉补铁如右旋糖苷铁，首次 0.5ml 作为实验剂量，1 小时后无过敏反应给足剂量治疗，第一天给 50mg，以后每日或隔日 100mg，直至总需量。科莫菲 0.1g 加入 NS 100ml 缓慢静滴，首次使用应先 0.03g 30 分钟输入，观察 30 分钟，如无副反应继续滴完，以后每日或数日 100mg，直至总需量，也可一次性补足需量。注射用铁的总需量按公式计算：（需达到的血红蛋白浓度-患者的血红蛋白浓度）×0.33×患者体重（kg）。忌盲目补铁或不缺铁的情况下补铁。补铁同时补充重组红细胞生成素。积极纠正加重贫血的因素。

（5）感染　抗生素的选择和应用原则与一般感染相同，剂量宜酌情调整（详下述），在疗效相同的情况下宜选用肾毒性最小的抗生素。

（6）神经精神和肌肉系统症状　充分地透析和肾移植可改善神经精神和肌肉系统症状。骨化三醇、重组红细胞生成素和加强补充营养可改善部分患者的肌病症状。

肾脏病患者
宜与忌

4. 口服吸附疗法和导泻疗法　宜用于透析前慢性肾衰患者，或某些早期尿毒症患者病情尚稳定，暂时不能接受透析治疗者。目前较常用的有包醛氧淀粉 10～20g/d，分 2～3 次口服。大黄苏打 4～6 粒，每日 3 次。口服 2%～3% 的甘露醇 500～2000ml/d，每日腹泻 2～4 次。碳酸钙 1～3g，每日 3 次。口服活性炭制剂、剂型和疗效有待进一步改善和观察。

5. 替代治疗　慢性肾衰到尿毒症期需替代治疗，包括血透、腹透和肾移植。在进行替代治疗前，宜向患者及其家属交代病情，使其了解替代治疗的必要性；对患者及其家属作替代治疗的宣传教育，使其了解什么是替代治疗，替代治疗的利与弊，做好思想准备，对血透、腹透或肾移植做出选择。一般而言，血管条件好、心、肺功能良好、不适宜腹透或肾移植、不接受腹透或肾移植者及肾移植前过渡阶段宜选择血透治疗。血透治疗前，宜预先建立血管通路，如临时性静脉置管、永久性静脉置管、动静脉内瘘等；不宜长期临时穿刺，如长期桡动脉穿刺可致手部功能障碍"爪形手"。糖尿病患者、小儿患者、血管条件差难以做动静脉内瘘者、伴有心血管合并症的患者、不适宜血透或肾移植、不接受血透或肾移植者、偏远山区血透治疗不方便宜选择腹透治疗。腹透开始前首先应行腹腔内腹透管置入，对腹透患者及其家属进行腹透宣教。成功的肾移植可恢复正常的肾功能，使患者几乎完全康复，如经济条件、年龄、肾源等条件允许，宜首选肾移植。

四、慢性肾衰竭患者饮食治疗的宜与忌

慢性肾衰患者饮食治疗主要原则：①合理蛋白饮食；②充分热量摄入；③合理补充必需氨基酸和 α-酮酸；④各种营养素综合平衡和某些特殊营养素（如铁、锌等微量元素和 L-肉碱等）的额外补充；⑤改善食欲以保证营养素的足量摄入；⑥改善机体内环境，纠正各种营养素代谢紊乱。根据透析进行与否，主要分为透析前和透析后两个阶段。

1. 蛋白质摄入　透析前患者宜合理低蛋白饮食，蛋白质摄入量一般 $0.6\sim0.8g/kg\cdot d$，忌越低越好；维持性透析患者给予充足的蛋白质摄入，蛋白质摄入量一般为 $1.0\sim1.2g/kg\cdot d$。动物蛋白（高生物价蛋白）和植物蛋白比例宜合理，动物蛋白至少占 50% 或稍多，以保证必需氨基酸的摄入，如经济条件允许，宜加用适量的必需氨基酸和（或）α-酮酸制剂（$0.1\sim0.2g/kg\cdot d$），同时适当减少蛋白质的摄入量。

2. 热量摄入宜充足　每日至少需要 $30\sim35cal/kg$，除蛋白质提供热量外，应以糖类提供热量为主，同时保证一定的脂肪（多不饱和脂肪酸/饱和脂肪酸>$1.0\sim1.5$，对透析患者，甚至有人建议此比例应不低于 $1\sim2$）。

3. 矿物质的摄入　宜限制磷的摄入，一般为 $500\sim700mg/d$，忌食坚果、动物内脏等含磷高的食物。伴有水肿、心衰、高血压、少尿、肾功能损坏严重者，宜限制水、钠、钾的摄入，钠的摄入量一般为 $500\sim1500mg/d$，忌食腌菜、腊肉、豆瓣酱、腐乳等含盐高的食物。钾的摄入一般为 $400\sim800mg/d$，忌食柑橘、香蕉、红枣、花椰菜、菠菜等含钾量高的食物。宜补充足够的钙，含钙较高的食物有牛奶、豆腐、黄花菜、花生、紫菜、虾皮、海带、榛子、芝麻酱等，忌过度补钙，当血钙水平过高、血磷水平或钙磷乘积过高则应停止补钙，并加用磷结合剂。

4. 维生素和微量元素的补充　补充维生素 B_6 $10\sim100mg/d$、维生素 B_{12} $500\mu g/d$、维生素 C $100\sim600mg/d$、维生素 E $100mg/d$、叶酸 $5\sim15mg/d$、铁（补充量视贫血程度而定）、锌 $50mg/d$（透析患者）等。慢性肾脏病及维持性血透或腹透病人应补充足够的钙。

5. L-肉碱的补充　透析患者 L-肉碱缺乏较为普遍，主要与摄入不足、透析液丢失等原因。补充 L-肉碱，可使透析患者贫血减轻，心脏功能改善，肌无力减少，食欲增加，从而提高其生活质量。多静脉给药，总量一般为每周 3g。

五、肾性高血压治疗的宜与忌

高血压是慢性肾脏病常见的重要并发症，高血压既可加速其肾功能恶化，又是其心血管疾病的危险因素。美国肾脏病基金会心血管疾病任务组推荐的降压目标值为：蛋白尿＜1g/d，降血压目标＜125/75mmHg；蛋白尿≥1g/d，降血压目标＜130/80mmHg。治疗包括：

1. 一般治疗 包括低盐饮食，控制高脂血症、高凝状态糖尿病，戒烟、戒酒，适当运动，减少焦虑和应激等不良情绪，适当减轻体重等。

2. 降压药的选择 选药原则为能长期使用、降压效果好、能延缓或改善重要器官受损（特别是肾功能恶化）、无明显不良反应和不影响生活质量。常用的降压药有血管紧张素转换酶抑制剂（ACEI）和血管紧张素受体拮抗剂（ARB）、利尿剂、β_1受体阻滞剂、钙离子拮抗剂（CCB）、α_1受体阻滞剂等。①ACEI 和 ARB：一般为首选药。需注意此类药可致或加重高钾血症，少数使用者可发生持续性咳嗽，短时间内可致血肌酐水平升高等。②利尿剂：常用的利尿剂有噻嗪类、袢利尿剂和保钾利尿剂等。宜用于伴有水钠潴留、慢性心力衰竭的高血压患者。慎用于痛风、糖尿病、高脂血症患者。多与其他降压药配伍使用，也可单独使用。③钙拮抗剂：包括双氢吡啶类和非双氢吡啶类，通过治疗高血压，延缓肾功能恶化，双氢吡啶类还能减轻肾脏肥大等，对病肾有保护作用。降压效果强，常首选配合治疗协助降压。不致高血钾，不升高血肌酐水平，适用于肾功能损害不宜使用ACEI 和 ARB 者。④β_1受体阻滞剂：常用的有氨酰心安、倍他乐克等，伴有缺血性心脏病患者首选此类药，忌用于慢性心衰、支气管哮喘、糖尿病、房室传导阻滞等。使用过程中宜注意心率的变化，如心率＜60 次/分，即停止使用。⑤α_1受体阻滞剂：常用的有哌唑嗪、特拉唑嗪等，适用于不同程度的肾性高血压。主要不良反应是体位性低

211

血压，长期使用可引起耐药性。多用于配伍协助降压。

3. 血液透析患者高血压的治疗 一般认为降血压目标为 140/90mmHg 以下。大多数透析患者的高血压是由于水钠潴留引起，故宜限制水钠摄入，调整透析方案，减少容量负荷，达到干体重。部分降压药如 ACEI、水溶性 β_1 受体阻滞剂等可被透析，透析后宜补充。

六、降压药物联合使用的宜与忌

慢性肾衰患者治疗高血压宜联合用药，以增强疗效，减少不良反应。要想达到理想的血压目标值，往往需要 3 种或更多的降压药联合使用，一般配伍原则为：①首选 ACEI 或 ARB 类配合小剂量利尿剂。利尿剂剂量忌过量，以防血容量出现不足，导致血肌酐水平异常增高；选择哪种利尿剂宜根据血肌酐水平，血肌酐＜1.8mg/dl 时用噻嗪类利尿剂，血肌酐＞1.8mg/dl 用袢利尿剂。②如以上降压药不能将血压下降达标，则加用钙拮抗剂，包括双氢吡啶类和非双氢吡啶类。③如果血压还不能达标，根据心率选择下一种配伍药。心率＞70 次/分，宜加用 β 受体阻滞剂或 α 及 β 受体阻滞剂；心率＜70 次/分，则将非双氢吡啶类改为双氢吡啶类。④如果血压下降仍不满意，最后试加其他降压药，如 α 受体阻滞剂、中枢性降压药或周围血管扩张药联合使用。

七、ACEI 和 ARB 使用的宜与忌

ACEI 和 ARB 是慢性肾衰患者治疗高血压宜首选药，因其能直接和间接降低肾小球毛细血管压，减少蛋白尿和抑制肾组织细胞炎症

反应和硬化的过程，延缓肾功能减退。此类药可致血钾升高、持续性咳嗽、短时间内血肌酐水平升高等副反应，故伴高钾血症、咳嗽的患者慎用。一般认为，以往未曾用过此类药者血肌酐＞265μmol/L 或 2个月内血肌酐水平较基础水平升高超过 35％，即宜停用；一直使用此类药的患者，血肌酐逐渐＞265μmol/L 应密切观察血肌酐水平，如短时间内血肌酐水平进行性升高，应停用。双肾动脉狭窄患者慎用此类药。

八、肾性贫血治疗的宜与忌

肾性贫血原因包括红细胞生成素不足，红细胞寿命缩短，铁、叶酸等造血原料的缺乏，失血，铝中毒，甲状旁腺功能亢进，甲状腺功能减退，急慢性炎症，营养不良等，故其治疗宜采取综合措施。

1. 给予足量的重组人红细胞生成素（r-HuEPO）　是治疗肾性贫血的主要措施。血红蛋白＜110g/L，血细胞比容＜33％，且能排除缺铁及其他引起贫血的原因和疾病，即可补充 r-HuEPO。伴有严重高血压和高凝状态的肾性贫血患者宜慎用 r-HuEPO。可静脉或皮下给药，但皮下注射疗效优于静脉注射。国外认为，若皮下注射，r-HuEPO 剂量为每周 80～120U/kg；若静脉给药，则每周为 120～180U/kg。国内 r-HuEPO 剂量为透析前慢性肾衰患者每周 50～150U/kg，血透患者每周 100～200U/kg。治疗期间宜监测血红蛋白值，r-HuEPO 剂量以每周血红蛋白上升 2～5g/L 为宜，上升过慢或过快都应调整 r-HuEPO 用量（改变每次用药剂量或每周给药次数），血红蛋白达到靶值后，r-HuEPO 维持剂量可减至原剂量的 2/3～3/4。

2. 补充铁剂　监测血清铁蛋白及转铁蛋白饱和度，证实有无缺铁。补充铁剂包括口服和静脉补铁（详见上述）。忌盲目补铁，以致铁沉积。

3. 纠正加重贫血的其他因素　如纠正消化道出血，加强营养，控制急慢性感染，预防和治疗继发性甲状旁腺功能亢进，消除铝中毒等。

4. 辅助用药治疗　补充叶酸 $5\sim10mg$，每日 3 次，维生素 B_{12} $500\mu g/d$，L-肉碱每周 $2\sim4g$。血严重或急性大量失血时可适当输新鲜全血或红细胞悬液，忌长期大量输血，可致铁沉积。

九、肾性骨病治疗的宜与忌

　　肾性骨营养不良症，简称肾性骨病，是慢性肾功能不全时骨矿化及代谢异常，包括继发性甲状旁腺功能亢进性骨病、低转化性骨病、铝中毒性骨病等。

　　1. 继发性甲状旁腺功能亢进性骨病　临床上主要表现为骨痛、关节不适、瘙痒，当有转移性钙化时，可出现钙化部位的相应症状，如钙沉积在关节周围可出现关节炎症、疼痛和僵硬；沉积在肺部可出现慢性呼吸困难或急性或慢性呼吸衰竭。治疗目标为抑制甲状旁腺激素分泌、合成，抑制甲状旁腺腺体增生。具体包括：①降低血磷。包括低磷饮食（每日摄入量不宜超过 $800\sim1000mg$，忌食用含磷高的食物）、应用磷结合剂和透析。②补充钙剂。③应用活性维生素 D。常用的活性维生素 D 制剂有 $1,25(OH)_2D_3$ 和 $1\text{-}\alpha$ 羟维生素 D_3。$1,25(OH)_2D_3$ 应用方法包括静脉和口服两种。口服方法又分为每日口服和口服冲击疗法。每日口服适用于轻-中度继发性甲状旁腺功能亢进症，开始剂量为每日 $0.25\sim0.5\mu g$，之后宜根据血钙、磷及 iPTH 水平进行调整。口服冲击疗法适用于中、重度继发性甲状旁腺功能亢进症，根据美国 NKFK/DOQI 关于慢性肾脏病骨代谢及其疾病的临床实践指南建议，血透患者起始剂量，如 iPTH $300\sim600pg/ml$，每次 $0.5\sim1.5\mu g$，每周 3 次；如 iPTH $600\sim1000pg/ml$，每次 $1\sim4\mu g$，每周 3 次；如 iPTH$>1000pg/ml$，每次 $3\sim7\mu g$，每周 3 次。

国内推荐剂量 iPTH $300\sim500$pg/ml，每次 $1\sim2\mu$g，每周 2 次；iPTH $500\sim1000$pg/ml，每次 $2\sim4\mu$g，每周 2 次；iPTH>1000pg/ml，每次 $4\sim6\mu$g，每周 2 次。宜夜间睡眠前服用。静脉冲击疗法适用于中、重度继发性甲状旁腺功能亢进症，尤其是血透患者。根据美国 NKFK/DOQI 关于慢性肾脏病骨代谢及其疾病的临床实践指南建议，如 iPTH $300\sim600$pg/ml，每次 $0.5\sim1.5\mu$g，每周 3 次；如 iPTH $600\sim1000$pg/ml，每次 $1\sim4\mu$g，每周 3 次；如 iPTH>1000pg/ml，每次 $3\sim7\mu$g，每周 3 次。每次透析结束时给予。1-α 羟维生素 D_3 治疗继发性甲状旁腺功能亢进与 1，25 $(OH)_2D_3$ 是同效的，但所需剂量较后者高 $50\%\sim75\%$。使用活性维生素 D 血清钙磷乘积不宜超过 55mg^2/dl^2，过量可致高钙血症。④钙敏感受体促进剂（Calcimimetics）。研究表明 Calcimimetics 可降低 iPTH 水平，降低钙磷乘积，抑制甲状旁腺细胞增生，且无升高血钙作用，可与维生素 D 制剂合用。⑤甲状旁腺次全切除术及甲状旁腺全切除术加自体移植。适用于经药物治疗甲状旁腺功能亢进症或用药过程中出现顽固高钙血症和（或）高磷血症。⑥充分透析治疗。⑦纠正酸中毒。

2. 低转化性骨病　　主要有骨软化和骨再生不良。骨软化可能与维生素 D 缺乏、磷不足或铝中毒有关，治疗视病因而定。维生素 D 缺乏者给予维生素 D；磷不足者适当补充磷制剂，不宜过量，须监测血钙、磷及钙磷乘积。

3. 铝中毒性骨病　　血清铝正常值为$<120\mu$g/L，如血清铝水平升高（$60\sim200\mu$g/L），有铝中毒的临床症状、体征或暴露于铝的病史，应行去铁胺（DFO）实验，实验后血铝增加值可较好反应组织的铝负荷；如血清铝$>200\mu$g/L，不宜行 DFO 实验。治疗措施包括停止或限制使用含铝的制剂；使用反渗水透析，透析液铝宜$<10\mu$g/L；DFO 治疗，疗程至少 3 个月，于透析末 1 小时静滴，5mg/kg，每周 1 次，3 个月为 1 疗程；使用高通量、高效透析器进行血液透析滤过。

十、钙剂使用的宜与忌

慢性肾衰患者常伴有低钙血症，如血清总钙低于正常值，临床上有低钙症状或血清 iPTH 高于目标值，应给予补充钙剂。钙盐制剂包括碳酸钙、醋酸钙、藻酸钙等含钙磷结合剂，既可补钙，又可降磷，碳酸钙 2g，1 日 3 次，餐时服用，剂量不宜过大。一般而言，每日含钙磷结合剂中钙离子的剂量不宜超过 1500mg，每日总离子钙摄入量不宜超过 2000mg，血清钙磷乘积不宜超过 $55mg^2/dl^2$，补钙过量可引起腹泻和高钙血症。

十一、磷结合剂使用的宜与忌

慢性肾衰患者多伴有高磷血症，为防止骨外钙化和软骨病，血磷浓度不宜超过 1.78mmol/L。当饮食控制不能有效的降低血磷时，常需口服磷结合剂以降低血磷。常用的磷结合剂根据其所含金属离子的不同，包括含钙、铝、镁等的磷结合剂及不含钙、铝等的磷结合剂。常用的含钙磷结合剂有碳酸钙、醋酸钙、藻酸钙等，宜餐中服用，剂量不宜过大。一般而言，每日含钙磷结合剂中钙离子的剂量不宜超过 1500mg，每日总离子钙摄入量不宜超过 2000mg，过大剂量的使用含钙磷结合剂可引起腹泻和高钙血症。氢氧化铝曾是广泛采用的磷结合剂，氢氧化铝凝胶，15ml，1 日 3 次，因其对骨和中枢神经有毒性，目前已少用，如患者血磷≥2.26mmol/L，可以短期使用含铝的磷结合剂（4 周），然后换用其他结合剂，同时可增加透析次数以降血磷。镁盐是有效的磷结合剂，但对骨矿化和中枢神经有损害，且易引起腹泻和高镁血症，不宜采用。存在高钙血症和转移性钙化的患者，忌用含钙及铝的磷结合剂，应考虑改用不含钙、铝等的磷结合剂，如多聚糖醛酸、Sevelamer、Lanthanum Carbonate 等，其能有效的控制血磷而无铝中毒和高钙血症的危险。如单用一种磷结合剂不能有效的控制血磷，可同时使用两种磷结合剂，也可同时增加透析次数。

十二、慢性肾衰竭患者药物使用的宜与忌

　　肾功能不全病人体内药物的代谢和排泄过程与正常人不同：在药物分解代谢方面常表现为氧化过程升高或正常，还原过程降低，乙酰化过程正常或降低，水解过程降低；在药物排泄方面，经肾排泄药物速度减慢，且多于肌酐清除率下降程度一致；能与蛋白结合的药物排泄增快；进行透析治疗者还应考虑药物的透析性。因此，临床上宜根据药物代谢与排泄途径、内生肌酐清除率、药物的透析性、药物毒性特别是肾毒性等因素，来决定药物使用的剂量或方法。首次使用时可给予一次正常人的剂量作为负荷量，以后按内生肌酐清除率查肾衰药物剂量调节表予以调整：一是给药间期不变，减少药物剂量，二是延长给药间期，药物剂量不变，或是二者都进行调整。提倡个体化用药，必要时监测血药浓度。忌用肾功能损害后禁用的药物。

十三、慢性肾衰竭患者体育锻炼宜与忌

　　休息和运动是一对矛盾的统一体，适当的体育锻炼。可以增强体质，使机体的功能加强，充满活力。慢性肾衰早中期病情稳定的患者可进行一些轻松的体育锻炼，锻炼的形式有散步，打太极拳，练气功

等，患者可以根据自己的身体条件，选择适合自己的锻炼方式。锻炼时间的长短也应根据自己的情况而定，一般以自己不觉疲劳为准；慢性肾衰中晚期病情较重的患者，如伴有高血压、心衰、严重贫血、水肿等，不宜进行体育锻炼，宜休息为主；慢性肾衰已行维持性透析治疗者，如透析效果良好，可参加适当的体育锻炼，甚至正常工作；慢性肾衰已行成功肾移植者，体育锻炼及工作如同正常人。

十四、慢性肾衰竭患者如何预防，预防宜与忌

慢性肾衰是一种慢性病，使各种原发性和继发性肾脏疾病持续进展的共同转归，早期预防极其重要。具体包括以下几方面：

1. 早期诊断　早期诊断各种慢性肾脏疾病，对慢性肾衰的预防极为关键。

2. 治疗原发病　对各种急、慢性肾小球肾炎、狼疮性肾炎、紫癜性肾炎或可能累及肾脏的疾病（如高血压、糖尿病）积极治疗，防止慢性肾衰的发生。

3. 避免或消除某些危险因素　使用对肾脏有毒性的药物、严重感染、脱水、尿路梗阻（如结石、前列腺肥大症）、创伤等因素，往往可使原有肾脏疾病加重，肾功能恶化，促使肾功能衰竭发生。经常性的、高质量的随诊，可减少或避免这些危险因素发生，或及早发现并加以纠正。

4. 合理的饮食方案　高热量、合理低蛋白、低磷饮食，同时宜补充适量的必须氨基酸和（或）酮酸氨基酸、多不饱和脂肪酸、L-肉碱、维生素及某些微量元素（铁、锌等）等，对慢性肾脏疾病的肾功能有保护作用。

5. 控制血压　积极控制血压于目标值，可延缓肾衰的进展。降压药宜首选 ACEI 或 ARB，不仅能控制全身高血压，纠正肾小球高灌注、高滤过状态，而且减少蛋白尿和抑制肾组织细胞炎症反应和硬

化的过程，延缓肾功能减退。临床常用药物为卡托普利、洛丁新和利压定等。

（陈俊香　成梅初）

慢性肾衰竭宜与忌

第十九章

腹膜透析宜与忌

一、何谓腹膜透析？

腹膜透析是利用腹膜作为半透膜，向腹腔内注入透析液，借助膜两侧的毛细血管内血浆及腹腔内的透析液中的溶质浓度梯度和渗透梯度，通过弥散对流和超滤原理，清除机体代谢废物和潴留的过多水分。透出液中的代谢废物和潴留过多水分随废旧透析液排出体外，同时由腹透液中补充必要的物质。不断更新新鲜腹透液反复透析，则可达到清除毒素、脱水、纠正酸中毒和电解质紊乱的治疗目的。

二、腹膜透析有哪些方式？

腹膜透析过程是反复地将一定量腹膜透析液灌入腹腔内，停留一段时间后，又部分或全部引流出腹腔的过程，这一过程称之为一个腹膜透析周期。每个腹膜透析周期包括三期，即入液期、停留弥散期和引流期。根据患者透析时透析时间安排、每次灌入透析液量、透析液交换次数、透析液腹腔内停留时间长短以及透析操作方式，临床上常常采用腹膜透析有以下方式：

1. 间歇性腹膜透析（IPD） 每次腹腔内灌入 1000～2000ml 透析液，保留透析液约 30～45min，每日交换 10～20 次不等，每个透析日透析约8～10h；每周透析时间不少于36～42h，透析间歇期，病人腹腔内不留置腹透液。适用于急性肾衰或慢性肾衰作腹透（CAPD）的 3～10 天阶段。

2. 持续性非卧床腹膜透析（CAPD） 每日交换 4 次，每次 2 升。适用于慢性肾衰长期需透析者，是最广泛应用于临床的一种腹膜透析方式。

3. 持续性循环式腹膜透析（CCPD）　每日只装卸两次，白天腹腔内放置 2L 腹透液，夜间睡眠时应用腹膜腹透机交换腹透液 3～4 次，每次使用 2～3L 透析液。适用于需人帮助的腹透患者（如儿童、盲人、老人）或需白天工作者。

4. 夜间间歇腹膜透析（NIPD）　白天不留置腹透液，夜间机器操作，10 小时内透析 6～10 次，每周 7 晚。

5. 潮式腹膜透析（TPD）　指在透析开始时向病人腹腔内灌入一定容量的透析液后，每次透析周期只引流腹腔内部分透析液，用新鲜透析液替换，直到透析结束后再将腹腔内所有液体引流出来。一般第一次腹透液灌入量加大至患者能耐受的最大量，为 2～3L，放出时只放总灌入量的 25％～50％之间，其余的继续留置于腹腔内。每次交换周期不超过 20 分钟，每次停留 4～6 分钟，一般每 8～10 小时需用腹透液 26～30L。至腹透 10 小时后将全部腹透液放空，无腹透液存留。这种高流量的腹透液交换可提高溶质清除效果。

三、选择腹膜透析的宜与忌

与血液透析一样，腹膜透析也是治疗各种原因所致急慢性肾衰竭的重要手段，因而急性或慢性肾衰竭患者皆可选择腹膜透析也可选择血液透析。腹膜透析对植物毒素、生物毒素如水莽草、鱼胆中毒以及中分子或是有环状结构的小分子物质及与蛋白质结合的物质均具有较好的清除作用，如有血液透析禁忌证或无条件进行血液透析的中毒患者，宜选择腹膜透析。慢性肝脏疾病可并发肾脏损害甚至慢性肾功能不全，腹膜透析可清除或部分清除体内潴留的代谢产物，且腹膜透析无需抗凝，不会加重出血；无需体外循环，不易发生低血压；直接引流腹水有益于缓解患者腹胀症状，可选择腹膜透析。此外，急性肝衰竭、充血性心力衰竭、先天性代谢疾病、急性胰腺炎、牛皮癣等患者，由于腹膜透析可清除体内潴留的代谢产物、清除体内过多水分等作用，也具有一定效果，上述患者也可采用腹膜透析进行治疗。

与血液透析比较，腹膜透析具有以下优点：①无需特殊设备，操作简单，可居家进行；②对血流动力学影响较小；③清除中分子毒素效果优于血液透析；④对于残余肾功能具有保护作用；⑤无须建立血管通路和使用抗凝药物；⑥可有效控制患者血糖等；⑦治疗时活动不受限制等，因而下列情况更适宜进行腹膜透析：①大于65岁的老年人；②原有心血管疾病或心血管不稳定的病人，如：心绞痛、陈旧性心肌梗塞、心肌病、心率失常、曾有脑血管意外者、各种原因导致的充血性心力衰竭及血压降低或顽固性高血压等；③糖尿病患者；④儿童；⑤反复造瘘失败；⑥有明显出血倾向者。

虽然腹膜透析广泛用于治疗尿毒症，但患者如有腹腔内脏外伤；腹部大手术3日以内，腹部有外科引流管；结肠造瘘或粪瘘；疝未修补者；巨大多囊肾；严重肾功能不全；妊娠；不合作者或有精神病者等，可出现各种不适或并发症，不宜进行腹膜透析。若患者曾经有过腹部大手术怀疑有腹膜广泛性粘连、腹部皮肤广泛感染无法植管者、患有严重肺部疾病并有严重肺功能不全、腹腔内弥漫性恶性肿瘤等情况，忌进行腹膜透析。

四、腹膜透析时机选择的宜与忌

尿毒症患者宜适当提早透析，因透析过度延迟，尿毒症造成机体的损害在很长时间内难以逆转。忌太晚开始透析，因会导致高血压难以控制，严重肾性贫血，甲状旁腺功能亢进，同时可合并较为严重的心、脑、消化道病变，使患者生活质量下降，存活率降低。

糖尿病肾病患者开始腹膜透析宜早于其他尿毒症患者，因常合并严重的心血管病变，较早出现水钠潴留，容量负荷增加较非糖尿病患者出现更早、更明显。

部分肾功能不全患者残余肾功能尚可，无严重的心血管并发症及严重的营养不良，由于某些可逆性因素加重肾功能损害，如感染、劳累、水电解质代谢失调、失水、失血、血压波动过大、精神应激、药物过敏等，宜在纠正上述因素的同时早期予以透析治疗，帮助患者度过难关，患者肾功能可能部分恢复或完全恢复至上述因素出现之前的肾功能水平。

当出现以下情况时，宜尽早开始透析：尿毒症性心包炎、重度代谢性酸中毒（pH≤7.1，CO_2≤7.0mmol/L）；高血钾（血 K^+≥6.5mmol/L）；难以控制的容量超负荷或充血性心力衰竭；顽固性高血压；合并出血倾向；尿毒症脑病；血尿素氮≥28mmol/L 和或血肌酐≥800μmol/L。

五、腹膜透析方式选择的宜与忌

1. 间歇性腹膜透析（IPD） 对小、中分子毒素的清除率较低，宜用于以下情况：①患者仍有残余肾功能，仅需偶尔行腹透治疗者；②新开管的腹透患者，一般手术插管后开始 7～12 天宜进行小剂量 IPD，有利于患者植管处伤口的愈合；③腹膜溶质转运为高转运，行常规 CAPD 治疗不能达到超滤要求的患者；④CAPD 患者，出现明显腰背痛不能耐受及有疝气或腹透管周围漏液者，宜暂时改作 IPD；⑤没有条件进行其他透析方案者；⑥对急性肾功能衰竭及某些药物急性中毒的患者，无条件作血透者，宜选作 IPD；⑦有严重水钠潴留，水中毒、充血性心功能不全患者，无条件作血透时可采用 IPD 治疗；⑧慢性腹膜透析患者并发腹膜炎、腹腔出血等，可采用 IPD，以达到腹腔灌洗，防治堵管的目的。

2. 持续非卧床性腹膜透析 适用于慢性肾衰的长期维持透析，是目前最广泛应用于临床的一种腹膜透析方式。

3. 自动腹膜透析（APD） 指所有利用腹膜透析机进行腹透液

交换的各种腹膜透析形式，包括 CCPD、IPD、NIPD、TPD 等。

4. 持续循环式腹膜透析（CCPD） CCPD 是各种 APD 方法中用于慢性肾功能衰竭患者长期维持治疗的主要透析方法，在下列情况下，CCPD 相对 CAPD 更显优越性：①尚有一定工作能力的患者，需夜间透析，以保证白天能正常工作者；②对于儿童，有视力障碍及行动不便或动作不协调的肾衰患者，其腹透操作需借助于他人的帮助进行时，CCPD 方法对助手操作负担不重，又不影响助手白天正常生活和工作；③进行 CAPD 时，反复发生腹膜炎者，宜试行改作 CCPD 对减少患者腹膜炎的发生率，改善患者生活质量会有益处；④行 CAPD 患者有形成腹内高压并发症趋势或已有腹内高压并发症表现者，宜改作 CCPD；⑤对腹膜溶质转运功能轻度低下，进行 CAPD 不能达充分透析的患者，宜行 CCPD。

5. 潮式腹膜透析（TPD）宜用于 ①对腹膜为高转运的患者，②对易于出现腹内高压相关并发症的透析患者，如果改作低腹内容量白天循环仍不能解决问题时；③对体形高大，喜进高蛋白饮食，可能合并机体高分解代谢状态，以及腹膜为低平均转运的患者，如增加 CCPD 的透析流量或透析次数仍不能达充分透析时。

六、腹膜透析患者术前准备的宜与忌

1. 术前评估 了解患者有无腹膜透析植管手术的禁忌证，如腹壁广泛瘢痕、腹壁皮肤感染、腹腔广泛粘连、腹腔内感染等。腹部广泛瘢痕者手术容易出血，伤口愈合困难，进行手术应慎重。如果只有局部瘢痕形成而且手术切口能避开，则非手术禁忌。腹腔内巨大肿块者，一方面手术中腹膜透析导管不易到位，而且术后透析效果欠佳，不宜进行手术。心力衰竭和呼吸衰竭患者由于不能平卧，且腹式呼吸明显，腹腔内压力升高，腹壁张力较高，容易在手术过程中出现意外，且手术过程中应腹内压升高，腹腔内大网膜和肠管易自腹膜膨出，导致腹膜撕裂和腹壁缝合困难，对于此类患者应在患者症状控制，一般情况改善后进行手术。

2. 病人准备　宜仔细向患者介绍腹膜透析治疗有关优点和缺点，有关手术方法，术中、术后可能出现的并发症以及处理方法，以求得病人的理解，增加患者治疗信心。腹部及阴部剃毛备皮，注意脐部的清洁卫生，以免并发术后感染。备皮过程中忌损伤腹壁。此外，患者术前宜排空膀胱，以免在术中插管时导致膀胱穿孔或透析管不能到位。

3. 术前检查　检查血常规，常规进行血小板计数；检查凝血全套。如患者术前仅有轻度凝血异常，宜预防性使用止血药物，以免术中出血导致术中手术视野不清楚；如有明显出血倾向，手术宜慎重。此外，如患者术前进行过常规血液透析治疗，应在透析后 3 天进行手术，或在术前采用无肝素透析。

4. 术前用药　应进行普鲁卡因皮试。此类患者一般无需常规预防性使用抗生素，如有必要，可仅在术前当天使用一次抗生素，术后使用 3 天抗生素。如患者对手术感到紧张，术前半小时宜以使用鲁米那肌注，以缓解患者紧张情绪。此外，为避免术中伤口渗血影响手术视野和术后出血，可在术前肌肉注射 1KU 立止血。

七、腹膜透析手术方式选择宜与忌

建立通畅的腹膜透析通路是进行腹膜透析的首要条件，腹膜透析植管术就是选择最适当的腹膜透析植管点，准确地将腹膜透析导管末端置于腹腔最低位置处，以建立通畅的腹膜透析通路。腹膜透析植管术根据方法不同可分为三大类：

1. 外科手术法植管　该方法直视下放入导管，避免局部粘连，确保末端放置位置正确，渗漏较少，慢性腹膜透析病人植管时宜首选此种方法，但技术要求较高，需在手术室进行。

2. 盲插法植管　也称穿刺法植管，优点是可在床旁进行，过程简单，费用较低，但该种方法并发症较多，容易出现引流不畅，早期腹透液渗漏发生率较高，忌常规使用。

3. 腹腔镜法植管　该种方法能在明视下将腹膜透析导管末端置于膀胱直肠窝或子宫直肠窝，腹透液渗漏发生率低，但治疗费用较高，需经过专门培训的医生才能操作，不宜作为首选。

八、腹膜透析手术操作的宜与忌

1. 手术切口定位　手术切口部位包括左旁正中切口、右旁正中切口、腹正中切口、反麦氏点切口和麦氏点切口，其中经腹直肌旁正中小切口最常采用。为减少术后腹膜透析导管漂位，宜选择合适位置植入导管。由于常用 Tenckhoff 导管腹内段的长度约 14～15cm，而盆腔内的深度约 6～7cm，故导管置入点宜在耻骨上缘约 8～10cm 处，患者体型瘦高、腹壁脂肪较厚，植入点位置宜偏下，否则，导管植入点位置宜偏上。此外，切口位置过度靠近腹正中线，易出现切口疝，过于偏向外侧可能损伤腹壁下动脉，切口距正中线距离以 2cm 左右为宜。

2. 手术中预防出血　一般渗血不严重者可采用压迫止血，对于小血管损伤且可看见明显出血者，宜采用 1 号丝线结扎，以免出血影响手术视野。在切开腹直肌前鞘时忌损伤腹直肌；打开腹直肌前鞘后，对于肌肉较少患者，可将腹直肌推向腹中线，如肌肉较少，宜钝性分离，暴露腹直肌后鞘；如术野中见到腹壁下动脉血管，可改在其他部位行肌肉分离，或用止血钳将其拨开，以免导致患者出血。

3. 荷包缝合和插管　切开腹膜时忌损伤小血管，如果有明显小血管损伤，应使用 1 号丝线结扎，腹膜切口约 0.5cm 为宜。在进行荷包缝合时宜注意选用小针粗线（小圆针、4 号丝线），针距以 0.5cm 为宜，仅钩缝腹横筋膜 1.0mm，确认每针均未缝及肠管，缝针忌穿透筋膜到达腹腔。荷包的开始和结束的位置宜选择在切口的上侧方。导管宜于术前浸泡于无菌生理盐水中以浸湿涤纶套并排出涤纶套中的空气，以利于纤维组织生长入涤纶套中，引导丝顶端距导管顶端距离以 0.5cm 为宜，忌突出于导管顶端外。忌硬性插入导管，导管位置应适当，忌过高或过低。此外，插入导管后宜试管，观察患者注入及引流是否通畅，忌不进行试管就结扎荷包。收紧结扎荷包时以轻提透析管无滑动为宜。

4. 建立皮下隧道和缝合皮肤 收紧结扎荷包后宜轻压患者腹部，以观察有无液体渗漏。如无液体渗漏，宜使用生理盐水冲洗伤口，进一步观察有无活动性出血。如无活动性出血，可采用 7 号丝线紧密缝合腹直肌前鞘。建立皮下隧道时首先确定导管出口点位置：直管的出口处应位于腹膜切口的上侧方；鹅颈管的出口处应位于腹膜切口的下侧方，出口处宜位于浅层涤纶套外侧 2～3cm 处，忌过近或过远。

九、腹膜透析患者术后护理宜与忌

1. 严密监护 宜在心电监护下严密观察患者生命体征的变化，加强巡视，如发现病情变化，及时与医师联系，密切配合，及时处理。宜严密观察患者腹壁切口以及出口处皮肤有无渗血、漏液、红肿等。宜严密观察透析液的颜色，正常情况下腹透液清亮或带有淡红色，透析液交换后转清，如为鲜红色而持久，宜考虑伤口内出血或腹腔内脏器损伤，宜仔细分析原因并给予及时处理。透析过程中若出现引流不畅，可以采取改变体位、排空膀胱、腹部按摩和通便等方法，如仍不畅，宜考虑是否有透析管受压、扭曲、纤维蛋白或血凝块堵塞和大网膜粘连等。宜首先检查管道是否受压、扭曲，保持管道固定通畅；如考虑纤维蛋白或血凝块堵塞，宜透析管内注入肝素、尿激酶、生理盐水等，使堵塞透析管的纤维块溶解；如为大网膜包围透析管而发生了堵塞，可试用长 40cm 的探针，徐徐插入透析管内进行疏通。

为避免大网膜堵塞透析管，忌放透析液时速度过快。

2. 严格无菌操作 每次透析前紫外线消毒室内 30 分钟。各种换药物品严格无菌。宜加强透析管周围皮肤护理，保持敷料干燥，如有污染应及时更换。应实行保护性隔离措施，探视人员尽量避免入内。宜保持室内空气新鲜。患者宜穿宽松的棉质衣服。宜注意患者个人卫生，如勤换床单、衣服，修剪患者指甲，保持双手清洁。宜严格遵守腹膜透析操作规程进行操作。

3. 注意伤口保护，避免透析导管移位 术后当天宜采用平卧位，忌增加腹压，导致透析导管移位。忌透析导管受压、扭曲，以免出现引流不畅。透析导管宜制动，以免影响出口处愈合。对于神志或精神异常患者，宜特别注意不要将透析导管拔除。宜注意伤口保护，避免增加腹压的一些因素，如剧烈咳嗽、提重物、爬楼梯、出力及便秘，直到伤口愈合。伤口愈合前患者宜使用束腹带，以加强对伤口的保护及减少疼痛。

4. 注意饮食指导 宜食用容易消化的食物，少食多餐，避免刺激性食物。宜选择优质蛋白饮食，如牛奶、鸡蛋、鱼和瘦肉等，尽量少用植物蛋白。宜食富含维生素及纤维素比较多的食物，如全麦面包、糙米、粗面面条等，这样可以避免便秘。宜给予新鲜水果汁和蔬菜汤等，忌高磷、高钾食品，如酸奶、豆类、动物内脏、鲤鱼、鱿鱼、虾米等。宜适当限制盐的摄入，防止液体负荷过重。

十、腹膜透析患者营养治疗的宜与忌

1. 心理护理 重视患者心理护理，可消除不利于透析的负性心理，调动积极因素，保证透析的顺利进行。宜向患者及家属反复讲解饮食治疗的重要性及计算营养需求量的方法，指导患者养成良好的饮食习惯，与患者共同制定饮食方案，随时检查评价执行情况。强化透析疗法合理膳食观，使患者自觉遵守饮食规则。宜经常变换食物种类及烹调方法，改善就餐环境，保持室内空气清新。患者宜进行适当活动，尤其是户外活动以改善食欲。

2. 补充足量的蛋白质和热量　患者由于经腹膜丢失蛋白质较多，补充量一般为每日 $1.2\sim1.5g/kg\cdot d$，以高效价优质蛋白质为主，如牛奶、鸡蛋、各种瘦肉、鱼等含丰富必需氨基酸的动物蛋白，少食大豆、豆制品、硬果类等生物效价较低的植物蛋白。若发生腹膜炎和其他影响营养状态的疾病，宜增加蛋白质摄入。蛋白质摄入不足的患者，宜口服补充必须氨基酸；如口服不能补充足够的蛋白质，宜静脉输白蛋白、血浆制品或肾必胺。忌不适当或过分限制蛋白质摄入。热量摄入量宜大于 $35kcal/kg\cdot d$，其中脂肪占 35%，除去蛋白质所含热量，剩余部分由碳水化合物补足。每日 3 餐按 1/5、2/5、2/5 分配，3 餐中不足的热量由水果、糖果补足。

3. 脂肪供给　每日膳食中脂肪的供给量维持在总热量的 35% 左右，对血脂过高患者，每日脂肪供给量为总热量 $25\%\sim30\%$。宜增加食物中不饱和脂肪酸摄入，膳食宜清淡，忌油腻，忌食油煎炸食品，以植物性油脂为主，如花生油、豆油、菜籽油、棕榈油、玉米油等，少食动物性油脂，如猪油、牛油、羊油，并限制含胆固醇高食物的摄入，如动物内脏、蛋黄、蟹黄、鱼卵、猪蹄及软体鱼等。

4. 维生素补充　维生素在人体主要代谢途径上影响着脂肪、碳水化合物、蛋白质和核酸的生成和利用。宜补充水溶性维生素如 B 族维生素、叶酸、维生素 C，多吃谷类、干果、水果、新鲜绿叶蔬菜等。脂溶性维生素如维生素 A 和维生素 E 不必补充。

5. 水钠及电解质摄入　一般情况下无须限制水钠，但浮肿、高血压和少尿者应限制水钠的摄入，对于体重迅速增加、浮肿或高血压者，忌不限制水和钠的摄入。此时每天食盐摄入量应控制在 3g 以下。如出现高钾血症时，忌进含钾丰富的食物，如香菇、榨菜、土豆、山楂、黑枣、芭蕉、花生米、芋头、百合、白木耳等。低钾血症时，则宜多食含钾丰富的食物。含磷高的食物如动物肝脏、动物脑、蛋黄、鱼卵、香菇、白木耳等宜尽量少吃。宜多食含钙丰富的食物，如牛奶、鱼罐头、鱼松、虾皮、浓汁骨头汤、绿叶蔬菜等。烹调鱼、排骨等食品时可放些醋，以利于钙的溶解。

十一、腹膜透析患者如何预防腹膜炎，预防的宜与忌

对腹膜炎的预防应从增加机体免疫力和防止细菌侵入到腹腔两方面进行护理。一方面，饮食宜采用高热量，高优质蛋白及低磷饮食，改善机体的营养代谢状态。忌多使用高渗性透析液防止腹透液对腹膜的损伤。另一方面宜进行规范腹膜透析操作，早期发现，早期治疗，是减少腹膜炎发生率的关键措施：①严格执行操作规范，避免细菌入侵，透析前宜戴口罩，用肥皂洗手两次，操作时宜戴好手套；②检查透析液的质量：用肉眼检查是否有颗粒物质及是否变色浑浊，忌使用变质的透析液；③挤压透析液袋，检查是否有漏液和破损处，忌使用破损透析袋；④检查连接患者端的拉环是否松动，忌使用松动拉环；⑤居室环境宜保持清洁干净，最好安置紫外线灯定期进行消毒，每天开始腹透前宜紫外线消毒 10min；⑥每次灌完透析液后宜用新的碘伏帽，忌使用用过的碘伏帽；⑦忌引流袋的位置高于腹腔，以防引流液倒流；⑧透析液在腹腔内留置期间，宜夹闭透析管道；⑨宜保持腹膜透析管皮肤出口处清洁干燥，用无菌纱布覆盖，每日更换敷料，并消毒皮肤和透析管连接处；⑩宜加强患者肠道方面的护理，预防肠道感染的发生，如果有肠道感染存在，宜及时使用抗生素予以控制。此外，宜早期发现和早期诊断，透析液变浊是最早出现和最常见的症状，注意观察有无持续性腹痛、发热、寒战、周身不适、恶心、呕吐等。

十二、腹膜炎如何治疗，治疗的宜与忌

　　腹膜炎的三大先兆是腹痛、发热、透出液混浊。腹膜炎最早表现是腹痛多呈持续性，正常透出液澄明清亮，腹膜炎时则透出的液体混浊或不透明，隔着液体看不清另一面字迹，此时宜及早处理或到医院检查，如能及早处理，短期内腹膜炎可治愈。在治疗腹膜炎时，宜注意以下事项：

　　1. 宜尽早留取腹透液进行病原学检查，确定抗生素使用类型。腹膜透相关性腹膜炎病原菌以革兰阳性菌多见，如无病原学检查结果，宜首选针对革兰阳性菌抗生素，再根据病原学检查和细菌培养结果选择敏感抗生素。

　　2. 早期宜进行腹腔冲洗，直至腹透液转清为止。宜用 1.5% 的腹透液 1000ml 进行快速交换，一般持续冲洗腹腔 2～3 次即可，其目的在于移除炎性产物和减轻疼痛。

　　3. 强调腹腔内给药，宜使用首剂负荷剂量　透出液涂片为革兰染色阴性菌时，常用庆大霉素、妥布霉素、头孢菌素类抗生素；对于重症腹膜炎，需静脉给予负荷剂量抗生素。给药时间宜长，一般需 2～3 周。联合用量时宜警惕出现霉菌性腹膜炎，使用氨基糖甙类抗生素者宜注意避免出现耳毒性。

　　4. 一旦确诊为真菌性或结核性腹膜炎，宜尽早拔出透析管停止透析，改作血液透析。

　　5. 在炎症过程中可产生大量纤维蛋白，一方面可能导致腹透液引流障碍，另一方面可能导致腹腔进入腹腔粘连，宜加入肝素（500U/L）以防止纤维素的形成。如出现腹透液引流不畅，宜使用 2 万～4 万单位尿激酶封管。

　　6. 腹膜炎可使超滤作用消失，宜注意液体的平衡，忌摄入水分过多；如果有体液潴留表现，可间歇使用 IPD。腹膜炎时蛋白丢失增多，忌限制饮食，宜增加优质蛋白的摄入或静脉补充白蛋白。

十三、腹膜透析患者如何预防出口处感染，预防的宜与忌

1. 宜注意个人清洁卫生，养成良好生活习惯　勤换衣被、勤剪指甲。出现导管周围皮肤瘙痒者，忌搔抓皮肤致破溃发炎。忌饲养宠物，因大多数动物都是带菌者，很容易传染细菌。妥善固定导管，忌过多牵拉导管。

2. 宜加强导管护理　定期清洗皮肤隧道口，可采用双氧水＋肥皂水或络合碘＋双氧水或单用络合碘定期清洗消毒皮肤隧道口，并以无菌纱布覆盖，清洗消毒间隔一般不超过 1 周，但用碘伏擦拭时忌碘伏流入隧道口。当皮肤隧道口处不洁或潮湿时，应及时更换敷料，宜保持导管出口处的清洁及干燥。忌使用对皮肤隧道口处有刺激或可引起皮肤过敏的药品，忌强行去除隧道口的痂皮防止创伤的发生。洗澡时用无菌消毒胶布封住导管出口处或用一次性肛袋套住导管，忌出口处淋湿。隧道口愈合期及感染期忌盆浴及游泳，一般认为隧道口愈合期至少需要 2～3 周。忌使用油剂或粉剂，涂抹在伤口处以免引起感染。

3. 及时发现并处理感染　如透析管出口处红肿有分泌物，透析液引流不畅，提示有感染和堵管现象，此时宜到医院进行检查处理。如隧道口处有创伤宜及时使用抗生素，金葡菌鼻腔携带者宜使用抗生素。

十四、腹膜透析患者出口处感染治疗的宜与忌

1. 局部处理　用络合碘、双氧水、生理盐水清洗伤口，每天换药1～2次。对隧道口周围肉芽组织可用硝酸银烧灼，宜采用如下方法：局部络合碘消毒后，感染部位用双氧水冲洗，再用生理盐水冲洗，庆大霉素8万U用生理盐水4ml稀释后，在感染部位周围进行局部浸润注射；如疑隧道感染，可沿隧道作局部注射，用庆大霉素稀释液浸湿的纱布条缠绕出口处的导管，给感染处进行湿敷，并予以包扎固定导管，每天按上述方法换药1次，并配合全身用药。在消毒过程中忌牵拉道管，以免影响新组织的愈合。

2. 全身用药　感染处分泌物宜作细菌培养，选用敏感药物。在培养结果未出来之前，宜首选用抗革兰阳性菌的药物，同时应联合使用抗革兰阴性菌的药物，最好静脉用药，必要时加服利福平。

3. 经局部处理及全身用药，2周左右临床表现无明显改善，宜考虑导管的拔除。

十五、腹膜透析患者体育锻炼宜与忌

腹透病人宜积极参加体育锻炼和工作，以一种积极的心态面对透析治疗。经常进行体育锻炼，可降低心血管疾病的发生，改善血压控制，调节心理状态，还可提高病人的食欲，改善病人的营养状况。在锻炼时宜注意防止骨折、低血糖和关节肌肉损伤等问题，宜注意保护好腹透管。

宜参加游泳、跳舞、跑步或门球等体育活动，但运动的强度和时

间一定是在力所能及的范围之内；忌像举重等会引起腹内压力增高的运动；忌限制正常的家务劳动；还可安排旅游、休假等。

十六、腹膜透析患者生活习惯宜与忌

1. 宜保持良好的个人卫生习惯，可每天进行一次淋浴，如果盆浴，洗澡水宜浅，忌掩盖导管出口处。洗澡或淋浴时，宜保持透析袋、透析管干燥。洗澡完毕，宜检查出口处，保持出口处清洁和干净。

2. 出口处痊愈后可进行适当游泳，但忌将未完全痊愈、新近损伤、感染的出口处浸入水中。游泳前，宜将透析袋和透析管折好放置于放水袋中，并用橡皮带打结密封。游泳时宜将透析内管置于泳衣内。泳毕宜清洗出口处，并进行出口处护理。如果要进行交换，宜换帽子和连接管。另外，游泳时宜可采用能防水的有孔敷料。

3. 保持腹透液温度在 37℃ 左右，忌腹透液过冷或过热。家庭腹膜透析时可采用微波炉、恒温箱、热水袋。采用微波炉加热时，宜搅动透析液，使袋中的透析液的温度保持均匀，忌透析液局部温度过高。

4. 宜持乐观态度，积极参加社交活动，同亲属保持密切关系，有良好的婚姻关系。忌情绪悲观沮丧。

5. 如患者状态良好，宜鼓励参加工作，改善生活质量，但忌工作劳动强度过大。

十七、儿童腹膜透析宜与忌

虽然血液透析和腹膜透析均为儿童肾衰竭患者治疗的重要方法，但儿童患者建立血管通路困难，且血液透析需要特殊设备、运动受到限制、脱水量难于掌握，因而血液透析用于儿童患者受到一定限制。但腹膜透析用于儿童患者具有一定优势：①无需建立血管通路，不需要使用抗凝剂；②持续进行，对血流动力学影响较小；③溶质清除率高而且平稳；④操作简单，可在家里进行，且运动和上学不受影响；⑤减少和避免感染病毒性肝炎的机会，因而儿童肾衰竭患者最适宜选择腹膜透析。但患者如有腹腔广泛感染和粘连、腹壁缺陷等忌进行腹膜透析。

儿童患者进行腹膜透析与成人比较，有其不同特征。儿童患者在进行腹膜透析时，宜注意以下几点：①腹膜透析置管时切口位置以经腹直肌旁正中切口为宜，多需在全麻下插管，透析导管宜根据其年龄、身高和体重确定，忌采用成人腹膜透析管；②儿童患者腹膜薄、嫩，手术时不宜撕裂、损伤；③为减少漏液和促进伤口愈合，宜在术后 2 周后开始透析，且灌入透析液的量逐渐增加（由 15ml/kg 开始）；④急性肾衰竭患者宜采用间歇性腹膜透析（IPD），维持性腹膜透析患者最宜选择持续循环性腹膜透析（CCPD）；⑤一般选用 1.5%和 2.5%的腹透液交替使用，除非患者有严重钠水潴留或充血性心力衰竭，一般避免使用 2.5%腹透液，以免导致高血糖甚至高渗性昏迷；⑥容易并发生长发育不良和肾性骨病，宜注意预防。

十八、老年人腹膜透析宜与忌

与其年龄段患者比较，老年肾衰竭患者具有以下特征：①常伴随有严重水钠潴留；②多伴有其他器官病变；③病情进展较快，且耐受性较差，因而对于老年肾衰竭宜早期开始透析，忌在出现严重并发症后才开始腹膜透析。由于腹膜透析对血流动力学影响较小、无需建立血管通路以及对肾功能具有保护作用等优势，适宜选择腹膜透析。

老年患者的腹透置管方法，位置与普通患者相同，可选择腹部脐下正中线或腹直肌旁切口将腹透管置入膀胱直肠窝处。由于老年患者营养状态较年轻患者差，血浆蛋白低，严重水钠潴留、术中易出血、术后易感染、伤口愈合差，因此以尽可能做好术前准备。置管术后加强支持疗法，尽可能在置管术后 2～4 周开始使用以减少并发症发生。与其他年龄段患者比较，溶质和水分清除效果较差，宜注意增加透析充分性。此外，由于老年患者生理特点以及操作及时方面原因，容易出现腹透液渗漏以及透析管移位，在手术过程宜特别引起重视。由于老年人对腹腔感染的耐受性差，腹膜炎的治疗时间长，易复发，故对重症或反复发作和治疗无效者，主张尽早拔管，暂改血液透析 2 周后重新置管。

心血管并发症是老年肾衰竭患者最常见的死亡原因。老龄患者心血管系统退行性病变，尿毒症性心包炎与心肌病伴有心力衰竭、高血压、心绞痛、心肌梗塞也常发生于老年腹膜透析患者。因此，对于老年腹透患者应给予充分透析和充分超滤同时，应积极控制高血压、纠正贫血以减少心血管事件发生率。

（符 晓 成梅初）

第二十章

血液透析宜与忌

一、什么是血液透析？

血液透析是将患者的血液从体内引出后进入透析器，利用半透膜原理，让患者血液与透析液同时逆向流过透析膜的两侧，借助膜两侧溶质梯度及水压梯度，通过弥散、对流及吸附来清除血液中潴留的毒素和通过超滤清除体内过多的水分，并能同时补充溶质，纠正电解质及酸碱平衡紊乱，再将净化后的血液回输患者体内的治疗方法。

二、血液透析溶质清除机制

血液透析时，由于透析膜两侧血液和透析液中溶质浓度不同，导致溶质通过透析膜进行双向转运。血液透析时溶质转运的基本原理是弥散和对流，在溶质转运过程中弥散转运和对流转运同时存在，处于动态变化中。此外，由于制备透析膜的材料不同，部分透析器对一些特定溶质具有一定吸附能力，也可清除部分毒素。

1. 弥散转运 溶质由高浓度侧向低浓度侧进行的转运为弥散转运，此为血液透析时清除中小分子毒素的主要机制。血透中影响弥散转运的主要因素有：①溶质分子量：大分子溶质运动速度较慢，撞击膜的频率较低，且大分子溶质转运受透析膜孔大小的限制，因而血液透析时中、大分子溶质弥散转运较少，而小分子溶质弥散转运较多；②溶质浓度梯度：透析膜两侧溶质浓度梯度是弥散转运的直接动力，透析膜两侧溶质浓度梯度越大，弥散转运越多，小分子量溶质清除越多；③溶质蛋白结合率：溶质与蛋白结合后分子量变大，无法通过膜孔，血液透析时难于清除与蛋白质结合的溶质；④膜的阻力：包括膜面积、厚度、孔径、结构、电荷及亲疏水性等；⑤血液与透析流速：膜两侧液体流速越快，则浓度梯度差保持越高，弥散效果越好，但人体对血流量承受力有限，而透析液流量过大则提高透析成本，一般认为透析液流速达到血流速度 2 倍时费效比最好。

2. 对流 对流是指溶质随溶液移动而产生的转运，不受分子量与浓度差的影响，其动力为膜两侧的水压差。不同种类的膜对应不同的溶质有不同的筛选系数。血透中水的超滤量一般小于 6000ml，对流转运的溶质有限，而在高通量透析及血液滤过中对流清除则起到重要和主要作用。

3. 吸附 吸附是指依靠范德华力、亲水及疏水性、膜孔亚结构等将溶质固定于膜上。吸附并不属于一种转运模式，它与膜的特性密切相关，不同透析膜，吸附能力相差很大。吸附对于清除某些大分子物质有一定作用。

三、血液透析水清除机制

膜两侧浓度梯度差可使水由低浓度侧向高浓度侧移动，这称为渗透。向膜的一侧施加压力，则水会从压力高侧向压力低侧移动，这称为超滤。血透清除水的过程中，两种方式均存在，但因透析机产生的跨膜压力差（跨膜压）远大于渗透压，以至于后者可忽略不计，故认为血透清除水分的主要机制为超滤。

水的超滤量与跨膜压及膜对水的通透性正相关：跨膜压可以调节，但透析膜可呈受压力一般在 500mmHg 以下，过高会引起破膜；透析膜对水的通透性，决定于自身特性，如膜面积，膜孔大小，膜孔数量等，其他一些因素，如血液黏滞度、蛋白含量、透析中的温度等也会对超滤产生影响。

四、血液透析的透析器结构，透析器选择宜与忌

透析器是血透的心脏部件，它的性能决定透析效果。透析器由透析膜及其支撑结构组成，血液与透析液在透析膜两侧反向流动，借由膜孔完成溶质和水的交换。

透析器按构形分为管型，平板型和空心纤维型。目前普通使用的是空心纤维型，其由数以千计的空心纤维捆成一束，固定于透析器两端坚硬的聚氨酯中。血液由空心纤维内经过，透析液以相反方向在纤维外流动。

透析器按膜材料分为两大类：纤维素膜及合成膜透析器。纤维素膜的基础是纤维二碳糖，其结构表面存在羟基，可激活血中补体系统，生物相容性差。以不同基团取代羟基以改善生物相容性，便形成了不同的替代纤维膜，如血仿膜、铜仿膜、醋酸纤维膜等。合成膜是以高分子人工聚合成的纤维膜，表面无羟基，生物相容性好，如聚砜膜（PS），聚丙烯睛膜（PAN）等。

透析器按超滤系数(Kuf)分为低通量透析器(Kuf<15ml/mmHg·h)及高通量透析器（Kuf>15ml/mmHg·h），其对水及中大分子的通透性有明显差异。一般认为纤维素膜透析器属低通量而合成膜属高通量，但也有高通量纤维素膜与低通量的合成膜透析器。

由于透析器的种类繁多，如何选择合适的透析器成为一个问题。为增加溶质清除和水分的清除，一般宜选择高清除率和超滤系数较大的透析器。部分尿毒症患者透析前毒素潴留明显，选用高清除率和超滤系数较大的透析器容易出现透析失衡综合征，因而诱导透析时宜选择小面积低效率透析器。大部分透析器使用环氧乙烷消毒，而环氧乙烷在极少数患者可造成首次使用综合征及过敏反应，此时应选用 r 射线消毒或高压蒸气消毒的透析器。对于儿童、心血管不稳定及血压偏低的患者应选择血室容积较小的透析器。由于合成膜较纤维素膜凝血

倾向低，较少产生透析器内凝血，适宜选用。有关生物相容性在慢性透析患者中的临床意义意见尚未统一，故除非有严重反应或反复凝血，否则不作为透析器选择标准。

五、血液透析透析液

透析液是血液透析的关键部分之一，负责清除血中毒素，并纠正水、电解质、酸碱失衡。透析液基本成分与人体液相似，主要含钠、钾、钙、镁四种阳离子，氯和碱基两种阴离子，可含或不含葡萄糖。透析液是在血透时由透析用水和浓缩液在血透机内按比例混合后生成的。

透析用水由水处理系统负责产生。普通自来水经过水处理系统内的砂滤罐、阳离子交换树脂、活性炭、纱芯、反渗机等工序处理后即生产出合格的透析用水，基本去除了所有对人体有害的物质，影响透析液电解质浓度的物质和对透析机有损害的物质。

目前广泛使用的透析液为碳酸氢盐透析液，其浓缩液的配制与使用较为复杂。为避免钙镁离子与碳酸氢根结合沉淀，必须分开配制。A 液含 Na^+、K^+、Ca^{2+}、Mg^{2+}、Cl^- 及醋酸，含或不含葡萄糖。B 液为碳酸氢钠溶液。使用时透析机按先 A 液后 B 液的顺序将两种浓缩液与透析用水混合稀释而成为可使用的透析液。其中 B 液须使用前临时配制，以防碳酸氢盐释放 CO_2 气体造成浓度下降。

六、血液透析机

血液透析机主要包括三大功能部分：透析液供给系统、血循环控制系统及控制脱水的超滤系统。

透析液供给系统可细分为三个系统：反渗水预处理系统、透析液配制系统及透析液监测系统。反渗水经过滤、加温、除气后完成预处理，进入混合室与由浓缩泵抽入的浓缩液按比例稀释混合为所需浓度的透析液，其浓度由浓缩泵转速控制，可由手工或程序调节。配好的透析液进入透析器以完成透析。透析液主要监测指标为电导度（主要反映钠离子浓度），温度及有无漏血。监测指标异常时会启动旁路阀，使透析液由旁路口排出而不再流向透析器，以保证患者安全。

血液循环控制系统也可分为三个部分：动脉血路、透析器和静脉血路。动脉血路上有血泵、肝素泵、动脉壶和动脉压探测器，静脉血路上有静脉壶、静脉压探测器、空气探测器和静脉夹。一旦血路压力异常或空气报警，静脉夹会夹闭静脉通路，同时血泵停转，确保患者安全，在特殊情况下（如停电）须手动摇泵时须注意打开静脉夹，否则血管通路会由于压力过高而爆裂。

超滤系统决定脱水量是否准确，是评定透析机性能的重要指标。超滤是通过调节跨膜压来实现。跨膜压的调节有两种方式，一种由负压泵在透析液侧产生负压来直接调节跨膜压，另一种通过超滤泵由水路中抽取所需超滤量，则跨膜压随被抽取的水量发生变化。前者称定压超滤，后者称定容超滤。由于超滤量除受跨膜压调节外，还受到膜的超滤系数，血液黏滞度，血渗量等多种因素影响，故单纯定压超滤误差较大，一般会辅以超滤量测定装置反馈调节负压以增加超滤精确度。定容超滤精确度很高。

七、血液透析选择宜与忌

由于血液透析可清除体内潴留毒素和体内潴留的过多水分，而尿毒症患者的主要特征是尿毒症毒素和体内过多水分潴留，因而血液透析和腹膜透析一样，为急性肾衰竭和慢性肾衰竭的重要治疗手段。与腹膜透析比较，血液透析需要特殊设备、需要合适的血管通路以及使用抗凝药物抗凝、对血流动力学影响较大以及对残余肾功能具有一定程度损害等特征，一般以下情况不宜选择血液透析：①老年高危患者以及婴幼儿；②心肌病变所致肺水肿或充血性心力衰竭；③胃肠道等严重活动性出血；④全身衰竭者；⑤严重感染性休克者；⑥非容量依赖性高血压，收缩压超过 200mmHg 者。如患者有颅内出血和颅内压升高、升压药不能纠正的严重休克以及严重的心肌病变并伴有难治性心衰者，采用血液透析风险更大，忌进行普通血液透析，上述患者宜选择腹膜透析或连续性血液净化方法，以保证患者安全。

急性毒素或药物中毒，部分可采用血液透析清除进入体内的毒素，但由于毒素或药物本身分子量大小不同，在体内分布状态不同，血液透析的效果亦有明显差异。采用血液透析的指征包括：临床症状进行性恶化；中脑功能的抑制，出现通气功能障碍、低血压、低体温；持续昏迷，出现或即将出现相关并发症，如肺炎、败血症；药物排泄困难；出现代谢并发症或可能存在延迟毒性；血液透析清除速率远超过内源性清除。而下列情况不宜采用血液透析：作用迅速的毒物（如氰化物）；毒物的代谢清除率超过血液净化清除率；毒物的作用是不可逆的（如百草枯）；没有严重毒性的药物（如安定）；有拮抗剂的药物（如扑热息痛、半胱胺）。

其他疾病如严重的水、电解质代谢紊乱及酸碱失衡；急性重症胰腺炎；肝昏迷；牛皮癣；高胆红素血症等也可考虑使用血液透析作为辅助治疗措施。严重水肿及充血性心衰的患者可通过血液透析清除体内多余水分，从而缓解临床症状，改善患者一般情况以利下一步治疗。

八、血液透析时机宜与忌

急性肾衰竭少尿或无尿超过 24～48 小时，无论有无明显尿毒症症状，只要具备下列条件之一即宜进行血透治疗：①血尿素氮

245

>28.56mmol/L 或每天上升>9mmol/L；②血肌酐>530.4μmol/L；③血钾>6mmol/L；④HCO$_3^-$≤10mmol/L；⑤尿毒症症状；⑥有液体潴留或充血性心衰表现。在下列情况下应行紧急血透：①K$^+$≥7mmol/L；②CO$_2$CP≤15mmol/L；③血 pH≤7.25；④血尿素氮>54mmol/L；⑤血肌酐>884μmol/L；⑥急性肺水肿。

关于慢性肾衰血透指征尚无统一标准，依照我国经济条件，目前多主张肌酐清除率为 10ml/min 左右时开始维持性血透。其他参考指标有：①血尿素氮>28.6mmol/L；②血肌酐>707.2μmol/L；③有高钾血症；④有代谢性酸中毒；⑤有尿毒症症状；⑥有水钠潴留；⑦有慢性肾衰并发症如贫血、心包炎、高血压、骨病、中枢及周围神经病变等。此外，糖尿病肾病、结缔组织疾病肾损害等，因原发病为全身性疾病，并发症出现早，病情恶化快，血透时机应提前，否则患者生存质量低下，透析效果亦不理想。而慢性肾间质损害为主的患者若尿量保持好，无高钾血症和水钠潴留，在有效纠正贫血并控制血压的前提下血透时机可适当延迟。对于青年患者一般提倡早期透析，以保持良好劳动力，既能保障经济来源，又可减少并发症，并为肾移植创造良好条件。

九、透析患者血管通路有哪些方式？选择宜与忌

建立合适的血管通路是进行血液透析的前提条件，理想的血管通路应符合以下条件：①血流量达到 100～300ml/min；②可反复使用，操作简便且对患者日常生活影响较小；③安全，不易发生出血、血栓、感染等，心血管稳定性好。血管通路一般分为临时性血管通路和永久性血管通路两大类。

1. 临时血管通路 适用于急性中毒、急性肾衰竭、可逆的慢性肾功能不全急性加重、慢性肾衰尚未建立永久性血管通路和腹膜透析、肾移植术后以及连续性血液净化等须临时实施血透的患者，宜选

择此种血管通路。

①外瘘：一般选用桡动脉及附近粗大静脉，分别置入硅胶管，体外以连接管相通，使用时打开连接管即可。因易发生感染，血栓及脱落时致命大出血，忌常规使用。

②直接穿刺动静脉：以内瘘穿刺针直接穿刺桡动脉、足背动脉或肱动脉，再与皮下浅静脉形成血管回路即可。此法操作简便，但血管条件差者容易出现血流量不足、穿刺处疼痛剧烈、穿刺针在患者躁动时易脱出、透后动脉穿刺点易出血等缺点，不宜常规使用，特别是穿刺桡动脉可能出现血管神经损害，忌常规穿刺桡动脉。

③静脉留置导管：可供插管的静脉有颈内、颈外静脉、锁骨下静脉及股静脉。其中股静脉置管操作简单，但由于置管部位难以保持清洁，且患者活动受限，故使用范围受限。锁骨下静脉穿刺难度较高，并发症发生率高，也较少采用。最常用的为颈内及颈外静脉，可使用双腔或单腔导管置入。使用双腔管时应注意其进出口相距过近引起的再循环问题，宜加大血流量进行补偿。静脉留置导管的常见并发症有局部穿刺口感染、菌血症、败血症、血栓形成、血胸气胸、深部血肿等，宜引起高度重视。

2. 永久性血管通路 慢性肾衰竭需长期血透的患者，宜选择以下血管通路方式：

①动-静脉内瘘：内瘘是最安全、应用时间最长、范围最广的血管通路。通常选用非优势侧前臂的桡动脉与头静脉进行静脉端、动脉侧吻合，也可行端端吻合或侧侧吻合。手术后4周左右吻合静脉会动脉化，方可使用内瘘行血透治疗。在内瘘的使用上宜特别注意穿刺方法。动脉穿刺点宜距吻合口3cm以上，静脉穿刺点应距动脉穿刺5cm以上。穿刺方法好坏直接影响内瘘使用寿命及效果。

②血管移植：可供移植的有自身血管、同种异体血管、异种血管及人造血管四种。前三种取材困难，血管大小、长短难以掌握，并发症多，已较少开展。人造血管移植在经济发达国家比较普及，使用效果好，但由于价格昂贵，故在我国患者中，仅在自身血管无法利用情况下方选用。

③永久性静脉留置导管：永久性静脉留置导管是由临时性静脉留

置导管改进而来，其在导管出皮肤端增加了一段皮下隧道并在导管上增加了涤纶套，使导管固定较好，并能有效避免皮肤隧道口的细菌向深部移位。永久性静脉留置导管使用方便，对患者的日常生活影响较小，但长期使用存在导管内感染及导管功能不良的问题，故一般不宜作为长期透析患者的首选。

十、抗凝药物使用宜与忌

血透过程中必须使用抗凝剂以防血液在管路及透析器内凝固，肝素是目前最常用的抗凝药物。血透时抗凝目标值为：全血部分凝血活酶时间（WBPTT）或活化凝血时间（ACT）在基础值增加80％水平，透析结束时WBPTT或ACT在基础值上增加40％水平，但应注意基础值原本已延长的患者必须酌情调整目标值。

对于无出血情况或无出血倾向的患者，可选用常规肝素抗凝法，包括：①常规肝素持续输入法，首剂肝素2000u静注，3～5min后开始透析，同时肝素泵启动，以1000～2000u/h速率向动脉血路输入肝素，必要时每小时监测WBPTT及ACT以调节肝素剂量；②常规肝素间歇注入法，首剂肝素4000u静注，每小时监测凝血时间1次，低于目标值时追加1000～2000u肝素。

对于轻到中度出血倾向患者，可选用的抗凝方法包括：①边缘化肝素法，目标值下调为基础值加40％，首剂500～1500u静注，维持量600u/h，每30分钟监测凝血时间1次以调整维持量；②局部肝素化，在静脉管路中注入鱼精蛋白，中和肝素使之不在体内发生作用。肝素与鱼精蛋白比为1：0.9～1.5。此法易引起透后3～4h反跳性出血，效果不稳定，已渐为其他方法取代；③低分子肝素法，低分子肝素是标准肝素经分离后得到的分子量在4000～6000d的低分子量肝素，能抑制Ⅹa、Ⅻa因子和血管舒缓等。但对凝血酶及其他因子作用很弱，故在抗凝同时减少了出血危险。使用时于透析前一次性注射

50～100u/kg，一般不需追加剂量。低分子肝素是较为理想的抗凝剂，但价格昂贵。

对于高危出血倾向或有活动性出血的患者，一般宜进行无肝素透析，即在血液透析过程中不使用静脉内注射的肝素。方法为以3000u/L的肝素盐水冲洗管路及透析器，开始透析时放掉预充液，血流量250～300ml/min，并每15～30min于动脉端冲入生理盐水100～250ml冲洗透析器，同时增加超滤量去除冲洗的水分。其发生透析器内完全凝血几率约5%。

另外还有一种枸橼酸盐局部抗凝法，其于动脉血路输入枸橼酸盐，结合血中游离钙以阻止凝血发生，再在静脉端补充钙离子，并要求使用无钙透析液及双输液泵，还要监测血钙浓度防止低钙血症，操作相当复杂，仅在少数单位用于高危出血的重症患者。

十一、血液透析充分性评价宜与忌

血透的充分与否关系到血透患者生活质量高低与存活时间长短，是评价血液透析效果的主要依据。临床上透析充分的标准包括：①充足溶质清除，使血中毒素在透析间期保持在一定低水平；②足够超滤量以保持"干体重"，血压控制良好；③维持水、电解质和酸碱平衡，无明显钙磷代谢障碍；④营养良好，无明显尿毒症症状，生活质量高。单纯根据患者临床症状评价透析充分性存在一定偏差，宜结合反应溶质清除的一些量化指标进行综合评价。此外，适量清除患者体内潴留的水分，可明显减少患者心血管并发症的发生率，因而水分清除情况也是反映患者透析充分性的一个重要指标。

1. 小分子溶质清除指标 一般以血尿素氮作为小分子物质代表，以尿素氮代谢与清除为基础的透析充分性指标很多，常见的有尿素清除指数（KT/V）、蛋白分解代谢率（PCR），尿素的时间平均浓度（TACurea）等。其中KT/V反映体内尿素单次清除情况，可评价患者透析效果和营养状态；PCR 反映患者蛋白摄入及代谢情况，可预测患者营养不良并发症；TACurea 则是给出患者维持血透时的血尿素氮平均值，与透析充分性有较好相关性。以上三个指标相互之间有关联，宜上述三者综合分性以判断患者透析充分性，忌根据单一指标判断患者透析充分与否。一般认为 KT/V 1.2、PCR＞1.1g/kg·d、TACurea＜50mg/dl 时透析较为充分。

2. 中大分子溶质清除指标　目前多以 β_2-MG 作为中大分子物质代表。β_2-MG 是一种分子量约 11800d 的低分子蛋白，在长程透析患者并发症中起到重要作用，其清除率也成为了中、大分子物质清除的指标。

3. 水分的清除评估　水分清除情况主要根据干体重来进行评估。干体重是指患者在体液正常、稳定状态下的体重，即在透析后既无水潴留，又无脱水现象。临床评估包括：①无浮肿；②胸片无心影增大，无肺水肿及胸腔积液征象；③血压正常（肾素依赖性高血压患者除外）；④患者感到舒适。干体重并非固定不变，必须依据患者营养状况变化、衣物增减以及近期血透情况等定时重新评估，以避免透析后水潴留或低血压。

十二、提高血液透析充分性宜与忌

血液透析的理想效果是完全替代肾脏功能，在尽可能短的时间内达到最大清除效果，无严重并发症和不良反应，长期存活以及满意生活质量。由于对尿毒症病理生理并不完全清楚且受到到血液透析技术和条件限制，目前很难达到上述目标，一般认为患者如无明显尿毒症症状和体征、适量溶质和水分清除即为透析充分。如何提高透析充分性对于延长患者生命、改善患者生活质量以及减低患者发病率和死亡率是血液透析成败的关键。宜从以下几个方面采取措施，以提高血液透析患者透析充分性：

1. 早期透析 尿毒症患者随肾小球滤过率下降，尿毒症毒素在体内不断潴留，导致患者自发性蛋白质摄入减少，最终发生蛋白质能量营养不良，直接影响以后的透析效果。一般宜适时透析，且糖尿病肾病和老年尿毒症患者宜早期开始透析治疗。

2. 保护残余肾功能 残余肾功能对于水分和小分子溶质清除以及肾脏内分泌功能起重要作用，宜注意血液透析患者残余肾功能的保护，避免损害残余肾功能的因素，忌使用可能导致残余肾功能进一步损害的药物。

3. 选择透析方案 对于常规血液透析方案治疗后透析不充分者，宜根据患者具体情况选择一些血液透析新技术，如血液透析滤过、高效血液透析、高通量血液透析等。为提高溶质清除量，可采取以下措施：①宜使用高渗透性、高流量或高通量的生物相容性较好的透析器；②增加血流量和提高透析液流量；③适当延长透析时间和缩短透析间期；④严格掌握透析器复用次数，透析器清除率下降大于 8% 和容量下降大于 20% 忌继续复用；⑤防止动静脉内瘘再循环。

4. 增加超滤 血液透析时增加超滤可清除体内潴留的过多水分，有助于干体重控制，有效降低患者心血管并发症。此外，增加超滤有助于溶质对流清除，提高透析效能。

十三、维持性血透患者透析
方式选择宜与忌

血液透析一次的时间应该多长？应该多久做一次？这是患者及各国血透中心一直关注和争论的问题。在充分透析的前提下，血透时间和频度的选择，其实也就是血透方式的选择，其与透析器、血流量、透析液流量设置以及患者的经济条件等均有关系。目前常见的有三类选择：

第一类是传统血液透析方式，也是目前的主流血液透析方式。方法是使用普通透析器，200~250ml/min 的血流量，500ml/min 的透

析液流量，每次 4～4.5 小时，每周 2～3 次。此种方法经过多年实践，属于费效比较高的透析方式，即在满足充分透析的前提下，透析的费用最低化。

第二类是在美国较普遍采用的高效短时透析法，其使用高效透析器，300ml/min 以上的血流量，600ml/min 的透析液流量，可在 3 小时内完成一次透析，每周 3 次。其优点在于透析时间短，对患者正常生活影响相对较小，也有利于提高血透中心的工作效率。缺点在于必须使用高效透析器，成本较高；高血流量也有赖于患者的较大体型和优质血管通路（如人造血管移植）。相关文献报道显示采用此种透析方式的患者长期生存率相对传统透析方式而言并无优势，死亡率还有所增加。

第三类是在欧洲某些国家提倡的延长时间的透析方式。其采用普通或相对低效的透析器，100～200ml/min 血流量，将透析时间延长至 6～8 小时，每周 2～3 次。此种方式需要患者花费较多的时间，由于透析时间延长所带来的人力及设备运转成本也明显增加，但透析的稳定性和充分性都优于传统方式，患者血透及肾衰相关并发症明显减少，生活质量和生存时间都有所延长。在意大利有一项试验采用每天一次，每次 12 小时的低效透析，结果证实其效果远好于其他透析方式，但此试验显然无法推广。

十四、透析器复用宜与忌

透析器的复用是指将使用过的透析器经冲洗消毒等程序后多次重复使用。透析器复用的前提是要实行透析器的专人专用及有合格的透析器复用设备。透析器重复使用有相当多的优点，但由于非医务人员对相关知识不够了解以及某些医疗单位的不规范操作，导致目前群众对此有许多误解。

透析器复用的好处包括：（1）改善膜的生物相容性，由于使用过的透析膜表面形成了一层蛋白膜，使原有的膜结构与血液接触减少，从而减少了生物不相容性反应的发生，有利于改善血透患者体内的微炎症状态。(2) 降低首次使用综合征的发生率，所谓首次使用综合征是指少数患者对透析器膜材料、消毒剂、粘合剂等材料敏感，在使用新透析器时出现的严重不适反应。重复使用透析器可以减少血液与敏感物质的接触，从而降低发生率。(3) 降低透析器成本，透析器一次性使用导致透析成本急剧上升，承担多余费用的仍然是患者和国家医保，由于控制成本的需要，势必影响患者其他方面（如药物应用）的治疗，从而致使医疗质量下降，复用透析器可以节约大量医疗费用，降低患者和国家负担，并有利于提高透析质量。(4) 可使用高通量透析器，高通量透析器是一类优质透析器，能大大增加患者体内中大分子尿毒素的清除，明显改善患者的透析效果。但由于高通量透析器价格高昂，一次性使用在国内基本无法实现，而重复使用后则国内患者也有机会使用到高通量透析器。(5) 减少医疗废弃物，保护环境。

透析器复用也有其缺点，包括：(1) 复用相关的感染：乙肝和丙肝及爱滋病等主要经血液传播疾病为主。目前所使用的消毒剂均能杀死肝炎病毒，只要操作得当，血透患者乙肝、丙肝的交叉感染完全可以预防。推荐对 HBVAg 阳性者使用包括建立隔离区、配备专用透析机、专用医护人员、专用附属设备、专用医疗物品、透析机按时消毒等一整套措施以防止乙肝的交叉感染。也有主张对于 HBsAg 阳性的患者不能接受透析器的重复使用。(2) 减低透析效能：复用因蛋白质及血块阻塞纤维束，有效面积减少，造成透析器溶质清除率下降。不同消毒剂处理不同膜材料对透析效果影响不同。但相关研究表明，只要复用后血室容积＞80％，新旧透析器对小分子物质的清除没有差别。

乙肝表面抗原阳性者、不明原因肝功能异常、艾滋病 (AIDS)、败血症、对复用的消毒剂过敏者忌透析器复用。

十五、血液透析血流量宜与忌

　　由于透析清除尿毒症毒素的主要原理是弥散清除，弥散清除的动力来自于透析膜两侧溶质的浓度梯度差，透析膜两侧的液体流速越快，则膜两侧的浓度梯度差越接近最大值。所以一般说来，若透析液流速保持不变，透析过程中的血流量越大，透析效果越好。但血流量的大小并不是可以随意调节的，它受到很多因素制约，包括血管通路的种类、血管通路的质量、患者的身体情况等。

　　直接动静脉穿刺的患者，由于肢体动脉远端腔径较细，穿刺难度大，且患者疼痛明显，穿刺部位制动不好，所以一般血流量在150～250ml/min，难以达到较大血流量，而且对穿刺技术有较高要求。

　　静脉留置导管的患者，血流量取决于血透导管的管腔大小与管腔通畅情况。一般的血液透析用导管的血流量上限在350ml/min以上，但由于导管置入位置的不同，以及使用时间的不同，导管在实际使用中能达到的血流量亦有差异。一般要求合格导管的血流量不小于200ml/min。

　　动静脉内瘘的患者，透析中能达到的血流量与内瘘的发育状态密切相关，个体差异很大，合格的内瘘在透析中应达到250ml/min以上的血流量。内瘘患者还应特别注意不可强行要求过高的血流量，因为血透机由血泵控制血流量，一旦设定的血流量超过内瘘所能提供的极限，内瘘的血管壁会塌陷，容易造成穿刺针损伤血管壁，从而可能影响内瘘长期功能，因小失大。

　　人造血管移植是血流量最充沛的血管通路，由于其管腔较大，连接的一般是较大的动静脉（如肱动脉与肘正中静脉），而穿刺点在人造血管上，管腔不易塌陷，所以血流量可设置到500ml/min。

　　据国外研究资料统计，血透患者长期采用高血流量（450～500ml/min）透析对其心血管系统并无明显负面影响，说明高血流量

肾脏病患者

宜与忌

并不影响相对健康心脏的功能。我国患者的体重较轻，少有超过 70 公斤者，而且血管通路以内瘘为主，所以相对适宜的血流量在 250～350ml/min。

应当注意的是：对于本身有心功能不全的患者，由于高血流量可能增加心脏负担，导致心衰加重，应视情况适当控制血流量；刚开始血透的诱导期透析患者，由于防止透析失衡综合征的需要，必须适当降低透析效果，也不宜将血流量调至过高；当患者因各种原因需要做无肝素透析时，若无明显禁忌，应尽可能调高血流量以避免透析管路内凝血。

十六、血透患者生活习惯宜与忌

慢性肾衰开始维持性血液透析治疗后，生活较以往有明显改变，每周 2～3 次的透析要占用患者大量时间，维持性血透及肾衰的并发症限制了患者的活动方式及空间，较大的经济压力和疾病本身也加重了患者的心理负担。患者必须针对维持性血液透析的现状，养成良好的生活习惯，以配合医生的治疗，减少不适感与并发症，使自己得到最佳的生活质量。

血透患者必须养成的生活习惯包括：①定时接受透析治疗，不要随意变更透析计划；②适当的运动、充足的休息和睡眠，不宜劳累和熬夜；③预防感染，养成良好的卫生习惯；④注意按时服用药物，按时量血压并记录；⑤养成按时排便习惯、不要便秘，必要时可服药软化大便；⑥注意饮食和水份的摄取，既要充分补充，又要防止负担过度，切忌暴饮暴食；⑦学会自我观察有无口外出血情形、大小便口色、皮肤上有无出现出血点、瘀斑等；⑧保持身心愉快，保持对待生活的平常心；⑨居家生活中若有任何紧急情况及不舒服发生，应立即至门诊、急诊检查，或与血液透析中心联系咨询。

十七、血透患者饮食宜与忌

　　当患者进入规律性血液透析治疗后，饮食的限制与血透前的肾衰饮食有明显的不同。需要不断地调配饮食，增加营养，补充和调节体内由代谢紊乱和分泌不足所引起的不良后果。关于饮食与营养的管理问题，主要取决于残存肾功能，尿量和血透频度。对于少尿、无尿型血透者或透析间歇期较长的患者，如饮食不当，可造成不良后果甚至威胁生命。

　　1. 蛋白质的补充　透析病人由于血透时蛋白质的丢失，有促进蛋白异化作用，长期大量蛋白尿及补充不足等造成了机体的负氮平衡。因此透析病人蛋白质的摄入量可适当放宽，约每日每千克体重1～1.5克，如一位50千克体重的患者需补充50～75克蛋白质。蛋白质的种类仍以富含人体必需氨基酸的动物蛋白为主。

　　2. 热量的补充　热量的来源主要为糖类和脂肪。主食（糖类）的摄入量为每日每千克体重5～6克，脂肪的摄入量为每日每千克体重1.3～1.7克，应以植物脂肪为主。如患者极度消瘦或过度肥胖时总热量应适当增减。

　　3. 水及电解质的调节　①钾：血液透析病人一般无需补充药物性钾，并应限制高钾食物，每日摄入量在2～3克为宜。对于尿量少，血钾偏高的病人应严格限制钾的摄入。如有呕吐、腹泻等丢钾的情况，应在检查血清钾水平之后确定补钾量；②钠：血液透析患者应避免高盐饮食。食盐入量每日在3～5克。防止因进盐过多引起口干、口渴使水的摄入过多致钠水潴留及血压升高；③钙和磷：血液透析的病人应该限制磷的摄入。磷过高可引起甲状旁腺功能亢进和代谢性骨病等危险。如果病人血磷已经升高，可服用氢氧化铝凝胶。透析病人的血钙水平容易随着酸碱变化而变化。一般低血钙比较常见，治疗主要以药物补充。因胃肠道不易吸收，故应长期间断补充。最好间断补

肾脏病患者

宜与忌

充能促进钙吸收的药物，如维生素 D_3 或罗钙全等；④水：维持性血液透析病人体重的改变是液体平衡最好的指标。体液的增减可以直接测量体重而反应出来。在两次透析间以每日增加体重 0.5 千克为宜。水的摄入量包括饮水量和固体食物以及药物等所含的所有水分。如有额外丧失，也应相应补充。每日的进水总量＝前日尿量＋500 毫升。透析当日还可加透析超滤量。

4. 维生素及其他　维生素易被透析排出，故除食物补充外，还应以药物补充，以 B 族维生素为主。

十八、血透患者运动宜与忌

国内众多血透患者及家属都有一个错误的概念，认为肾衰进入维持性血透的病人是重病在身，要尽量减少活动，每日在家休养。所以我国血透患者的工作率很低，社会交往亦相当有限，进行运动锻炼的更是少之又少。

其实国外在此方面做过相当多的研究，结果提示：在充分透析的前提下，适当的运动训练有利于提高患者体质和耐受力，减少患者的并发症，对提高维持性血透患者的生活质量有显著作用。国内近年来对这方面也逐渐重视起来。

维持性血透患者由于自身疾病及并发症的原因，确实不适合剧烈及大运动量的运动项目，但运动量较小的，节奏较为平缓的有氧运动项目如散步、慢跑、太极拳、交谊舞、固定式脚踏车等都是可以进行的，患者可依据自身条件及医生的指导选择适合自己的运动。建议患者在可能的条件下尽量选择群体项目，有助于增加社会交往。血液透析病人的运动过程应包括：暖身运动、有氧运动及恢复运动。运动强度应依病人个囗的耐受力来渐进调整，一般是以运动测试所得的最大负重量的 $40\%\sim85\%$ 作为训练进度之指引。运动时间每次以 $20\sim25$ 分钟为宜，可施行于透析中、透析后或非透析日。运动训练期限一般设在 8～12 周；运动频率通常每周至少执行 3 次。

十九、血透患者高血压诊治宜与忌

高血压在血透患者中具有很高的发病率，约占 80%。其对中枢神经系统及心血管系统的不良作用严重影响患者的预后及死亡率。长期接受血透治疗的患者，其高血压的发病机制是多因素的。其中高容量仍被认为是起主要作用的因素。血透患者 50% 以上为容量依赖性高血压，这些患者血浆肾素活性较低或正常。患者体内可交换钠增多，细胞外液容量扩张，心输出量增加，继而外周血管阻力升高，从而发生高血压。少数患者随着血透脱水而血压进一步升高，这些患者血浆肾素活性常处于高水平。另外，正常情况下，水钠潴留可致肾素-血管紧张素-醛固酮系统（RAS）活性下降，但在部分患者（5%～10%）却存在着容量-肾素失衡，即 RAS 活性不适当地增强，其中血管紧张素Ⅱ（AⅡ）通过直接收缩血管以及对中枢神经和动脉交感神经的兴奋作用，引起外周血管阻力增加，同时直接作用及刺激醛固酮合成，增加肾小管对钠的重吸收，从而产生钠潴留，容量扩张，心搏量增加致高血压。有人研究还表明，血透患者血压升高与血管活性物质的浓度，一氧化氮水平，交感神经系统活性增强有关。接受促红细胞生成素治疗的患者，约 30%～70% 发生高血压或原有高血压加重，其发生被认为与外周血管阻力升高有关。近年来，一些学者认为促红细胞生成素治疗血压升高可能与内皮素-1 水平增高及细胞内钙离子平衡改变有关。临床上影响血压控制的因素包括：每次透析持续的时间，透析频率，患者对血透的临床耐受性及透析剂量，透析液的钠浓度，透析期体重的增加，透析技术，高通量透析膜，低盐饮食及降压药的使用。

良好的控制血压可以延长血透患者的存活时间，同时能改善生活质量，降低心血管病变的并发症。但是，到目前为止，尽管降压药物

肾脏病患者

宜
与
忌

的广泛应用，部分血透患者的高血压仍然未能很好地控制。血透患者理想的血压控制水平尚无定论。大多数学者认为平均动脉压低于12kPa（90mmHg）可显著提高血透患者的生存率。对容量依赖性高血压，当血透患者水已达到"干体重"而舒张压仍＞13.2kPa（99mmHg），以及舒张压在12.0～13.2kPa（90～99mmHg）同时应用促红细胞生成素治疗，或伴有左室肥厚者，均应接受降压药物的治疗。也有人提出，对于舒张压＜12.0kPa（90mmHg）同时伴有左心室肥厚者也应用降压药物治疗。

　　降低血压首先要充分透析和超滤，而不是使用降压药。治疗血透患者高血压首先要调水、盐摄入量，达到干体重。资料表明，80%～90%患者经充分透析达到干体重后，血压降至正常或易于控制。目前我国血透患者普遍存在透析间期体重增长过多的情况，中度限制盐的摄入量可有助于控制体重增长，却有悖于营养原则，故还要依赖血透超滤脱水。评价干体重是很棘手的实际问题。干体重有三种定义：①患者不仅没有水肿，而且体内钠、水含量或其他重要成分的含量均降到了再低一点就会发生低血压的体重；②透析后使患者坐位血压正常，但不会发生体位性低血压时的体重；③透析后血压正常，直到下次透析也无需服用降压药的体重。降压药过多导致透析中低血压和超滤速度过快，是限制患者通过充分超滤达到干体重的重要因素，并可激活神经-体液因素，导致左心室肥厚，增加患者发病率和死亡率。因透析中低血压而超滤不充分者，应逐渐减少降压药用量、缓慢超滤，达到干体重和理想血压。可变钠透析与标准透析相比，钠蓄积量减少，有报道能减少降压药用量。

　　由于高血压并非完全与容量相关，达到干体重也不能使所有患者的血压降至正常水平；而且在干体重情况下，容量负荷降至临界水平，严重影响了患者的正常生活，故许多患者还必需借助药物控制血压。同时降压药可能导致透析中低血压，干扰透析和超滤，影响透析间期血压控制，故使用降压药时应慎重。血管紧张素转换酶抑制剂为血透者常用降压药物，对于ARS活性增强的患者尤为有效。此类药物可逆转左心室肥厚及改善充血性心衰。钙拮抗剂是另一种常用降压药物。该类药物也可减轻左心室肥厚，改善舒张期功能，并可能具有延缓动脉硬化和改善糖耐量的作用。同时应根据药理学特点、透析对药物的影响及患者特点选用。

有些血透患者在充分控制体重、使用足量降压药后，血压仍居高不下。此时要考虑所用的药物之间是否发生了拮抗，是否肾血管性高血压，或存在巨大肾囊肿。排除这些因素后，可加用长压定和β-阻滞剂；如血压仍不理想，则需重新评估体重。

降压药物常有长效与短效之分，长效药物降压更平稳和持久，能有效控制患者整日的血压水平，但长效药物一般价格较高。短效药物降压迅速，价格便宜，但降压效果不稳定，容易造成血压波动，对于防治脑溢血等并发症不利。一般来说选择长效降压药物对患者更为有利，但经济负担较重，患者可依据自己的实际情况进行选择。在联合用药的时候进行长短搭配也是一种较合理的选择。

二十、透析相关低血压诊治宜与忌

部分血液透析患者在透析治疗过程可出现低血压，特别是老年、慢性衰竭患者尤为常见。血液透析患者出现低血压的可能原因包括：①透析过程中超滤量过多或超滤速度过快，有效循环血量减少，是血液透析低血压最常见的原因；②患者合并有心血管病变，心输出量降低，在血透血流动力学改变时极易出现低血压；③血液透析患者如存在营养不良、贫血、低蛋白血症时，血浆胶体渗透压较低，而血透时随溶质清除，血浆晶体渗透压亦下降，阻止水分从血管外进入血管内，有效循环血量减少，导致低血压；④自主神经功能紊乱导致血管舒缩障碍，且在血液透析中去甲肾上腺素、血管紧张素等清除后血液中浓度降低，引起低血压；⑤其他因素，如透析膜的生物相容性差及透析液温度过高也可导致低血压。

血液透析相关低血压是一个或多个因素为主导的多因素综合作用的结果，主要采取以下措施预防和治疗：①适当限制水摄入：适当限制水摄入，控制透析间期体重增长幅度，以体重增长小于 1kg/d、透析间期小于 3kg 为宜，并根据患者的营养状况随时调整干体重，从而减低每次血液透析的超滤量；②调整透析模式：增加透析次数，缩短透析间歇期，采用钠曲线配合超滤曲线，必要时低温（35～36℃）透析或单纯超滤；③加强营养：血浆白蛋白过低的患者应注意改善营养状况，必要时输血浆、白蛋白；④改变血液净化方法：危重心血管不平稳患者采取单纯超滤或序贯透析法，必要时可改用血滤后稀释法或连续性肾替代疗法作为过渡。盐酸米多君是一种选择性的外周 α1 受体激动剂，用于治疗体位性低血压，该药主要作用于小动脉及静脉容量血管，使血管收缩引起血压增高。

二十一、血透患者贫血诊治宜与忌

慢性肾脏病出现贫血的主要原因是缺乏促红细胞生成素。促红细胞生成素是由肾脏所产生的一种蛋白质，其作用是促进骨髓中红细胞干细胞向早期红细胞转化。随着肾脏功能的衰竭，生成促红细胞生成素的能力也逐渐减弱，进而导致红细胞生成减少，从而产生贫血。其他一些因素也导致维持性透析患者的贫血加重，包括：食欲减退、摄入的造铁原料如铁、叶酸、维生素等不足；血液透析过程中血液正常损耗；尿毒症毒素抑制骨髓造血；铝中毒等原因。所以，治疗维持性血透患者的贫血并不是我们传统意义上的"补血"，而是要有一整套完整的治疗方案。

人工重组的促红细胞生成素是治疗肾性贫血的主要药物。治疗贫血前首先要对患者进行评估，包括贫血程度、铁代谢情况、血压控制情况、饮食摄入情况、透析充分性等，因为以上情况对主要治疗药物促红细胞生成素的疗效均有明显的影响。缺铁、营养不良、透析不充分等均能造成促红细胞生成素治疗效果不佳。而促红细胞生成素能造成血压升高，所以控制不良的高血压患者不宜使用。

充分透析是治疗维持性血透患者贫血的前提，既能有效降低尿毒症毒素对造血的抑制，又能改善患者食欲，增加营养物质和造铁原料的摄取。适量的使用促红细胞生成素是治疗贫血的主要手段，国内一般使用3000U的促红细胞生成素制剂，2～3次/周皮下注射或于透析后静脉推注，治疗的目标值为血色素上升至110～120g/L，红细胞压积33%～36%，达到目标值后减为原剂量的75%左右转入维持治疗。在促红细胞生成素治疗过程中，应根据患者的铁代谢情况适当补充铁制剂、叶酸和维生素 B_{12}，以跟上红细胞制造速度的提升。在贫血治疗过程中应反复复查血常规及铁代谢情况，并勤量血压，以掌握疗效及调整治疗方案。

在使用促红细胞生成素治疗贫血的过程中还有一些可能发生的不良反应应予注意，如可使患者凝血机制亢进，导致血栓栓塞性疾病（脑梗、心梗等）的发生率升高和透析中抗凝剂的剂量增加；使血钾升高导致心律失常；使血压升高并难以控制等。但相对促红细胞生成素的治疗效果而言，这些不良反应发生率并不高，且多在可以发现和控制的范围内。

二十二、血透患者肾性骨病诊治宜与忌

终末期肾病患者都有不同程度肾性骨营养不良，亦称为肾性骨病。随着血液净化技术的发展，肾性骨病会持续下去，且随着生命的延长可更加严重，甚至致残，故又称为透析骨病，透析骨病已成为长期透析患者主要远期并发症之一。维持性血透患者肾脏的外分泌及内分泌功能均受损。前者表现为肾脏排泌磷的功能障碍，引起磷的潴留；后者表现为肾脏 1α-羟化酶合成减少，导致 $1,25(OH)_2D_3$ 缺乏。这二点是引起继发性甲旁亢的主要原因，而继发性甲旁亢则是肾性骨病的主要致病因素。

根据组织学分类可将肾性骨病分高转化型、低转化型和混合型。

高转化型是指甲状旁腺功能亢进，分泌过多的甲状旁腺素引起纤维性骨炎；低转化型主要是由于铝中毒所致，矿化障碍的骨软化病和再生障碍性骨病。混合型骨病是指两种或两种以上骨病同时存在，既有继发性甲旁亢分泌过多的甲状旁腺素引起纤维性骨炎又有骨软化骨病。

肾性骨病危害甚大，表现多样，包括：皮肤搔痒、自发性肌腱断裂、骨痛和骨折、骨变形、软组织（动脉、眼、内脏、关节和皮肤）钙化、皮肤溃疡和组织坏死等，在小儿和青少年患者还可引起生长受阻。近年来由于早期采取防治甲旁亢的措施，肾性骨病的临床表现发生了显著变化，以往常见的骨痛、肌痛、肌无力、瘙痒、骨骼外钙化、自发性肌腱撕裂、钙化防御和骨骼变形等现象已逐步减少，仅见于持续、严重高磷血症和 $1，25 (OH)_2D_3$ 缺乏者，甲状旁腺素升高十分显著而血钙浓度降低或正常。肾性骨病的治疗相对复杂，包括以下措施：

1. 限制磷的摄入及使用磷结合剂　磷的摄入多主张控制在 $600\sim1000mg/d$，磷的结合剂多应用碳酸钙或醋酸钙，尤其醋酸钙结合磷的效率高，且钙吸收少。碳酸钙剂量为 $310g/d$ 不等，按病情需要而定。

2. 变血液净化方式　透析液中钙水平应根据患者血钙水平调整，一般透析液钙含量为 $3.0\sim3.5mmol/L$，服用钙磷结合剂期间应监测血钙，采用低钙（含钙 $1.25\sim1.5mmol/L$）的透析液较为安全。高通量透析可以增加磷的清除量。

3. 活性 $VitD_3$ 及其代谢产物的应用　目前研究表明，常规剂量 $1，25 (OH)_2D_3$　$0.25\sim1.0\mu g/d$，开始剂量 $0.25\mu g/d$，每 $2\sim4$ 周增加 $0.25\mu g/d$，直至甲状旁腺素水平下降，又无高钙血症为止。活性维生素 D_3 除具有促进肠道吸收钙，增加血钙，从而间接控制 PTH 分泌的作用外，对甲状旁腺还有直接抑制作用。为了提高治疗有效性，减少不良反应，许多作者还主张静脉或口服冲击治疗。

4. 甲状旁腺次全切除术及甲状旁腺全切除术加自体移植　近年来由于采用 $1，25 (OH)_2D_3$ 静脉或口服冲击治疗，大大提高了继发性甲旁亢骨病的疗效，使进行手术的需要大大减少。但对于口服或静脉用药不能纠正的甲旁亢或用药过程中出现的顽固性高钙血症者，仍是手术的适应证。手术前宜行骨活检明确继发性甲旁亢骨病的诊断，尤其是除外铝中毒性骨病。否则，会造成手术后骨病的加重。

5. 铝中毒性骨病　宜采用反渗水透析（透析液铝含量$<10\mu g/d$），避免口服铝磷结合剂，可以避免或减少铝中毒骨病的发生。去铁胺可螯合铝，清除骨及脑组织中的铝沉积，适用于去铁胺试验阳性，铝中毒骨病。DFO 的用法：①大剂量疗法：第 1～3 个月 DFO40mg/kg，每周 2 次，血液透析后加 5％葡萄糖 200ml 静滴，第 4 个月起 20mg/kg，每周 2 次，6 个月为一疗程；②小剂量疗法：DFO10mg/kg，每周 2 次，3～6 个月为一疗程。由于 DFO 治疗时有视听神经毒性、低血压、血小板减少、急性脑病、机会菌感染等许多严重不良反应，因而剂量宜尽可能小（5mg/kg），透析结束前半小时给药，采用高通量透析、血液滤过等方法加速 DFO-铝复合物的清除，同时严密监测血铝变化。

（吴　鸿　成梅初）

第二十一章

肾移植宜与忌

一、何谓肾移植，肾移植有哪些方式？

肾移植与腹膜透析和血液透析一样，为慢性肾衰竭的重要治疗措施之一。由于器官移植技术的迅猛发展以及多种具有良好排异药物不断涌现，已被公认为是治疗慢性肾衰竭尿毒症的最佳治疗方法。肾移植就是我们所俗称的"换肾"，但这并不是用新肾去置换原来的肾脏，而是将供肾植入患者的体内，一般是髂窝部，来代替原来的肾脏工作。

根据植入患者体内肾脏的来源（供肾），肾移植一般分为以下几种类型：①尸体肾移植，也称同种异体尸体肾移植；②亲属肾移植，即有血缘关系之亲属提供肾脏进行的肾移植，多是活体供肾，如父母给子女供肾、兄弟姐妹之间的供肾和子女给父母亲供肾；③自体肾移植，如肾动脉狭窄引起的高血压或大动脉炎引起的肾性高血压，内科治疗无效者，将位于肾窝内的肾取下，经血管修整后移植到髂窝处，既矫正了肾动脉狭窄，又保存了有功能的肾，同时也缓解由肾血管引起的高血压；④夫妻肾移植：夫妻之间提供肾脏进行的肾移植。

二、肾移植供体选择宜与忌

在进行肾移植时，根据移植肾脏来源不同，尸体肾移植和活体肾移植两种类型。活体供肾包括亲属供肾、夫妻供肾、自体供肾和无关供体供肾，自体供肾和无关供体供肾较少。不同供肾对于供体的要求基本相似，但有一定差别。

1. 尸体供肾 对于尸体供肾，一般宜在供体心脏未停前或心跳

肾脏病患者

宜与忌

266

停止 10 分钟内取肾。在取肾之前，宜使用速尿和肝素，肝素宜在心跳停止前 1～2 小时肌肉注射取肾前几分钟内静脉注射。此外，对于供体应有一定要求。以前认为一般供者年龄应在 60 岁以下，否则容易出现并发症，且肾功能恢复可能延迟，但目前认为老年患者供肾肾移植成活率更高。患者宜无全身细菌及病毒感染；无明显高血压和糖尿病；ABO 血型相同；淋巴细胞毒性试验宜低于 10%；HLA-DR 相配；无恶性肿瘤病史；肾功能正常。

2. 活体供肾 活体供肾时肾移植既要保证亲属供体身体不受更大损害，又要保证受者顺利康复，达到两全其美。活体供肾移植对医务人员和移植专科医生要求更高。除了考虑移植手术的方便外，在保证供肾质量的同时，还应确保供者生命安全及术中术后恢复顺利。活体供肾的年龄一般在 20～60 岁之间，儿童不宜作为供肾者；年龄超过 60 岁者常可能有隐匿性病变伴肾脏代偿功能减退，对手术耐受性差，可能对供体本身健康导致影响，忌作为供肾者。此外，供者术前宜作好充分准备。术前检查除常规项目外，需作双肾 B 超、ECT、腹部平片、螺旋 CT 检查，以了解双肾有无畸形、结石、肾功能及肾血管有无异常。

亲属肾移植组织配型适合程度高，免疫抑制剂用量减少以及活体亲属供肾可按接受者的身体情况安排手术时间，不需长期等待而丧失移植时机，术前有充足的时间完成血型检测，PRA、HLA、CDC 等免疫学检查，可防止超急性排斥反应发生。有时术前还可作特异性供体输血或特异性的骨髓输注等供体免疫学处理，试图诱导免疫耐受，从而减少术后排斥反应发生率和降低排斥反应程度。夫妻供肾应血型相同或供者为 O 型，但要做 HLA 配型。自体肾移植无需使用免疫抑制药物，但有严格的适应证。

三、肾移植受者选择的宜与忌

　　各种原发或继发性肾脏病如：肾小球肾炎、间质性肾炎、遗传性肾炎、多囊肾、糖尿病肾病、高血压动脉硬化性肾病、药物性肾损害、狼疮肾炎等所致不可逆性肾衰竭患者，内生肌酐清除率小于10ml/min，均可进行肾移植。肾移植手术和其他的手术相比是一个高风险的手术。肾功能衰竭的病人因为全身各系统都可能有损害和功能障碍，所以并不是所有的肾功能衰竭的病人都可以做肾移植。

　　尿毒症病人同时患有散在恶性肿瘤、慢性呼吸功能衰竭、严重的血管疾病、凝血机制紊乱、顽固性心力衰竭、精神病、严重的泌尿系畸形及难以治愈的感染者均忌进行肾移植。尿毒症伴有较严重冠心病及某些肾炎、多囊肾伴较严重的多囊肝行肾移植宜慎重。因为术后感染、严重肝损害、短期内肾病复发和冠心病发作增加心脏意外等的危险性明显增加。

四、老年人肾移植有哪些特点？
　术前准备宜与忌

　　随社会经济发展，人口老龄化趋势增加，相应透析和肾移植者也有增多趋势。与其他人群比较，老年人进行肾移植有以下特点：①由于老年人免疫系统衰退，使之抵抗感染的能力减弱，加之免疫抑制药物的使用，使之肾移植后感染的发生率明显增加，并且表现不明显，但病情却危重，治疗的反应差；②老年人心脑血管疾病等合并症多，对血压波动、贫血程度等的耐受性差，肾移植后早期一旦肾功能恢复不理想，容易因上述原因导致心脑血管的意外而危急生命；③老年人

肾脏病患者

宜
与
忌

患尿毒症后的各系统损害明显，各个器官的功能储备少，对免疫抑药物的耐受性差，容易出现药物的毒性反应，又由于使用的药物种类多，容易出现药物间的相互作用，影响环孢霉素 A 的血药浓度，导致频繁调整药物的种类和剂量，带来治疗上的困难；④老年人肾移植后由于免疫功能的减退，发生移植肾排斥反应的机会相对比青年人少，但患肿瘤等的机会明显增加，加之由于各种心脑血管疾病和感染等合并症多，许多肾移植后的老年人死亡时移植肾功能正常，由于老年人进行肾移植具有上述特点，因而肾移植成功率较青年人肾移植成功率低。老年人肾移植失败的主要是由于其他原因引起的患者死亡，其中的主要原因是感染，其次是急性心肌梗塞和其他心血管疾病，第三位是恶性肿瘤，再次之是消化道穿孔、出血和糖尿病。

老年尿毒症患者因起生理和疾病的特殊性，肾移植前必须进行全面和个体化的检查，这对于提高老年患者的人/肾存活率是极其重要的。无论术前有无临床症状，对老年人要常规进行心电图、超声心动图检查，并且有针对性地进行心脏负荷试验、心脏同位素及心导管冠状动脉造影检查，排除心脏疾病；术前应详细检查有无消化系统疾病，常规进行肝胆 B 超检查，排除胆囊炎、胆石症；进行内窥镜检查排除消化性溃疡、反流性食管炎、消化道憩室等；应注意对老年男性进行前列腺检查，对前列腺肥大疾病给予治疗，以免术后出现梗阻；进行 PSA 检查排除前列腺癌。对老年女性进行乳房和子宫等妇科检查，排除恶性疾病；应注意老年人存在精神、心理疾病的可能，尤其是对肾移植要有正确的认识，并对可能出现合并症等问题有足够的心理准备。

五、儿童肾移植有哪些特点？
术前准备宜与忌

儿童因其解剖学及生理学上不同于成人的特点，肾移植后会对儿童的生长发育、生理和心理产生重要的影响，并可直接影响移植的后果，所以儿童肾移植有其特殊性：①儿童肾移植的年龄范围较大；②体重超过20kg者手术方法与成人相似，体重在20kg以下或不足5岁者，手术多数经腹部进行，供肾动静脉分别与受体的腹主动脉和下腔静脉吻合，移植肾置于腹腔内或腹膜后间隙，输尿管的吻合与成人相同；③儿童肾移植后的免疫反应比成人强。

肾移植后儿童患者生长发育和青春期发育仍可受到一定程度影响。影响儿童肾移植后成长的因素有：移植时的年龄、类固醇激素的使用量和移植肾的功能等。一般在7岁以下肾移植后生长发育会明显加快，而年龄大于12岁后肾移植尽管移植肾功能良好，但身高增长幅度有限。因此为使肾移植后儿童的生长发育更快，应尽早在年龄较小时进行肾移植。由于肾上腺糖皮质激素生长激素和青春期性激素分泌有抑制作用，会影响儿童的生长发育，所以对于儿童肾移植后应用肾上腺糖皮质激素宜采用小剂量维持或改为隔日给药。

六、肾移植时机选择宜与忌

患者在术前应尽量保持机体处于一种相对稳定状态，使患者能够耐受手术且在术后并发症尽可能减少，因而宜选择适宜时机进行肾移植。慢性肾衰竭血液透析病人大多数有高血压，如果透析脱水不充分、降压药物应用不合理则可能有严重的高血压和心功能减退，此时不宜进行肾移植。这些病人应当强化透析脱水、调整降压药物使血压稳定、心功能改善后方可肾移植，只有极少数病人因严重高血压需要切除原肾脏；少数有尿毒症性心肌病的病人透析不能很好地改善心功能，只有肾移植可能使之改善和恢复。所以，心功能不好、高血压的病人可经治疗好转后做肾移植。

我国目前肾移植受者的原发性肾脏疾病多为肾小球肾炎，但各种类性肾小球肾炎在肾移植后均可出现复发，虽然原发性肾小球疾病肾移植后复发并不是肾移植的禁忌证，但对于一些特殊类型肾小球肾炎应引起高度重视。如抗肾小球基膜肾炎宜抗肾小球基膜抗体转阴、透析6～12个月后进行肾移植，可有效减少移植肾抗肾小球基膜肾炎的复发。肾移植术前进行血浆置换可预防复发。

一般认为肾移植手术前，血色素应在 8 克以上为好，至少应在 6 克以上，为避免多次输血导致潜在的各种病毒感染或致敏，宜选用促红细胞生成素来改善患者的贫血；对于有消化道溃疡患者，宜在溃疡愈合后进行手术，以避免术后使用激素后出现消化道大出血；对于乙型、丙型肝炎病毒感染者需经治疗，肝功能正常一个月以后行肾移植为好，干扰素治疗后短期内不宜肾移植。晚期尿毒症患者如有感染，在术后使用免疫抑制药后可能导致感染发作或感染难于控制，因而术前宜严格控制感染，待感染完全控制进行手术。此外，对于术前存在高血压、心肌损害、心包积液等病变，应积极治疗予以纠正。

七、透析前输血的宜与忌

尿毒症病人均有不同程度贫血，以往在透析期间主要靠输血来改善贫血，近些年来为避免感染肝炎病毒和增加肾移植配型成功的机会等，除严重贫血外，已较少在肾移植前进行输血或尽量减少输血的次数，而多应用促红细胞生成素治疗。一般认为肾移植手术前，血色素应在 8 克以上为好，至少应在 6 克以上。国外根据对大量的肾移植结果进行总结分析，在环孢霉素 A 应用以前的时期，术前给肾移植者输全血可提高移植肾的存活率，对肾移植是有利的。在进入环孢霉素 A 时代以后，这种优势已大为降低，而由于增加病毒感染的机会和可能同时输入毒性抗体，目前认为宜尽量减少输血和输血的次数，忌在肾移植前多次输血，特别是输注全血。

八、肾移植前透析宜与忌

慢性肾衰竭患者由于尿毒症毒素潴留，可出现全身各器官系统受累，如水电解质酸碱失衡、高血压、低蛋白血症、高脂血症、严重贫血、心力衰竭和感染等，不能耐受手术或手术后效果欠佳者必须进行充分透析，同时尽快改善营养、提高体质、控制高血压和高血脂、纠正贫血，改善患者全身状况，而全身状况良好是肾移植成功的保障。

肾移植前透析类型对移植肾预后无影响，至于透析前采用腹膜透析还是血液透析应根据患者具体情况进行选择。以前有报道移植前透析时间长的患者移植肾存活率高于透析时间较短者，但以后有研究证实术前透析时间长短对移植肾存活率无明显影响。对于一般情况良好，无明显并发症的慢性肾衰竭患者，只要肾小球滤过率小于 10ml/min，也可不进行术前透析而直接进行肾移植（预先肾移植），可改善肾移植受者和移植肾的存活率，因而如有可能宜进行预先肾移植。尽管如此，对于系统性红斑狼疮、抗肾小球基膜肾炎等肾移植后容易复发者，目前仍主张术前常规透析 2～3 个月以上，最好 1 年以上。

在进行肾脏移植手术前宜进行一次透析。术前 24 小时进行透析可适当脱水，以防止手术后早期无尿而导致心功能衰竭，而且手术前透析可使体内电解质正常，使患者能更好的耐受手术，较少术后并发症的发生。若透析时间距手术时间较短，为避免术中出血，血液透析时宜使用小剂量肝素抗凝或采用无肝素透析。由于低分子量肝素半衰期较长，不宜使用低分子量肝素抗凝，忌使用大剂量肝素抗凝。如患者进行腹膜透析，患者术前宜加强透析并留取腹透液进行常规检查和细菌培养，术前排空腹透液。

肾脏病患者

宜与忌

272

九、肾移植术前手术宜与忌

多囊肾通常在进行成功肾移植后萎缩，如有巨大多囊肾影响肾移植手术进行，或存在反复感染或顽固性出血时，一般宜切除一侧肾脏。术前常规切除多囊肾对移植肾的预后无影响，因而忌常规进行肾脏切除术。对于顽固性肾脏感染、肾脏肿瘤或顽固性高血压者也可考虑肾切除。

十、肾移植术前免疫学检查宜与忌

由于移植肾供体和肾移植受体间存在着抗原的差别，是肾移植后排斥反应发生的基础，排斥反应的发生直接影响着移植肾的存活。在人类与移植有关的主要有红细胞 ABO 血型抗原系统和人类白细胞抗原系统（简称 HLA）。为了避免或减少肾移植后发生排斥反应的可能，取得肾移植的成功和使移植肾长期存活，肾移植前必须进行包括有血型、淋巴细胞毒试验、人类白细胞抗原（HLA）系统和选择性进行群体反应性抗体（PRA）检查等多种配型。

肾移植首先要求供体和受体间的血型要符合输血原则：O 型接受 O 型、B 型接受 B 型或 O 型、A 型接受 A 型或 O 型、AB 型可以接受 AB 型或 A 型或 B 型或 O 型。

肾移植要求受者血清与供者淋巴细胞的淋巴细胞毒试验阴性，即淋巴细胞毒试验的细胞杀伤率要小于 10％ 为阴性、10％～15％ 为弱阳性、大于 15％ 为阳性。如果患者淋巴细胞毒试验阳性易出现超急性排异反应，宜进行血浆置换或免疫吸附，待淋巴细胞毒试验转阴后进行肾移植。忌淋巴细胞毒试验异常情况下进行肾移植。

HLA 是人类白细胞抗原 A 系统的简称，是机体最为复杂的抗原系统，HLA 又分为 HLA-1 类、HLA-2 类抗原。HLA-1 类抗原存在于所有有核细胞的表面，如白细胞、血小板和组织细胞，它包括有 HLA-A、B 和 C 位点；HLA-2 类抗原则只分布在血管内皮细胞、B 细胞、树突状细胞和胸腺上皮细胞，它包括有 HLA-DR、DP、DQ 位点。一般认为 HLA-DR 位点与肾移植的近期存活有关，而 HLA-A、B、C 位点与肾移植的远期存活关系密切，这其中 HLA-2 类抗原中的 HLA-DR 位点是否匹配极为重要的、HLA-1 类抗原中的 HLA-B 较重要。但随着新的免疫抑制剂不断应用于临床，使肾移植的近期存活率明显提高，急性排斥反应的发生率明显减少，原来 HLA 的匹配对肾移植近期存活率的影响随之减弱，所以 HLA 不匹配已不是肾移植的障碍，但对肾移植远期存活的影响有多大尚难以确定。尽管如此，为移植肾的长期存活，如果能移植尽可能多的 HLA 位点相同的肾脏仍是追求的目标。肾移植如果有可能，要求有尽可能多的 HLA 位点相同。群体反应性抗体（PRA）宜小于 20%～40%，超过 50% 者急性排异反应的发生率增加，长期存活率也明显下降，因而 PRA 阳性者要确定针对性的抗体，在进行 HLA 配型时尽量避免有抗体的位点。

十一、肾移植术后监护和处理诊治宜与忌

肾移植成功与否虽然很大程度上取决于术前和术中的有关因素，但术后监护以及术后处理同样起关键性作用。尿毒症患者本身机体抵抗力差，在此基础上由于手术创伤、大剂量免疫抑制药物的使用、麻醉等因素，术后容易出现多种并发症，因而以严密进行监护并给予及时处理。手术后宜特别注意患者血压、血浆渗透压、尿量，宜注意保持患者酸碱和电解质平衡：术后收缩压宜控制在 130mmHg 以上，否

则宜寻找原因并进行治疗；术后中心静脉压宜维持在 8～15mmHg 水平，如果较低，宜适当补液，较高者可以利尿和进行透析；术后患者多出现尿量增多甚至多尿，如出现少尿甚至无尿，首先宜注意有无循环容量不足，排除循环容量不足后宜考虑有无排异反应，并进行相应处理。

十二、肾移植后排异反应诊治宜与忌

肾移植后出现排异反应是导致移植肾丧失功能的主要原因。根据病理、发病机制、发生时间以及临床表现，肾移植后排异反应一般可分为超急性排斥反应、加速性排斥反应、急性排斥反应和慢性排斥反应。

1. 超急性排斥反应 表现为移植肾血运恢复后肾脏突然出现色泽变暗、质地变软、血管搏动消失，继之肾脏缩小并停止泌尿，此为超急性排斥反应的典型临床表现。此外，有部分患者在术后 24～48 小时内突然出现血尿、少尿甚至无尿，移植肾疼痛，检查发现血尿素氮和肌酐急剧升高。B 超或彩超检查发现移植肾脏体积增大、肾周积液或积血，肾脏血流消失。由于目前各种治疗对于超急性排斥反应无效，故一旦确证为超急性排斥反应，宜立即摘除移植肾。由于坏死的移植肾继续停留在体内可导致大出血、感染以及发生其他危险并发症，忌抱有侥幸心理，进行保守治疗而不进行肾脏摘除。

2. 加速性排斥反应 肾移植后 3～5 天内肾功能恢复后突起出现尿量减少、血尿和血尿素氮和肌酐升高，伴有血压升高、移植肾疼痛以及发热等，宜考虑加速性排斥反应。肾脏彩超检查有助于诊断，确诊依靠肾活检。加速性急性排斥反应对大剂量肾上腺糖皮质激素冲击治疗无效，宜尽早使用抗淋巴细胞药物。同时宜注意并发症治疗，对于治疗无效者宜摘除移植肾。

3. 急性排斥反应 肾移植术 1 周后出现逐渐出现尿量减少、血尿和血尿素氮和肌酐升高，伴有血压升高、移植肾疼痛以及感冒样症状等，宜考虑急性排斥反应。肾脏彩色多普勒超声检查有助于诊断，确诊依靠肾活检。绝大部分通过积极治疗能够逆转并恢复正常功能，但前提条件是早期诊断并早期给予积极治疗。宜采用肾上腺糖皮质激素、环磷酰胺或抗淋巴细胞抗体冲击治疗。与此同时，应根据患者具体情况调整用药方案和用药剂量。

4. 慢性排斥反应　肾移植术后 2～6 个月后出现逐渐出现肾功能减退，血尿素氮和肌酐逐渐升高，伴有血尿、蛋白尿、高血压和贫血，尿量早期多增多然后逐渐减少，此时宜考虑慢性排斥反应。肾脏B超检查可见慢性肾脏病表现，如肾脏体积缩小、皮质变薄以及皮髓质交界不清等，有助于诊断慢性排斥反应。对于此类患者有必要进行移植肾活检，以明确病变程度和指导治疗。目前尚无逆转慢性排斥反应的有效方法，宜按照慢性肾脏病进行综合治疗。忌使用大剂量肾上腺糖皮质激素冲击治疗，宜减少或停用 CsA，改用 MMF 或 FK-506。宜按照慢性肾脏疾病患者进行饮食治疗，积极控制高血压和高脂血症。如经过治疗无好转，考虑病变不可逆，以逐渐减少甚至停用免疫抑制药，有透析指针者进行透析治疗。

十三、肾移植肾穿刺活检宜与忌

移植前对供肾的组织学检查，可以发现供肾是否存在各种原发和继发性慢性肾脏疾病、肿瘤以及感染性疾病（如 CMV 感染）等。此外，通过肾活检检查，通过对供肾的了解，为移植后的各种并发症的诊断及治疗提供了组织学和免疫学基础。因此，所有尸体供肾及无禁忌症的亲属供肾宜常规肾活检。

肾移植后长期使用免疫抑制剂，如果发生急性排斥也不典型，一旦出现临床症状，移植肾就已经遭受严重的损伤，甚至难以挽回。移植肾病理检查对移植肾的各种并发症的诊断、鉴别诊断和治疗方案的确定具有无法替代的作用。一般而言，肾移植后即时移植肾功能恢复良好，也宜常规于术后1个月、3个月进行移植肾活检，以便及早发现和处理各种并发症。此外，在临床有下列情况时更宜及时行移植肾活检：移植后无尿、少尿；急性移植肾功能减退；移植肾慢性失功；长期出现蛋白尿和排斥治疗失败者。必要时需重复肾活检，以便于观察治疗反应及病情变化。在无禁忌症的情况下，手术后任何时候均可行肾活检，最短可在术后24小时内进行。

为了提高移植肾活检的成功率，确保移植肾活检的安全性，肾活检前必须做好有关准备工作：①告知患者及其家属肾活检的重要性、手术安全性以及可能出现并发症，解除患者可能出现的顾虑，以便肾活检顺利进行；②化验血型、血小板、出凝血时间、凝血酶原时间、试管法凝血时间及血块收缩时间测定，以便更全面和准确地了解患者出凝机制；③注意患者有无肾活检禁忌证，对于合并严重的凝血机制障碍和移植肾周围感染的患者忌进行肾活检，有术后肾周血肿、移植肾积水、严重高血压、严重贫血、明显氮质血症者，宜待上述并发症得到有效控制后再行活检；④移植肾穿刺活检前应仔细行B超检查，全面了解患者的移植肾形态特点，以便于肾活检的顺利进行。

肾穿刺后，用手掌局部按压15～30分钟，可以达到有效压迫止血的目的。绝对平卧6小时，12小时后便可下床活动。伴有出血性并发症和急性排斥时应延长局部压迫时间和卧床时间，密切观察脉搏，血压及尿色的变化，鼓励患者多饮水。术后7天内应避免剧烈活动，以免后期发生出血性并发症。

十四、肾移植慢性失功诊治宜与忌

由于组织配型、器官保存、手术技术以及试验诊断技术的不断进展，肾移植后急性排斥反应的发生率明显下降，但仍有约40%的肾移植患者在肾移植数月至数年内组建移植肾慢性失功，其特征是肾实质细胞大面积纤维化指肾脏结构崩解和功能丧失，其组织病理学特征是血管内皮细胞、平滑肌细胞和实质细胞增殖以及肾动脉和肾小管管腔狭窄，最终出现移植肾间质纤维化、肾小管萎缩、肾小球硬化。目前认为是免疫因素（如急性排斥反应、抗供者抗体）和非免疫因素（缺血再灌注损伤、高血压、高脂血症和巨细胞病毒感染等）共同参与的结果。常见的临床表现为肾移植术后 6 个月至数年后逐渐出现的移植肾功能进行性减退、蛋白尿和/或血尿，血肌酐缓慢升高、高血压、进行性贫血以及移植肾体积缩小等。移植肾活检病理学诊断是最确切、可靠的诊断方法，B 超检查宜作为常规筛选检查方法。

目前移植肾慢性失功尚无特效治疗方法，其基本治疗原则是去除导致移植肾慢性失功的可能病因，调整免疫抑制方案，尽可能延缓移植肾慢性失功进展速度。其主要治疗措施包括：

1. 饮食疗法　饮食疗法是延缓移植肾慢性失功基本和有效的措施之一，其主要措施与慢性肾功能不全相似，包括：①肌酐清除率低于 55ml/min 者宜采用低蛋白、高热量饮食；②低蛋白饮食 2 周后给予必需氨基酸或 α-酮酸；③严格限制饮食中磷的摄入量，对于高磷血症已经控制的低钙血症的患者，应适当补充钙剂。

2. 合理使用免疫抑制剂　急性排斥反应是移植肾慢性失功的最主要免疫因素，而一些免疫抑制剂，如环孢素、FK-506 又有一定的肾毒性。因此如使用上述两药以严密监测血药浓度，既要避免血药浓度过低导致急性排斥反应，又要尽可能减少药物引起的肾中毒及其对移植肾远期存活的影响。宜减少或撤出钙神经蛋白抑制剂。

3. 控制高血压　钙通道阻滞药可有效降压，还可改善使用环孢素 A 后所产生的入球小动脉狭窄继而出现的肾血流量和肾小球滤过率的下降，可试用；血管紧张素转化酶抑制药可以有效的控制高血压，也可扩张肾小球动脉降低肾小球高血压，减少移植肾的超滤过状态，还可以有效的降低蛋白尿。因而上述两种药物均可用于患者。但应注意，部分钙通道阻滞药可导致环孢素 A 和 FK-506 血药浓度升高，而血管紧张素转化酶抑制药可导致移植肾滤过率可逆性下降，患者在使用时应予注意。

4. 控制高脂血症和糖尿病　肾移植术后长期高脂血症和糖代谢

宜
与
忌

异常不但是心脑血管疾病的高危因素，而且是移植肾慢性失功的重要危险因素，因而宜积极控制肾移植患者可能出现的高脂血症和糖代谢异常。

5. 控制蛋白尿 优质低蛋白饮食可以减少尿蛋白的排出，提高移植肾小球通透性。血管紧张素转换酶抑制剂可以有效的降低蛋白尿，延缓移植肾慢性失功的进展。

6. 预防巨细胞病毒（CMV）感染 对于有导致 CMV 感染的危险因素存在者宜进行预防性治疗，可使用 CMV 超免疫球蛋白、口服阿昔洛韦、静脉注射或口服更昔洛韦、口服伐昔洛韦等进行预防，可有效减少 CMV 感染和 CMV 病的发生率。

十五、肾移植术后 CMV 感染诊治宜与忌

肾移植术后 CMV 感染总体发病率约 50%～80%，而 CMV 病发病率高达 30%，是移植肾失功和肾移植术后患者早期死亡的主要原因之一。CMV 感染包括原发感染和继发感染，CMV 感染后有明显症状和体征者为 CMV 病。导致 CMV 感染的危险因素有供者 CMV 阳性/受者 CMV 阴性、排斥反应和免疫抑制药物使用等。

CMV 感染后可无症状，部分患者可出现明显症状和体征，如发热、肺部感染、胃肠炎、肝炎及中枢神经系统紊乱等，其中 CMV 肺炎发病率最高。CMV 肺炎病程短，进展快，容易并发 ARDS，以前病死率高达 80%～90%，虽然随抗病毒药物使用，死亡率有所下降，当年仍高达 25%～31%，因而 CMV 肺炎是威胁患者生命的一种严重并发症。目前研究证实 CMV 与 MHC 抗原、粘附分子、细胞因子、趋化因子以及生长因子表达和产生有关，而上述因素与移植物血管病变及纤维化密切相关。肾移植术后 CMV 感染除可导致 CMV 肺炎外，还可增加排斥反应发病率，促进移植肾血管病变和诱发其他感染，宜引起高度重视。

传统诊断 CMV 感染的方法有病毒培养、ELISA 法检测 CMV-IgM 和 CMV-IgG 抗体、CMV-DNA 定性检测等，均具有一定局限性。目前认为检测血液白细胞中 CMV-pp65 是诊断 CMV 最有效方法，采用血浆 CMV-DNA 定量 PCR 检测具有敏感性和特异性均高的特点，两者均宜作为肾移植术后患者常规检查，以确定患者有无 CMV 感染。

对于有导致 CMV 感染的危险因素存在者宜进行预防性治疗，可使用 CMV 超免疫球蛋白、口服阿昔洛韦、静脉注射或口服更昔洛韦、口服伐昔洛韦等进行预防，可有效减少 CMV 感染和 CMV 病的发生率。缬更昔洛韦是口服型更昔洛韦的前体药物，其生物利用度为口服型更昔洛韦的 10 倍，效果更佳，是目前预防 CMV 的新一代重要药物。如有 CMV 活动证据，可给予先行性治疗，最初静脉使用更昔洛韦然后口服，也可一直口服更昔洛韦或缬更昔洛韦，用药时间不少于 3 个月。如考虑 CMV 病，可静脉使用更昔洛韦 14 天，然后口服，总疗程不少于 3 个月，也可试用缬更昔洛韦。对更昔洛韦耐药的 CMV 病患者，可加大更昔洛韦量并联用 CMV 超免疫球蛋白，或改用磷甲酸钠。由于磷甲酸钠具有肾毒性作用，宜根据肾小球滤过率确定用量并严密监测肾功能。CMV 病时宜减少或停用免疫抑制药。如果在 CMV 病痛时发生急性排斥反应，静脉使用更昔洛韦治疗 3 天后排斥反应无缓解，宜行甲基泼尼松龙冲击治疗。除非移植肾功能严重受损，忌使用单克隆或多克隆抗体。

十六、肾移植术后感染的诊治宜与忌

尿毒症患者由于尿毒症毒素潴留、贫血和低蛋白血症，多处于免疫抑制状态。在此基础上，手术和麻醉创伤打击、术后免疫抑制药的使用等，导致患者易于发生感染并发症。如果患者术前存在一些导致感染的其他危险因素，如老年人、糖尿病、移植物功能较差、中性粒细胞减少、感染和移植前脾切除术等，患者更易发生感染。感染部位以肺部、泌尿系统、血管内导管、皮肤、手术切口和全身败血症等。导致感染的常见病原微生物除常见细菌外，其他一些平时少见的病原菌也变得常见，如巨细胞病毒、EB病毒、疱疹病毒、结核、真菌、卡氏肺包囊虫、支原体和衣原体等感染，发病率和其他人群比较明显升高，而且感染难于控制。

为避免和预防术后感染性并发症发生，宜对患者进行全面详细检查，排除潜在性感染，忌在感染未控制时进行肾移植手术，可预防性使用抗生素1～2周。巨细胞病毒（CMV）感染是肾移植后的一种常见并发症，除可导致器官特异性直接损害外，还可增加排斥反应发病率，促进移植肾血管病变和诱发其他感染，无论供体和受体宜常规检测巨细胞病毒抗体。如供体CMC阳性，而肾移植受体CMV阴性，肾移植后病毒感染机会较大，故患者在术后宜常规预防性使用更昔洛韦3个月。缬更昔洛韦是口服型更昔洛韦的前体药物，其生物利用度为口服型更昔洛韦的10倍，效果更佳，是目前预防CMV的新一代重要药物。此外，术后注意消毒隔离，避免交叉感染，注意监测血常规，如出现白细胞减少宜及时使用升白细胞药物。宜合理使用免疫抑制方案，避免药物毒副作用。

十七、肾移植术后心血管并发症处理宜与忌

肾移植术后心血管并发症包括血管性疾病、高血压和高脂血症，其中血管性疾病包括冠心病、脑血管和外周血管疾病。肾移植后血管性疾病是导致肾移植者较高死亡率和致残率的并发症，其发生与高血压、高血脂、肥胖、吸烟和糖尿病等因素有关，术前应对患者进行治疗并尽可能去除上述因素。肾移植后高血压是患者一个常见并发症，对患者心血管和移植肾存活均是一个高危因素，导致肾移植后高血压的原因居多，包括排斥反应、原有肾脏病复发、移植肾出现血管病变

以及免疫抑制药物的使用等。对于此类患者，宜积极控制高血压，使血压控制在理想水平。由于肾移植后 CsA、肾上腺糖皮质激素、利尿剂等因素，可导致患者出现高脂血症，而高脂血症不但是患者心血管并发症的一个危险因素，而且也是移植肾丧失功能的重要危险因素，宜积极处理。使用他汀类降脂药物，如氟伐他汀、辛伐他汀等。

十八、肾移植术后其他并发症处理宜与忌

肾移植术后由于长期使用抗排斥药物，患者自身免疫监视及免疫清除功能减退，导致患者易并发恶性肿瘤。早期主要为皮肤癌、血液系统肿瘤和卡波氏肉瘤，在肾移植 2 年后则以泌尿和消化系统肿瘤常见，而消化系统肿瘤中以肝癌常见。由于肾移植患者恶性肿瘤发生率较高，宜注意随访，以便早期发现和早期诊断。对于肾移植患者并发恶性肿瘤，关键是早期诊断和早期施行根治性手术，否则愈后恶劣。此外，一但发现患者并发肿瘤，宜减少甚至停用免疫抑制药物，同时加用增强免疫增强药物的一些药物。

肾移植患者长期使用肾上腺糖皮质激素，特别是老年和绝经期女性肾移植患者，可出现骨质疏松。监测血清钙磷、PTH 水平以及常规 X 线检查有助诊断。宜在有效抗排斥反应基础上尽可能减少肾上腺糖皮质激素的用量和疗程，即大剂量长期使用肾上腺糖皮质激素。肾移植后宜常规补充钙剂和活性维生素 D_3，适当进食高钙食物并加强体育锻炼。

肾移植患者使用肾上腺糖皮质激素、FK506、CsA 和 MMF 等，部分可出现继发性糖尿病，可使糖尿病患者血糖进一步升高。既往无糖尿病史的肾移植患者出现继发性糖尿病或糖尿病患者血糖进行性升高，宜首先减少或停用可导致血糖升高的免疫抑制药物，同时按照糖尿病的治疗原则控制患者血糖。

部分患者可出现继发性红细胞增多症，与患者肾脏不明原因合成

肾脏病患者

宜与忌

和分泌促红细胞生成素增多有关。肾移植患者宜常规监测血常规。一旦患者出现头晕、头痛、耳鸣等症状，宜考虑患者有无继发性红细胞增多症。治疗宜采用静脉放血法进行治疗，同时加用抗凝治疗。忌进行骨髓抑制治疗。此外，部分患者可出现胃肠道并发症，如炎症、溃疡、出血和穿孔等，导致原因可能与免疫抑制药物使用有关，可采用对症支持治疗。

十九、肾移植围手术期饮食宜与忌

术前患者饮食要求与透析一样。术前当天宜禁食、禁水；由于手术和麻醉，术后第 1~2 天肠蠕动尚未恢复正常，易引起腹胀，应禁食；术后 2~3 天，肠道功能恢复，可给予流质饮食；术后 3~5 天为试餐阶段，可给予易消化、无刺激、质软的半流质饮食；术后 5~7 天至 2~3 个月，应尽早给予优质高蛋白饮食，蛋白质 1.6~2.4g/kg；宜使用高维生素饮食，适当限制盐摄入，过度低盐饮食可导致低钠血症；适当摄入热卡，每日热卡 35~53kcal/kg，忌摄入过多热卡。多进食含脂肪的鱼类，如黑鱼、鲤鱼、鲫鱼及冬瓜、薏仁等食物。同时，注意补钙，增加牛奶 220~450ml，增加高纤维的食物。服用环孢霉素 A 宜防止或减少药物对胃黏膜的刺激。

二十、肾移植后饮食宜与忌

1. 营养要求　肾移植患者成功以后可正常回归社会，可参与一般日常工作，所需热卡一般 30~35kcal/kg，可维持患者体重在理想水平，保持患者氮平衡，如患者存在发热、感染或手术等，以适当增加热量摄入计算；免疫抑制剂能加速蛋白质的分解，抑制合成，使蛋白质消耗增加，故宜适当增加蛋白质的供给量，成人每天按 1.3～1.6g/kg；需供给低盐饮食，每日食盐 3～4g，最高为 6～8g；合理脂肪和胆固醇饮食；适当饮水以保持尿量正常。

2. 饮食卫生　肾脏移植术后，由于大剂量服用免疫抑制剂，对外界病菌的抵抗能力下降。饮食不洁可导致患者出现腹痛、腹泻、呕吐，严重者可出现脱水，导致移植肾功能受损。为此，患者宜注意个人卫生，尽量在家中进餐；以进食新鲜食品，忌用腐败变质的食品；烹调食物时要切成小块，烧熟煮透，避免外熟里生；容器碗筷要消毒。

3. 膳食结构合理　在食用动物性食品，如鸡、鸭、鱼、肉、蛋时，必须同时食用米饭、面条、馒头、藕粉等，使所食的蛋白质能充分发挥作用；注意平衡膳食，一般吃 8 成饱，也可少吃多餐，忌暴饮暴食；宜适量进食植物类食品，如番薯叶、山药、胡萝卜、枸杞、菊花、仙草、绿豆、西瓜与冬瓜、薏仁、陈皮、玉米；适当增加水果摄入。鱼肉中含有相当丰富的优质蛋白质，它含有多种人体必需的氨基酸，且鱼类的不饱和脂肪酸可防止动脉硬化，宜多食。富含精氨酸的食物有助于调节血管张力，抑制血小板凝集的血管舒张因子—氧化氮的合成，有助于减少血管损伤，也宜多食。宜多食富含叶酸的食物，如红苋菜、菠菜、龙须菜、芦笋、酵母等，可降低冠心病和中风的发病率。

4. 适当限制胆固醇和脂肪摄入　饮食宜清淡，防止油腻，不要食用油煎、油炸的食品，且限制含胆固醇高的食物摄入。如动物内脏、蛋黄、猪蹄、乌贼鱼等。同时，需增加含食物纤维高的食品供给，如燕麦片。术后体重最好能维持在低于标准体重的 5％的范围内，以免影响环孢霉素 A 的用量。摄入过多脂肪可导致患者体重增加，宜减少脂肪摄入。

5. 忌用提高免疫功能食物　如白木耳、黑木耳、香菇、乌鸡、甲鱼、红枣、蜂皇浆及中药补气、补肾的药物人参等等。患者在使用各种保健品时，可能降低体内环孢霉素 A 的免疫抑制作用，导致患者出现排斥反应。

6. 注意补钙　免疫抑制剂可抑制钙的吸收，并增加排出。所以患者在补充牛奶的同时，还要多食用其他含钙丰富的食物，如牛奶制品、鱼罐头、小虾皮、浓汁骨头汤及绿叶蔬菜等。钙的食物来源以奶制品为最好。但紫菜、熟芝麻、豆干、金针菜、高丽菜、豆芽菜、橄榄菜等含钙太高食品少吃为宜。

7. 忌用高钾和高钠食物　少食含盐高的食物，如面、油面筋、甜或咸的饼干等，以免导致患者出现高血压。肾移植后高血钾常见，可能与 CsA、FK-506、β-肾上腺能阻滞药物、血管紧张素转换酶抑制药或非类固醇消炎药使用有关，以避免大量进食含钾高的食物。

二十一、肾移植患者生育宜与忌

　　慢性肾脏功能衰竭、尿毒症的病人，由于长期疾病的干扰，内分泌功能紊乱，使绝大多数患者存在不同程度的贫血、月经失调、闭经、阳痿等症状，不能正常生育。接受了肾脏移植后的病人，当移植肾脏功能恢复正常以后，全身情况得到改善，贫血消失，性功能很快会恢复正常，所以对未婚青年而言，肾脏移植后肾脏功能正常，2～3年后即可以结婚并组成家庭。男病人服用硫唑嘌呤等药物，虽可使精子数减少，但仍能正常生育。

　　育龄期女性患者由于肾移植后肾功能恢复，生殖内分泌系统功能恢复正常，可能恢复正常排卵，容易受孕。男性肾移植病人，术后肾功能正常，对生育不会有重大影响。由于女性妊娠后期肾脏的负担加重，移植肾植入髂窝内，容易受到妊娠后期增大子宫的压迫，使肾脏生理负担进一步加重，可出现蛋白尿、水肿等甚至出现氮质血症。尽管分娩后移植肾功能可以得到改善，但也有一部分病人肾功能难以恢复正常。因此，原则上不主张肾移植女病人生育，并且要减少人工流产的次数，以免诱发排斥反应的发生，造成严重后果。但对于一些有强烈生育愿望的育龄期女性肾移植患者，如果肾移植2年后肾功能稳定，血肌酐小于 $177\mu mmol/L$，血压正常或高血压通过药物能够控制，尿蛋白阴性或微量（小于 $0.5g/L$），影像学检查无肾盂肾盏扩张，无明显排异反应且肾上腺皮质激素用量小于 $15mg/d$ 及硫唑嘌呤用量小于 $2mg/kg\cdot d$，满足以上条件者，如患者要求，可以考虑妊娠。肾移植患者妊娠后泼尼松剂量宜相对较低，小于 $15mg/d$，Aza 对胎儿影响较小，可按常规剂量使用，CsA 剂量宜限制在 $2mg/kg\cdot d$ 以下，不宜使用霉芬酸酯和西罗莫司。

二十二、肾移植患者体育锻炼宜与忌

　　长期体育锻炼，能显著提高人体内的高密度脂蛋白水平，而高密度脂蛋白能清除沉积在血管壁、引起动脉硬化的低密度脂蛋白，有预防血管硬化的作用；有利于减轻免疫抑制药的一些不良反应，如高脂血症和肥胖；有利于糖尿病或糖耐量异常患者血糖控制，因而长年坚持不懈规律体育锻炼对于肾移植患者十分重要。

　　移植后患者应恢复或开始锻炼。在肾移植后 1 年之内，由于长期的卧床休息和肌肉松弛，移植病人术后可能出现虚弱。术后安全地增加运动和进行理疗有利于病人恢复体力。有规律的运动计划有很多益处，包括增加体重、改善心血管功能、增加耐力等，因而移植病人出院后经常需要接受运动的计划。应先从费力较少的运动开始，如每天步行 20 分钟，一周 3 次。在移植术后的前 6 个月期间，病人在进行任何高强度运动计划之前都应和医师联系。

　　进行肾移植 1 年以后，除非患者有排斥反应或出现肾功能损害，患者可适当增加运动量，但在运动时以特别注意保护移植肾，以免导致移植肾损伤，忌进行俯卧撑或下蹲运动。移植病人伤口痊愈后，可以恢复游泳，忌在有污染和含有害微生物的水中游泳。

二十三、肾移植患者生活习惯宜与忌

　　养成良好生活习惯有利于减少肾脏损害的一些危险因素，对于肾移植患者而言，养成良好生活习惯对保护移植肾具有重要作用。

　　吸烟对呼吸系统具有明显损害，可导致呼吸系统抵抗力降低，再加上肾移植患者本身使用免疫抑制药物，因而肾移植患者吸烟容易并发肺部感染，甚至可导致患者发生肺癌；吸烟可导致血管损伤，吸烟者容易出现血管病变，导致心血管系统病变。对肾移植患者而言，更严重的是吸烟可能导致移植肾损伤。因此，肾移植患者不宜吸烟。饮酒后酒精主要在肝脏代谢，对肝功能有不同程度的损害，肾移植病人忌饮酒。

　　尿毒症患者由于尿毒症毒素潴留、贫血和低蛋白血症，多处于免疫抑制状态。在此基础上，手术和麻醉创伤打击、术后免疫抑制药的使用等，导致患者移植后易于发生感染并发症。随移植肾恢复功能，尿毒症本身以及手术所致机体免疫功能可得到改善，但患者长期使用免疫抑制药物，机体免疫状态与正常人比较仍然低下，也易于发生感染并发症。因此，患者宜养成良好卫生习惯。宜注意饮食卫生，忌进食腐败变质的食物，进食前后宜洗手，防止病从口入，如有可能，尽量少在外就餐；尽量少去公共场所，流行性感冒、流脑及肝炎等传染病流行季节，最好不要去公共场所，以免增加感染机会。

　　移植肾放置于髂窝内，距体表较浅，表面仅为皮肤、皮下组织及肌肉层，缺乏肾脂肪囊的缓冲作用，在外力挤压时极易受到挫伤。因此，平时应加强对此"重点区域"的保护。外出活动时，无论是行走还是坐车，要力求平稳及选好乘车位置，避免车辆转弯或急煞车时，移植肾的部位碰撞到其他物体而引起移植肾的损伤。由于服用免疫抑制剂，移植病人比正常人群更易遭受阳光的损伤，露于阳光之下可增加的患皮肤癌的危险性，忌直接暴晒于太阳下，必要时可戴太阳帽、涂防晒霜。

　　大多数肾移植病人可以恢复工作。恢复工作可改变患病的情绪，恢复自信；增加经济收入，减轻长期服药的负担；像正常人一样，为社会做贡献。如果可能，肾移植患者应尽可能重返工作岗位。此外，患者每天宜保证足够睡眠时间，忌不注意休息、熬夜。

　　性生活是人类正常的生理需求，也是夫妻恩爱、生活和谐的一部分。肾移植术后，随着肾功能的逐渐正常，性功能会很快恢复正常。所以对未婚青年，肾移植后肾功能正常即可以结婚并组织家庭，但性生活的频率要有节制，以次日精神好，体力无疲劳感，以及无腰酸等症状为适度。性交后要特别注意会阴部清洁卫生，以防止泌尿系感染。

　　　　　　　　　　　　　　　　（成梅初　彭龙开）

肾脏病患者

宜
与
忌

第二十二章

围手术期与肾脏
疾病宜与忌

一、手术对肾脏疾病的影响

许多肾脏疾病患者可能合并其他外科疾病，需要手术处理，而围手术期多种原因可导致肾脏损害或原有肾脏病变进一步加重，导致患者出现术后急性肾衰竭。原先肾功能正常、年纪较轻者对各种创伤的承受力和代偿功能较强；而老年患者，或那些原先已有肾脏病变者更容易在手术后发生急性肾衰竭。原有肾脏疾病患者，如慢性肾小球肾炎、肾病综合征、糖尿病肾病等，如存在感染、电解质紊乱和酸碱失衡、脱水、消化道出血、肾毒性药物使用等，可导致肾脏损害或原有肾脏病变进一步加重，术后患者更容易发生急性肾衰竭。心功能不全时心输出量减少，肾灌注不足，早期就可出现少尿；若同时合并出血、脏器穿孔等情况，则发生急性肾衰竭的可能性更大，因而心力衰竭也是术后急性肾衰竭的危险因素。

二、手术导致肾功能损伤的危险因素

1. 麻醉 目前临床上使用的大多数麻醉药品无肾毒性，即使患者术前有肾功能不全，药物对肾脏影响也不大。但使用安氟醚和七氟醚时，如血液中氟离子浓度超过 $50\sim80\mu mol/L$，可发生可逆性、多尿型急性肾衰竭，并对血管加压素抵抗。因此高危患者忌使用七氟醚或安氟醚。麻醉诱导过程中低血压可诱发原先已有严重肾脏病变，术前宜适当补充循环容量、低血压持续时间控制在 2 小时内。

2. 体外循环 体外循环使肾脏等多种脏器处于缺血、缺氧的非生理状态。无论是单纯体外循环还是合并其他情况，在体外循环过程中机体处于低温、低血压、低血流灌注和血液稀释状态，同时常伴随机体对体外循环的全身炎症反应；心肺旁路时多种血管活性物质，如儿茶酚胺、血管加压素、内皮素、血栓烷素以及肾素血管紧张素等释放增加，导致肾脏血流动力学改变，导致肾脏损伤或原有肾脏疾病加重。

3. 肾毒性损伤 造影剂导致急性肾衰竭并不少见，与患者基础肾脏病变的严重程度、有无糖尿病、多发性骨髓瘤病史相关。容量不足是导致肾毒性损伤的重要危险因素，通常在造影后 24～48 小时发生少尿型急性肾衰竭，肾功能多在 3～5 天内恢复。若在此之前进行手术，可增加发生急性肾衰竭的危险性。宜使用非离子型低渗透性造影剂、造影前充分水化、或延迟手术，可减少急性肾衰竭的发生。

4. 手术创伤 手术后 24 小时内儿茶酚胺大量释放入血；促肾上腺皮质激素分泌增加；皮质醇和胰高血糖素生成增加，导致高血糖；术后类固醇激素水平升高致血尿素氮增高和水钠潴留；血管紧张素Ⅱ与盐皮质激素水平升高，进一步加重容量负荷；细胞因子大量释放等，可导致肾脏损伤。

5. 心脏手术 心脏围手术期患者可能会接触各种损伤肾脏的危险因素，包括任何可导致肾缺血或肾实质病变的因素。低心排血量综合征是心脏术后常见并发症之一，也是术后引起急性肾衰竭的重要因素。

6. 主动脉手术 几乎所有主动脉瘤患者均有不同程度的肾动脉粥样硬化，常有不同程度缺血性肾病，主动脉钳夹时间较长和细胞外容量不足是患者术后发生肾脏损伤的关键性因素。术中或术后发生双肾动脉胆固醇栓塞或自发性血栓形成，也可能与患者术后肾脏损伤有关。在松开钳夹过程中突然出现少尿，且 2 周后仍未恢复，应考虑急性肾小管坏死所致急性肾衰竭。

7. 胆道手术 梗阻性黄疸对血管活性药物的反应性下降，容易出现低血压；使用含碘造影剂；门静脉血液中内毒素的含量增加，导致血流动力学改变；发生 DIC 或栓塞性肾小球病变等，均可导致肾脏损伤。

8. 泌尿系手术 前列腺肥大或糖尿病肾病患者，即使病变程度轻，若术前使用抗胆碱能药物，可出现完全梗阻；手术时错误结扎了双侧输尿管也可发生肾后性急性肾衰竭；手术时间较长可发生横纹肌溶解等，可导致肾脏损伤。

三、围手术期肾脏损伤诊断宜与忌

在诊断时，首先应明确患者是否为急性肾衰竭。如患者短期内出现少尿或无尿，血肌酐和尿素氮进行性升高（血肌酐每天升高在 $88.4 \sim 176.8\mu mol/L$ 以上，血尿素氮升高 $3.6 \sim 10.7 mol/L$ 以上），伴水电解质和酸碱平衡紊乱及全身各系统并发症，并能排除慢性肾功能不全基础上的急性肾衰竭，则可考虑为急性肾衰竭。为了解患者有无肾前性因素可给予患者静脉滴注 $0.1 \sim 1.0L$ 生理盐水后观察尿量。随访患者每日出入水量有利于正确评价其容量负荷状态。肾后性急性肾衰竭的临床表现通常不典型。对有尿路梗阻表现或残余尿大于 200ml 的患者，应仔细找寻有无肾后性因素。肛门指检和女性妇科检查都有助于诊断和鉴别诊断。影像学检查，如 B 超、CT 及静脉肾盂造影能确定患者是否有尿路梗阻并明确梗阻部位。肾功能检查和尿液分析有助于鉴别肾前性急性肾衰竭和急性肾小管坏死。此外，在诊断急性肾衰竭时，应注意排除慢性肾功能不全急性加重。如患者有既往肾脏病史，包括长期高血压、慢性贫血、肾性骨病等，肾功能损害加重前有明显加重因素存在，尿常规检查发现肾衰管型，影像学检查发现双肾萎缩和肾脏结构紊乱，提示为慢性肾衰竭（可逆性尿毒症）。

四、围手术期术前准备宜与忌

完整病史询问、仔细体格检查结合相关实验室检查有助于术前全面地正确评价肾功能。术前宜采取相关措施预防肾功能不全，包括可能导致肾功能不全的危险因素，如严重感染、血流动力学紊乱、循环容量不足等。对于已有肾功能不全患者，应积极控制或进行透析治疗。接受造影检查者应充分水化并推迟手术日期，有利于造影剂充分排出体外。为减轻造影剂肾毒性应限制造影剂的剂量，选用非离子型低渗透性造影剂，避免与其他肾毒性药物同时使用，避免和纠正循环容量不足。如果心功能可耐受，术中应适当高容量状态，以预防麻醉所致血管扩张引起的组织灌注不足。

五、围手术期肾功能损伤治疗宜与忌

有创性血流动力学监测可正确的预测和治疗低血容量，预防肾脏缺血性损伤。在围手术期间。对于有心脏疾患者，应纠正心律失常、增加心脏的前负荷、适当使用正性肌力药物、减轻心脏后负荷等，以保证足够心输出量，维持有效血容量，避免肾脏缺血。

甘露醇、小剂量多巴胺、心房利钠肽等药物可增加肾血流量，具有利尿作用，可能保护心脏手术、大血管手术、肝移植、复杂胆道手术患者肾功能，预防术后急性肾衰竭，但缺乏严格前瞻对照性研究，疗效有待进一步评价。其他一些药物，如氧自由基清除剂、肾脏生长因子、转换酶抑制剂和内皮素抗体等也可能具有一定程度肾脏保护作用，可试用。

术后患者出现少尿或无尿，或 $Scr > 600\mu mol/L$、血钾 $>$ 6.5mmol/L，或出现严重的酸中毒（pH≤7.2），即应开始肾脏替代治疗。伴高分解代谢者，多选择血液透析。碳酸盐透析优于乳酸盐透析。低温、高钠透析液更有利于血流动力学的稳定，但未能证实对危重患者有效。透析膜的生物相容性也是影响治疗效果的重要因素，合成膜较铜仿膜的生物相容性好，治疗后对炎症介质的激活以及对中性粒细胞的趋化聚集作用也不明显。连续性肾脏替代疗法、高容量血液滤过等新技术已广泛地运用于多器官功能衰竭患者的治疗。在纠正代谢紊乱的基础上，新的血液净化技术更有利于保持血流动力学的平稳，并能有效清除炎症介质，阻断系统性炎症的恶性循环。偏远地区缺乏条件者，腹膜透析也可选用。

（成梅初）

第二十三章

妊娠与肾脏病宜与忌

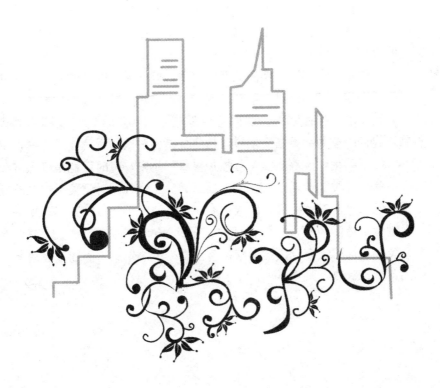

一、妊娠与肾脏病有何关系？

正常妊娠能引起泌尿系统解剖、生理及体液调节等系列变化，包括：①泌尿系统形态学改变，如肾脏体积增大、肾小球增大、肾盂、肾盏及输尿管扩张（右侧明显）等；②肾血液动力学及肾小球滤过率改变，可出现小血管扩张，胎盘动静脉短路形成以及血液稀释，致末梢循环阻力减低，动脉血压降低（尤以舒张压为著）及脉压加大。孕妇血容量和心输出量增加，肾血流量及肾小球滤过率相应增加，可出现葡萄糖尿、氨基酸尿、蛋白尿和尿酸盐排泄同时增加等。虽然妊娠可导致机体出现上述一系列生理改变，但在正常妊娠或先兆子痫时也很少出现肾脏损害，即使患者原有轻度肾脏疾病，患者肾脏损害也只是偶尔发生。

如果患者原有肾脏疾患的病变较重，妊娠期长时间的生理代偿性肾小球高灌注和高滤过，容易出现肾小球硬化和肾血管玻璃样变，从而导致肾功能损害加重。虽然免疫反应是肾小球病的始发和启动机制，但肾小球局部凝血纤溶异常与病变持续进展和肾功能恶化密切相关。妊娠期生理性高凝状态可能加重肾脏病变，有时可能是妊娠导致肾脏病变加重和肾功能减退的主要原因。虽然妊娠时免疫反应较非妊娠时低，可能对免疫性肾脏疾患有一定益处，但免疫性肾小球疾病容易刺激母体的免疫反应，导致先兆子痫-子痫发生率升高。此外，产后免疫反应可恢复到妊娠前状态甚至发生反跳现象，因而部分患者产后肾小球病变可加重。

二、肾脏病患者妊娠宜与忌

妊娠与肾脏疾病相互影响，在决定原有肾脏疾病患者能否妊娠或是否继续妊娠时，应综合考虑患者原发病控制情况、用药情况及肾功能等因素，仔细权衡利弊，做出正确抉择。

1. 适宜妊娠

慢性肾脏病患者（CKD）妊娠后病情容易恶化，如仅有蛋白尿或尿沉渣异常为唯一表现，若无高血压和显著肾功能损害，大多能安全妊娠，对慢性肾脏疾病的长期预后影响也不大，如患者要求，可以考虑妊娠。其他一些病理类型的慢性肾炎，如果无高血压，肾小球滤过率≥80ml/min，而血肌酐＜177μmol/L，也可以妊娠。

肾功能正常且无高血压的多囊肾、肾结石、无高血压和肾功能不全的糖尿病也可考虑妊娠。系统性红斑痕疮患者应在病情控制6个月且病情无活动后方可考虑妊娠。终末期肾脏病患者如要求妊娠，需增加透析时间、纠正贫血和严格控制高血压，但成功率不高。肾移植2年以后如肾功能稳定、血压正常、尿蛋白阴性或微量、无排异反应证据，激素剂量≤15mg/d、Aza剂量≤3mg/kg·d，可以妊娠。

2. 不宜妊娠

对于年龄较大、伴高血压和肾功能损害（肾小球滤过率≤60ml/min，血肌酐＞176.8μmol/L），不论肾脏疾病为原发或继发性，均不宜妊娠。妊娠可诱发SLE并加重病情，尤其妊娠前病情未得到有效控制、抗心肌磷脂抗体阳性、或有肾功能损害、高血压患者，不宜妊娠。糖尿病肾病患者如有高血压、肾功能损害，妊娠后肾功能可急剧恶化，而且容易出现早产、胎儿先天性畸形、巨大儿等，不宜妊娠。多囊肾患者有高血压和肾功能损害不宜妊娠。各种原因所致肾病综合征未控制时可引起严重低蛋白血症，对胎儿主要表现为小胎龄婴儿或智力发育欠佳，不宜妊娠。此外，系统性硬化症、结节性多动脉炎预后较差，也不宜妊娠。

对于不宜妊娠者已经受孕，是否需要终止妊娠，应综合考虑。如患者强烈要求，一般情况较好，估计妊娠后果不严重，应密切注意追踪观察，包括全身情况和肾功能。若妊娠前或妊娠早期出现高血压，且使用降压药不能完全控制；妊娠前血肌酐和尿素氮分别在 $176.8\mu\text{mol/L}$ 及 8.9mmol/L 以上，妊娠早期各为 $132.6\mu\text{mol/L}$ 及 7.1mmol/L 以上；内生肌酐清除率≤60ml/min，应终止妊娠。妊娠方式与一般患者无异。

三、肾脏疾病患者妊娠随访宜与忌

慢性肾脏病患者（CKD）妊娠肾脏负担加重，容易出现肾功能损害或导致肾功能损害进一步加重，宜密切监测患者肾功能。一旦患者出现肾功能进行性恶化，应注意寻找肾功能恶化的一些可逆性原因，如泌尿系感染、脱水或电解质紊乱等，并针对这些诱因进行处理。如果经过处理后肾功能好转或恢复正常，可以继续正常妊娠。如找不到肾功能恶化的原因或经过处理后肾功能继续恶化，宜终止妊娠。

妊娠时常见高血压，可分为先兆子痫、慢性高血压、肾脏疾病伴发高血压和妊娠性高血压，应注意鉴别。此外，妊娠时一些疾病可导致患者出现继发性高血压，如肾动脉狭窄、原发性醛固酮增多症、主动脉缩窄和嗜铬细胞瘤等，也宜注意排除。所有妊娠女性应严密监测患者血压，并根据患者血压情况进行不同处理。

所有慢性肾脏疾患，特别是肾功能有损害和高血压者，均可影响胎儿发育，导致胎儿发育迟缓，严重者甚至导致死胎。如果有死胎迹象或患者肾功能损害进行性加重或出现难于控制高血压，或出现先兆子痫，均宜提前终止妊娠。

妊娠时肾穿刺活检的相对禁忌证，除非必要，一般不宜进行肾活检。分娩后如血压得到控制、凝血功能正常，也可考虑进行肾活检。

肾脏病患者

宜与忌

四、妊娠期肾脏疾病诊断宜与忌

妊娠时部分患者可出现蛋白尿、高血压、浮肿、少尿、高血压和肾功能损害，宜特别注意是原有肾小球疾病还是先兆子痫所致。先兆子痫常见于年轻初产妇，多在妊娠 24 周后出现高血压、水肿、继之出现蛋白尿，严重者出现头痛、视力模糊、呕吐、昏迷、抽搐、心力衰竭、肾衰竭和胎盘早期剥离。尿常规检查多为轻度，偶可出现大量蛋白尿，尿比重常增高，尿沉渣中细胞成分少见，罕见管型。一般于产后 6 周至 3 个月内恢复，产后不会遗留后遗症。

如患者原有慢性肾脏疾病病史，在妊娠早期即出现高血压、水肿和蛋白尿，尿沉渣检查细胞成分较多或管型，则宜考虑为肾炎。但部分慢性肾脏疾病患者妊娠 24 周后蛋白尿加重，出现高血压或高血压加重，肾功能损害明显，产后病情不会出现明显好转，对于此类患者宜在产后进行肾活检，以鉴别慢性肾脏疾病伴先兆子痫或是慢性肾脏疾病本身加重。

如妊娠前或妊娠早期既存在高血压，妊娠 20 周后血压进一步升高伴蛋白尿、浮肿，则为高血压病合并先兆子痫。

五、先兆子痫-子痫诊断与治疗宜与忌

年轻初产妇，在妊娠 24 周后出现高血压、水肿、继之出现蛋白尿，严重者出现头痛、视力模糊、呕吐、昏迷、抽搐、心力衰竭、肾衰竭和胎盘早期剥离。尿常规检查多为轻度，偶可出现大量蛋白尿，尿比重常增高，尿沉渣中细胞成分少见，罕见管型。先兆子痫一个典型特征是血浆尿酸浓度异常升高，常超过 $327\mu mol/L$。一般于产后 6 周至 3 个月内恢复，产后不会遗留后遗症。如患者有上述特征，宜考虑诊断为先兆子痫-子痫。

先兆子痫-子痫可并发肾病综合征和急性肾衰竭。治疗原则主要是防治子痫，适时分娩或终止妊娠，预防母婴并发症。受损血管内皮细胞通过血小板活化，前列环素生成减少，可能与血管损伤有关，使用小剂量阿司匹林或补充外源性前列环素可预防先兆子痫-子痫发生。先兆子痫时高血压是患者一个突出特征，严重高血压可发生脑出血和子痫，甚至导致早产，宜积极控制高血压。如舒张压超过 $100\sim110mmHg$，可选择甲基多巴、拉贝洛尔、阿替洛尔、氧烯洛尔、肼苯哒嗪等，或可选用钙通道阻滞药硝苯地平和尼群地平。血管紧张素转换酶抑制药可导致新生儿急性肾衰竭甚至死胎，禁忌使用。部分患者采用上述药物血压控制不理想，采用硝普钠常有较好疗效，但硝普钠对胎儿有毒性作用，分娩前禁忌使用该药，如要使用，宜在分娩后或即将分娩时使用。

轻中度先兆子痫如经治疗后病情好转，宜尽可能待婴儿成熟后终止妊娠，重度患者妊娠 34 周后可提前终止妊娠。并发肾病综合征主要按先兆子痫处理。并发急性肾衰竭可考虑早期血液透析治疗，并在抽搐控制后终止妊娠。一旦出现子痫，治疗关键是控制抽搐，可使用各种抗抽搐药物，同时控制高血压。使用 0.8% Chlormethiazole 40～100 静脉注射，或 25% 硫酸镁 10～40ml 静脉滴注，均可有效控制抽搐。但上述两种药物的主要危险是抑制呼吸，偶可影响婴儿，宜严密观察呼吸状况。苯妥英钠则可用于预防子痫发作。

妊娠并发急性肾小球肾炎少见。症状较轻者可按一般急性肾小球肾炎处理。如患者病情不能及时控制，有高血压和明显肾功能损害，流产或死胎发生率较高，应终止妊娠。急性肾小球肾炎患者妊娠时容易流产，且部分患者痊愈后 3 年内妊娠的并发症仍较高，多主张在急性肾小球肾炎痊愈 1 年后才考虑妊娠。

六、原发性慢性肾炎患者妊娠宜与忌

由于妊娠期高凝状态、肾小球内容易形成新月体及易发先兆子痫等因素，原发性慢性肾炎病变可加重，故慢性肾炎患者应尽可能避孕。初产妇，病情较轻（仅有蛋白尿或血尿，血压和肾功能正常），在严密观察下允许继续妊娠。妊娠期间应注意不要使用肾损害药物，血压高者可给予甲基多巴、肼苯哒嗪或拉贝洛尔，慎用钙离子拮抗剂、β受体阻滞剂和血管紧张素Ⅱ受体拮抗剂。血管紧张素转换酶抑制剂可导致羊水过少，胎儿容易出现肺发育不全、动脉导管未闭、肢体孪缩、胎儿头颅钙化异常和新生儿死亡。妊娠期间血压升高、肾功能不可逆性下降应终止妊娠。经产妇，已有子女者劝其人流，病情较重不论初产妇或经产妇，伴有肾功能减退，发生先兆子痫-子痫机会大，妊娠对母婴均不利，应终止妊娠。

七、肾病综合征患者妊娠宜与忌

妊娠早期出现肾病综合征可分为原发性和继发性两大类。晚期妊娠最常见引起肾病综合征的病因是先兆子痫。若无高血压和显著肾功能损害，肾病综合征患者妊娠可获成功。妊娠期的某些生理改变可使病情加重，如肾脏血流动力学和肾静脉压力升高可加重蛋白尿，导致血浆蛋白进一步降低，促进水钠潴留；严重低蛋白血症可导致小胎龄婴儿或智力发育欠佳；有效循环容量降低影响子宫胎盘灌注；加重高凝状态，导致血栓形成等。因此，对于妊娠期肾病综合征以积极处理。孕期应卧床休息，予以高蛋白、高热量饮食。应避免使用利尿

第二十二章

妊娠与肾脏病宜与忌

剂。激素可使用常规剂量，但大剂量甲基泼尼松龙对母婴影响不清。慎用细胞毒性药物。一般不宜使用降脂药物。如并发高血压、肾功能不全者必须终止妊娠。

八、狼疮性肾炎患者妊娠宜与忌

系统性红斑狼疮多见于育龄期妇女。妊娠会诱发系统性红斑狼疮发生，而系统性红斑狼疮患者妊娠时容易出现流产、导致高血压和肾功能损害，新生儿容易出现传导阻滞和狼疮样综合征。故狼疮性肾炎患者应鼓励其延迟妊娠，至少在疾病停止活动 6 月以上。系统性红斑狼疮及狼疮性肾炎患者妊娠时应做到：①妊娠前半年内无狼疮活动；②抗心肌磷脂抗体阴性。

对于病情较轻的妊娠期系统性红斑狼疮，可使用对乙酰氨基酚和非甾体类消炎药，病情较重的病例或并发脏器损害者宜使用肾上腺糖皮质激素、其他免疫抑制药和细胞毒类药物。但一些细胞毒药物，如环磷酰胺和硫唑嘌呤，可导致婴儿缺陷，忌在妊娠过程中使用。抗心肌磷脂抗体阳性可给予肝素和小剂量阿司匹林，标准剂量泼尼松（60mg/kg）与大剂量阿司匹林也可能具有抑制狼疮性抗血凝素和抗心磷脂抗体作用。特别要注意的是，妊娠期血沉增快不宜作为判断系统性红斑狼疮病情活跃的指标，但血清补体 C3 水平仍可反映病情活动性。

系统性红斑狼疮患者妊娠期病情加重，或出现明显内脏损害表现，采用上述治疗无效者，宜尽快终止妊娠。产后密切监测血清指标，加强随访，根据患者情况进行处理。系统性红斑狼疮患者进行母乳喂养时，宜选用半衰期较短、能迅速排出或产生不活化代谢产物的非甾体类消炎药，如布洛芬、氟比罗酚和双氯芬酸，忌使用水杨酸制剂和抗疟药，忌使用硫唑嘌呤。

九、妊娠期尿路感染宜与忌

尿路感染是指泌尿系统受细菌侵犯而引起的一种病变，常见有肾盂肾炎、膀胱炎等。尿路感染是成年女性常见病，尤其是孕妇由于抵抗能力下降，加上增大的子宫压迫输尿管，激素代谢改变造成输尿管扩张和弛缓，患尿路感染的比例更高。妊娠期无症状性菌尿的发生率约 2%～10%，未治疗者约 40% 发展为有症状性尿路感染。

尿路感染对孕妇和胎儿是十分有害的。尿路感染特别是有症状的严重尿路感染，可导致先兆子痫和孕妇出现贫血，也可导致胎儿早产，体重下降，甚至死亡等。部分治疗效果欠佳需大量用药，若继续妊娠胎儿可能发生畸形，或先天性疾病等。无高血压、肾功能损害尿路感染者可正常妊娠。孕妇一旦患了尿路感染，应及时积极治疗。如果孕妇虽经各种积极治疗，仍然难以控制尿路感染，急性发作频繁，此时，应果断施行人工流产，中止妊娠，以免后患。妊娠期并发尿路感染可导致感染性休克、肾功能减退，可合并胎儿宫内发育迟缓、流产、早产、胎儿呼吸窘迫综合征及先天性畸形等，应积极处理。应选用肾脏毒性较小、对孕妇和胎儿无不良影响的抗生素。

为避免尿路感染，孕妇宜注意以下几个方面：①养成多饮水习惯；②注意外阴部清洁，每次排尿后必须吸干外阴部残留的尿液，否则尿液沾湿污染，细菌很容易繁殖；③孕妇要保持大便通畅，以减少对输尿管的压迫；④婚后有尿路感染史的孕妇，在孕期直至分娩后半年内，应定期做尿液及细菌检查，发现有菌尿应及时积极治疗，并避免同房；⑤多吃新鲜蔬菜和水果，有助增强泌尿道上皮细胞的抵抗力；⑥多参加室外活动，增进血液循环，以提高泌尿道的抗病能力。

十、其他肾脏病患者妊娠宜与忌

1. 糖尿病肾病（DN） 糖尿病肾病可造成早产、胎儿先天性畸形、巨大儿、胎儿呼吸窘迫综合征。肾功能正常或接近正常的糖尿病患者妊娠后肾功能快速恶化者较少，但蛋白尿增多或高血压加重较常见。约35％患者可发生先天性子痫。妊娠后可使用胰岛素控制血糖，使血糖水平不超过 11mmol/L。

2. 反流行肾病 妊娠可加重输尿管梗阻，导致肾脏病变进一步恶化，肾功能进行减退。在妊娠前应手术纠正反流。妊娠后患者容易并发感染，应经常进行尿培养，如发现尿路感染应积极治疗。在妊娠过程中出现肾功能不全，按肾功能不全进行处理。

3. 多囊肾 大多数育龄妇女血压和肾功能均正常，可正常妊娠。伴高血压患者胎儿流产及先兆子痫的发生率升高，且容易并发尿路感染和蛛网膜下腔出血。处理无特殊。

4. 慢性肾衰竭 一般血肌酐超过 $264\mu mol/L$ 的慢性肾衰竭患者通常有闭经或无排卵性月经，妊娠机会较小。慢性肾脏疾病患者如果无高血压，肾小球滤过率≥80ml/min，血肌酐<132.6$\mu mol/L$，虽然可以妊娠，但妊娠后可能出现肾功能恶化，且容易出现早产或流产，因而应积极治疗。一旦患者 GFR 小于 10ml/min，可采用积极维持性透析治疗（血液透析或腹膜透析），维持血 BUN 在 16～20mmol/L以下。尽可能控制血压，纠正贫血。肾移植 3 个月后患者肾功能、月经和排卵可基本恢复正常，容易受孕，但患者妊娠后自发性流产、早产及胎儿宫内发育迟缓发生率较高。肾移植患者妊娠后泼尼松剂量应相对较低，Aza 对胎儿影响较小，可按常规剂量使用，CsA 剂量应限制在 2～4mg/kg·d。其他一些免疫抑制剂对妊娠后果影响不详。

5. 急性肾衰竭 妊娠并发急性肾衰竭的发生率较低，早期主要有堕胎、早产、感染性流产所致；妊娠后期主要由先兆子痫-子痫、胎盘早期剥离、妊娠期急性脂肪肝、严重子宫出血、宫内死胎稽留、羊水栓塞和尿路梗阻等所致。可表现为急性肾小管坏死、肾皮质坏死及产后急性肾衰竭三种类型。一旦出现应及时终止妊娠，维持透析。

6. 血液透析和腹膜透析　维持性透析患者一般不易受孕，即使受孕大多在早期出现自发性流产，健康婴儿出生率仅约 20% 左右。如果透析患者一旦妊娠，应增加透析剂量，避免透析期间容量负荷过多以及容量波动过大，特别注意禁忌患者出现低循环容量状态，因低循环容量状态可导致胎盘缺血缺氧，导致早产。应严格控制患者血压，改善患者营养状态。维持性透析患者的透析目标为：①血尿素氮小于 20mmol/L，否则容易导致死胎；②严格控制高血压，避免低血压；③避免循环容量波动，保持透析建议体重增加不超过 1kg；④避免高血钙。

7. 肾移植　育龄期女性患者由于肾移植后肾功能恢复，生殖内分泌系统功能恢复正常，可能恢复正常排卵，容易受孕。育龄期女性肾移植后早期流产率较高，但妊娠 3 个月后绝大多数可正常妊娠，而且妊娠时免疫反应较非妊娠时低，对于患者有利，产后可恢复到妊娠前状态甚至发生反跳现象。育龄期女性肾移植后妊娠对移植肾功能及高血压均无明显影响。育龄期女性肾移植 2 年后肾功能稳定，血肌酐小于 177μmol/L，血压正常或高血压通过药物能够控制，尿蛋白阴性或微量，影像学检查无肾盂肾盏扩张，无明显排异反应且肾上腺皮质激素用量小于 15mg/d 及硫唑嘌呤用量小于 2mg/kg·d，满足以上条件者，如患者要求，可以考虑妊娠。

（成梅初）

第二十四章

老年肾脏病宜与忌

一、老年人肾脏生理及病理生理特点有哪些？

随着年龄的增长，人体各系统组织和器官的功能都会发生相应的改变，肾脏也不例外，其功能、结构等常出现相应改变。人由小到大，肾单位也逐渐增大，功能增强，直至成熟期。40～50 岁以后可见肾脏体积偏小，在 70～80 岁时可较正常缩小 20％～30％。组织形态学上见肾小球数目减少，球形硬化性肾小球数目增多；入球与出球小动脉直接沟通呈短路状，特别在皮髓交界部肾小球出现更多；肾小球基底膜渐增厚，系膜细胞与基质增多；部分小管，间质纤维化；肾血管常有弯曲，动脉内膜纤维素性增生，以及玻璃样小动脉硬化等。随组织学改变，老年人肾脏生理功能也可出现系列改变，如肾小球滤过率大约 40 岁以后每 10 年减少 8～10ml/分，肾血浆流量也有下降，而肾小球滤过分数却明显增加。老年人肾脏血流量减少，髓质血流量相对增多，对血管扩张剂反应能力下降；肾小球的滤过率减低，大分子物质的通透性增加，可出现微量白蛋白尿；肾小管的吸收和排泄功能、尿液的浓缩和稀释功能、酸化功能与转运功能均不同程度下降。肾脏内分泌功能下降，肾素、促红细胞生成素、1，25-二羟胆钙化醇以及前列腺素等多种激素和生物活性物质合成减少，而肾脏中血管内皮生长因子（VEGF）高表达，转化生长因子 β（TGF-β）、血浆凝血活酶活化抑制因子（PAI-1）、核转录因子 B（NFκB）等明显增加。决定老年人患肾脏病的各种临床问题与中青年人对比确有诸多不同。

老年肾脏组织和结构改变可影响患者肾脏功能，出现肾脏功能一定程度减退，但可使患者维持一定肾功能，不会出现临床症状和体征。但一旦因各种因素如呕吐腹泻、大出血、滥用利尿药物、心力衰竭、高温、肾毒性药物如庆大霉素的应用等造成低血压、外伤、感染、脱水、电解质紊乱时，就可以明显影响肾功能而发生急性肾功能衰竭。如果治疗不及时或治疗用药欠妥当，则预后差。

二、常见老年肾脏病有哪些？
有何特点？

　　老年人患肾病其病因和非老年人有别，应予以注意。老年肾脏病以高血压肾病、糖尿病肾病、梗阻性肾病和肿瘤相关性肾病等继发性者居多，而原发性肾脏疾病相对少见。如临床表现为无症状尿常规异常者，在中青年以肾小球肾炎为主，而老年人则更需排除高血压；年轻人尿路感染多有明显症状，而老年人尿路感染以无症状型菌尿常见；老年人肾结石、梗阻性肾病常见，而年轻人少见；年轻人无症状性血尿以肾小球病、血管病变、感染常见，而老年人无症状性血尿约1/4由肿瘤所致；小儿及中青年肾病综合征以轻微变化型肾病、IgA肾病为主，而老年人病理表现为轻微变化者约1/5由肿瘤引起；中青年急性肾衰竭以创伤、感染中毒等为主，老年人则以心脑血管意外、脱水、造影剂、化疗药物等更常见。此外，泌尿系感染多见，其患病率在老年人感染性疾病中占第二位，仅次于呼吸道感染，而在细菌性感染中，泌尿系感染占首位，当处于慢性衰弱状态、长期住院、卧床时，无论任何性别，老年人尿路感染的患病率可增高达 25%～50%，且以混合感染多见。

　　老年泌尿系统疾病起病常较隐匿，临床症状常常不明显、不典型，但病情进展相当快速，通常伴有全身其他脏器损害，以及预后相对不良的特点。老年人症状感觉相对迟钝、周围接触对象较少以及相对经济困乏等原因，导致患者肾脏疾病的症状不易被发觉，以致被发现后病情已较重，同时治疗效果也就欠满意。老年人肾功能明显减退，对内环境的变化适应能力较差，一旦存在肾功能损害诱因，易导致肾功能急剧恶化。

三、老年肾脏病诊治宜与忌

　　由于老年人机体各器官系统的衰老，肾脏结构和功能均可出现系列改变，多有肾功能减退。与其他年龄人群相比，老年肾脏病发病率、疾病谱均有不同。老年人出现肾小球损害表现时，宜首先考虑继发性肾小球疾病，如高血压肾病、糖尿病肾病、梗阻性肾病和肿瘤相关性肾病等，只有排除继发性肾小球疾病后，才宜考虑原发性肾小球病，而老年人原发性肾小球病中最常见者为膜性肾病，其次为急进性肾炎和微小病变肾病，IgA肾病相对少见。老年肾脏病起病常较隐匿，临床症状常常不明显、不典型，容易导致误诊和漏诊，应注意筛查。在诊断老年肾脏疾病时，宜注意鉴别肾功能改变是生理性老化或是肾脏疾病所致，同时宜注意有无诱发因素和可逆性因素存在。老年人肾小球疾病的病因多样，常出现肾功能不全，其预后和差异较大，盲目用药可能导致不良后果，宜进行肾活检明确患者病理类型和病变程度，以指导治疗和判断预后。由于老年人常有动脉硬化、高血压等疾病，且继发性肾脏疾病多见，肾穿刺易导致出血或肾功能恶化，宜慎重选择适应证。

　　由于肾脏存在代偿机制，老年肾可维持一定功能，但一些导致肾功能恶化的因素，如脱水、大出血、滥用利尿药物、肾毒性药物、外伤、感染、脱水、电解质紊乱等，可导致存在潜在肾脏疾病患者肾功能急剧减退，因而老年肾脏疾病时宜注意去除这些诱因。对于老年肾病患者，无论肾脏疾病是原发还是继发，治疗时宜首先针对病因进行治疗，特别是存在可治疗病因者。由于衰老时脏器功能减退，对药物的代谢和清除功能也明显减弱，且对药物毒性的耐受性也明显较弱，应采用合理用药方案，以取得最佳治疗效果并最大限度避免药物的毒副作用。此外，应注意对症支持治疗以及并发症治疗。

肾脏病患者

宜
与
忌

四、高血压肾损害诊治宜与忌

老年高血压发生率随年龄增加而增加，老年高血压尤其收缩期高血压是一个明显的心血管病危险因素，也是一个与肾脏功能进行性恶化有关的重要因素。依据高血压损害程度和持续时间，可导致不同程度肾功能损害。老年高血压也分为良性高血压和恶性高血压，良性高血压导致良性肾小动脉硬化，而恶性高血压则导致恶性肾小动脉硬化。老年高血压持续时间 10 年以上，多可导致肾小动脉硬化，出现肾小管和肾小球功能受损的临床表现。

如老年人有如下特点：①高血压家族史；②长期严重高血压；③伴有高血压眼底病变；④高血压出现在蛋白尿之前，轻、中度的蛋白尿，24 小时尿蛋白一般不超过 2.0g，尿中有形成分少，肾小管功能损害先于肾小球，宜考虑高血压肾损害。在诊断高血压肾损害时应注意排除其他原发性及继发性肾脏病。虽然肾脏活检可见肾小球动脉硬化的特征性改变，患者进行肾活检时容易出现出血和肾功能损害，忌常规进行肾活检。

老年高血压肾损害治疗的关键是采用适当治疗措施，使血压控制在比较理想的水平。药物控制高血压的原则是：①采用最小的有效剂量以获得可能有的疗效而使不良反应减至最小；②逐渐降低血压，避免大幅度降压，24 小时内降压稳定；③用单药治疗疗效不佳时可以采用两种或两种以上药物联合治疗。常用的降压药物有血管紧张素转换酶抑制药（ACEI）、血管紧张素Ⅱ受体拮抗药、钙拮抗药、β受体阻滞剂、α受体阻滞剂及利尿药等。其中血管紧张素转换酶抑制药和血管紧张素Ⅱ受体拮抗药不但可有效降低系统性高血压，还可明显减轻肾小球内"三高"，同时对肾小球还具有非血流动力学效应，对肾脏具有保护作用。临床上最常使用上述两类药物治疗老年人高血压肾病，宜从小剂量开始，密切观察肾功能变化。高血压肾损害患者出现肾功能损害，宜按慢性肾衰竭进行处理。

五、老年糖尿病肾病诊治宜与忌

糖尿病肾病是糖尿病主要并发症之一，是糖尿病患者致残和死亡的重要原因之一。随着糖尿病发病率的上升，糖尿病肾病发病率也逐年提高，尤其是老年人，糖尿病肾病是 60 岁以上老年患者最常见的继发性肾脏病，糖尿病肾病已经成为老年人慢性肾功能不全病因中最重要的单一因素。老年糖尿病肾病主要为 2 型糖尿病。在其发病机制中，肾血流动力学异常起着关键的作用，甚至可能是始动因素，高血压也会明显加快糖尿病肾病的发生和进展。

糖尿病肾病肾损害的临床表现常见的有：①肾小球滤过率减低，往往伴有肾脏肥大；②微量蛋白尿：早期常规技术检测不出尿蛋白；③出现无症状蛋白尿，是糖尿病肾病的早期表现，在老年糖尿病患者出现蛋白尿即提示患者的肾脏存在损害，并且提示患者可能存在全身较为广泛的血管病变，且对预后有影响；④可表现为大量蛋白尿和低蛋白血症，类似肾脏综合征样表现，约有 10% 的糖尿病肾病患者在病程的某一阶段表现为肾病综合征。老年患者常合并心血管疾病、高血压、动脉硬化包括肾动脉硬化等，这些都可能增加尿蛋白的排出量；⑤明显高血压，是糖尿病肾病的晚期表现，合并高血压者常在短时间内出现肾功能衰竭。临床老年人糖尿病肾病多发生在糖尿病病程 15 年之后，一旦出现明显蛋白尿，肾小球滤过率就逐步而恒定地下降，5～20 年后进入终末期肾病。老年患者主要死于冠心病、心肌梗死及其他心血管疾患，死于尿毒症者只占 1/4。

尿白蛋白的出现及含量多少是糖尿病肾受损程度的有力预测指标，病情进展的 2 型糖尿病患者的基础 24 小时尿蛋白排泄率（UAE）明显高于无进展者。彩色多普勒肾血流显像（CDFI）和脉冲多普勒超声心动图（PDE）可显示糖尿病临床肾病前期呈高灌注、

肾脏病患者

宜与忌

低阻力改变，可作为早期发现糖尿病肾病的简单易行的检测方法。糖尿病患者运动后尿 β-微球蛋白（β-MG）增多以及检测尿微量转铁蛋白均有助于糖尿病肾病的早期发现。

老年糖尿病肾病一旦确诊，宜严格控制血糖在理想水平。为避免口服降糖药物的不良反应，对于已经确诊的老年糖尿病肾病患者宜尽早使用胰岛素控制血糖，如使用胰岛素困难且肾功能无明显损害，也可使用糖适平或诺和龙。血管紧张素转化酶抑制剂有降血压的作用，扩张出球小动脉，减低肾小球毛细血管压，改善滤过屏障性能，减少蛋白尿。常用洛丁新、蒙诺等。低蛋白饮食减低肾小球内压，减低肾小球滤过率，减少蛋白尿，宜与 α-酮酸联用。由于糖尿病肾病患者一旦出现肾功能损害后病情进行性发展，且并发症明显增加，因而老年糖尿病肾病患者血肌酐超过 $500\mu mol/L$，应考虑肾脏替代治疗。至于肾脏替代治疗方式，目前尚无定论，但由于腹膜透析与血液透析比较，在糖尿病肾功能衰竭治疗上具有一定优势，因而老年糖尿病肾衰竭宜选择腹膜透析。

六、老年急性肾小球肾炎诊治宜与忌

老年人急性肾小球肾炎临床上少见，大部分患者起病隐匿，常无明显前驱感染史。可有不同程度蛋白尿和血尿，水肿的出现机会不多，但是有水肿时常常较明显，而且常常因为明显的水肿去就诊。高血压常见，易发生高血压脑病，出现剧烈头痛、视物不清、恶心、呕吐，甚至抽搐、昏迷。老年人常有冠心病或隐性心功能不全，发病时水钠潴留及血压增高容易诱发心力衰竭。贫血和氮质血症的发生率比儿童和青年人高，易发生急性少尿型肾功能衰竭。老年人急性肾小球肾炎的诊断和治疗基本上与成年人相似，但宜注意并发症的处理。预后较差，死亡率较儿童及青年人高。

七、老年急进性肾小球肾炎
诊治宜与忌

本病是引起老年人急性肾功能衰竭的常见原因。临床表现为肾功能在数天至数月内急剧恶化，免疫病理多属Ⅲ型新月体肾小球肾炎，少数为Ⅰ型。此类患者肾脏病理检查与成年人新月体肾炎相似，但肾皮质肾实质减少，但髓质肾实质不少，可见肾小球减少、系膜基质增多以及肾小球和肾小管基膜增厚。在诊断时宜注意排除系统性红斑狼疮、结节性多动脉炎等所致继发性肾小球肾炎。治疗用药时宜减少药物剂量，最好根据肾活检结果采用免疫抑制药治疗。一旦出现肾功能不全，宜尽早进行肾脏替代治疗。老年人急进性肾小球肾炎的预后一般认为不取决于年龄，而与确立诊断的早晚、治疗是否及时以及有无其他慢性疾病有关。

八、老年肾病综合征诊治宜与忌

老年人肾病综合征的病因与年轻人有所不同，虽然有报道老年人继发性肾病综合征多于原发性肾病综合征，但目前大多认为老年人肾病综合征仍以原发性为主。原发性肾病综合征的主要病理类型依次是膜性肾病、微小病变肾病、各类增殖性肾炎以及局灶节段性肾小球硬化，其他类型少见。老年人继发性肾病综合征常见病因有肾淀粉样变、多发性骨髓瘤、慢性炎症感染、肿瘤相关性、糖尿病、血管炎等，与年轻人明显不同，因而老年人肾病综合征确诊后宜仔细寻找有无系统疾病，忌未能除外继发性肾病综合征而轻易诊断为原发性肾病综合征。

老年人肾病综合征临床表现与成年人基本相同，继发性者可伴有肾外表现。与其他年龄段肾病综合征比较，老年人肾病综合征易出现高血压、肾功能损害以及心力衰竭。特别注意的是，老年患者肾穿刺活检诊断为膜性肾病，宜注意有无肿瘤存在。老年人肾病综合征治疗与成年人相似，但在使用肾上腺糖皮质激素和细胞毒类药物时宜注意这些药物的副作用，如血压升高、肾功能恶化、肝功能损害、骨髓抑制、感染、水电解质和酸碱平衡紊乱等。宜根据肾活检结果和肾功能以及全身状况确定合理治疗方案。

九、老年人尿路感染诊治宜与忌

由于老年人泌尿生殖系统机能减退，可导致尿路防御机制削弱；老年人常患有糖尿病、肿瘤、慢性肾功能不全、脑血管意外以及其他慢性疾病，经常长期卧床或长期使用激素，全身机体抵抗力减弱；老年人因疾病所需各种尿道操作等，导致老年人容易发生尿路感染，其发病率仅次于呼吸道感染。

老年人尿路感染的临床表现多不典型，仅半数人有尿路刺激症状，其余患者多表现为非特异性全身症状，如低热、全身无力、食欲下降，或出现夜尿增多、遗尿、尿失禁等。老年尿路感染患者容易并发菌血症、败血症及感染中毒性休克，死亡率很高，易出现误诊和漏诊，宜引起临床医师高度重视。此外，老年尿路感染多数为慢性顽固性感染，复发及重新感染机会较高。由于老年人常有尿路梗阻因素，使尿路感染难治易复发，应常规进行 B 超或尿路造影检查，而细菌学检查是确诊尿路感染的关键，宜连续多次细菌培养。

对于老年尿路感染，首先应治疗基础病，鼓励患者多饮水。对于首次发作、真性细菌尿患者，均宜给与抗生素治疗。对于复发或在感染患者则可再次给与抗生素，但无必要长期维持性使用抗生素。对于老年人尿路感染患者，宜选择不良反应较少和无肾脏毒性的抗生素，忌用氨基糖苷类抗生素；宜注意用药剂量、方法、疗程要适当。宜根据尿细菌培养和药物敏感性试验结果选择有效抗生素。特别宜注意可能出现的并发症并积极治疗。

十、老年梗阻性肾病诊治宜与忌

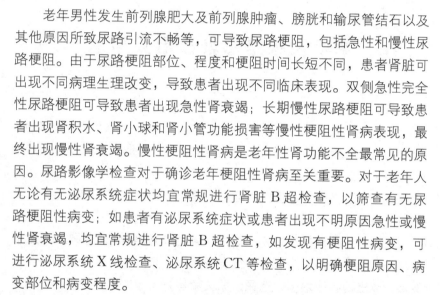

老年男性发生前列腺肥大及前列腺肿瘤、膀胱和输尿管结石以及其他原因所致尿路引流不畅等，可导致尿路梗阻，包括急性和慢性尿路梗阻。由于尿路梗阻部位、程度和梗阻时间长短不同，患者肾脏可出现不同病理生理改变，导致患者出现不同临床表现。双侧急性完全性尿路梗阻可导致患者出现急性肾衰竭；长期慢性尿路梗阻可导致患者出现肾积水、肾小球和肾小管功能损害等慢性梗阻性肾病表现，最终出现慢性肾衰竭。慢性梗阻性肾病是老年性肾功能不全最常见的原因。尿路影像学检查对于确诊老年梗阻性肾病至关重要。对于老年人无论有无泌尿系统症状均宜常规进行肾脏 B 超检查，以筛查有无尿路梗阻性病变；如患者有泌尿系统症状或患者出现不明原因急性或慢性肾衰竭，均宜常规进行肾脏 B 超检查，如发现有梗阻性病变，可进行泌尿系统 X 线检查、泌尿系统 CT 等检查，以明确梗阻原因、病变部位和病变程度。

老年梗阻性肾病最理想治疗是去除梗阻病因，解除梗阻。如患者梗阻尚未导致患者出现不可逆性肾脏损害，宜尽可能采取及时有效措施解除梗阻，并发感染宜选用无肾毒性的敏感抗生素抗感染，如有肾衰竭宜及时进行肾脏替代治疗；肾脏梗阻已经导致患者出现不可逆性肾衰竭时，则按慢性肾衰竭的治疗原则进行治疗，如腹膜透析或血液透析，待患者一般情况好转，查明病因以后再进行合理治疗。

十一、老年急性肾衰竭诊治宜与忌

由于老化，老年人肾功能已有生理性衰退，且临床常伴有高血压、动脉硬化、糖尿病、高尿酸血症以及其他慢性肾脏疾病，如存在一些导致肾脏损害的危险因素，则比年轻人更易发生急性肾衰竭。老年急性肾衰竭时除肾小管损伤外，常伴有肾小球损伤，且常伴其他脏器的储备功能都有不同程度减退，致多脏器功能衰竭，故病情重、恢复慢、病程长和死亡率高。

老年人急性肾衰竭的特点为：①老年人由于生理性渴感减退、尿浓缩能力下降、肾脏保钠能力减低，容易发生肾前性急性肾衰竭；②老年人各种原因的有效循环容量不足均可诱发急性肾衰竭；③老年肾对肾毒性药物更为敏感，老年人使用氨基糖苷类抗生素、非固醇类消炎药、血管紧张素转换酶抑制剂、甘露醇及造影剂等都可诱发急性肾衰竭；④老年人急性肾衰竭易发生泌尿系梗阻基础上；⑤老年人双侧严重肾动脉硬化性狭窄可引起肾动脉完全闭塞或服用血管紧张素转换酶抑制剂后诱发心衰。在诊断时应仔细询问有关危险因素，如血容量不足、肾毒性药物使用等；病因不明者需进行腹部平片、肾脏B超检查，了解肾脏大小和形态，了解有无泌尿系梗阻（如结石、前列腺肥大、肿瘤等）。如考虑为肾性急性肾衰竭，应高度考虑为继发性疾病，宜进行相关检查，必要时可进行肾活检明确诊断。

老年人急性肾衰竭诊断一旦确立，宜早期预防性透析，可减少其心力衰竭、高钾血症、感染和消化道出血等并发症的发生，有利于原发病的治疗和康复。忌发生并发症或多脏器功能衰竭后才考虑透析。老年患者多有心血管并发症，心血管功能稳定性较差，而腹膜透析对血流动力学影响较小，且无须使用抗凝药，如无腹膜透析禁忌证可首选腹膜透析，若为高分解代谢状态，且钠水潴留明显者宜选择血液透析。连续性肾脏替代治疗（CRRT）能清除大量大、中分子物质，其中包括相当数量的炎症介质，如肿瘤坏死因子（TNF）、白细胞介素-1（IL-1）、心肌抑制因子（MDF）等，能对全身炎症反应综合征（SIRS）的病程产生有益的影响，且对血流动力学影响较小，因而高危或合并多脏器衰竭的老年急性肾衰竭患者可作为首选。

十二、老年慢性肾衰竭

老年慢性肾衰竭具有如下特点：①发病率远高于其他各年龄段，约占全年发病总人数的一半，且还有进一步增加的趋势；②病因主要是高血压、糖尿病、缺血性肾病和肿瘤，远比成年人多见；③起病隐袭，进展缓慢，一旦出现症状，神经系统症状突出，水电解质代谢紊乱、心血管系统并发症、营养不良、贫血和骨病较重。约20％老年慢性肾衰竭患者存在可逆因素，包括：①肾毒性药物如氨基糖苷类抗生素、造影剂、免疫抑制药、非甾体抗炎药，等常引起老年人急性肾衰竭；②出血、脱水、利尿剂、水摄入不足等所致循环容量不足；③感染特别是伴有低血压；④尿路梗阻；⑤严重心律失常和心力衰竭；⑥急性应激状态，如严重创伤、大手术后等；⑦高血压、高钙、高磷或转移性钙化以及水电解质和酸碱失衡等。

典型者根据病史、临床表现以及实验室检查诊断不难。由于老年人肌肉体积减少，或平时蛋白质深入较少，可导致血肌酐偏低，与临床症状不平行。此外，部分老年人出现肾功能不全，临床诊断为慢性肾衰竭，约20％患者存在可治疗的可逆性病变，因而条件许可宜进行肾活检，忌草率诊断为慢性肾衰竭。

对于老年人慢性肾功能不全，早期可采用保守治疗，晚期可进行肾脏替代治疗。对于老年人，为避免出现严重并发症，宜尽早进行肾脏替代治疗。老年人慢性肾衰竭患者在选择透析方法上及接受透析治疗与其他年龄组差异不大，关于血液透析和腹膜透析何种方法为首选，应根据病人具体情况分析，包括病人自身因素、家庭以及社会条件而定，二者各有利弊。对于老年人而言腹膜透析有其优点。腹膜透析对心血管影响小，可避免由于透析引起的心律失常、血压波动、失衡综合征等，不需造动静脉瘘，老年人血管条件较差，造动静脉瘘手术困难，而且动静脉瘘本身会增加老年人心脏负荷，所以对于有心血管疾患的老年人腹膜透析为首选。腹膜透析不依赖贵重设备，可以在家庭中进行，且对于高血压、贫血易于纠正，生活质量较高。由于老年慢性肾衰竭的病因常以动脉硬化、肾小动脉硬化、慢性小管间质性肾炎等居多，当肾小球滤过率已很低，而尿量常无明显减少，进行腹膜透析后，患者往往可以长时间保持尿量不减，使患者水、电解质平衡的处理比较容易，患者残余肾功能也可维持较长时间。腹膜透析还可以减少尿毒症脑病及淀粉样变的发生率。但随着血液透析技术逐渐发展，年龄大小不再视为透析禁忌证。营养不良、脑电生理受损、脑病、独居老人及意识障碍的患者宜选择血液透析。

高龄患者免疫状态较年轻人低，从肾移植的角度讲，免疫状态低时肾脏移植后急性排斥反应的发生机会少，有利于移植肾脏的长期存活。但是，从另一个角度来讲，由于免疫状态低下，术后易患各种感染，加之身体各器官较青壮年老化，给治疗增加了难度。因此，在选择老年患者做肾移植手术时，要认真评估患者的心、脑、肺、肝脏等主要器官的功能和全身状况。一般来说，肾移植的适应证主要有以下几点：①年龄70岁以下者；②慢性肾炎终末期，或其他肾脏疾病而致的不可逆转的肾脏功能衰竭者；③经过血液透析或腹膜透析治疗大于3个月，不存在由于尿毒症或高血压所致的不可逆转的并发症，如慢性心功能不全、慢性呼吸衰竭等；④全身一般情况好，体内无潜在感染灶，能耐受肾脏移植手术者；⑤无活动性消化道溃疡、肿瘤、肝炎及结核病史，无精神神经不正常史及家族史者；⑥与供肾者组织配型良好者。对心功能不全者，应加强治疗，待病情稳定一段时间后也可考虑肾移植手术，肿瘤患者必须在肿瘤切除治愈后两年以上者，才能根据患者情况考虑是否手术，但有下列情况之一者，则忌肾移植术，以免加重病情及危及患者的生命：恶性肿瘤、顽固性心功能衰竭、慢性呼吸衰竭、严重的血管病变、血友病、精神病、严重的泌尿系先天畸形、肝硬化、活动性结核、严重糖尿病及艾滋病携带者。总

第二十四章　老年肾脏病宜与忌

319

之，在选择肾移植时，以患者受益于移植为原则。

十三、老年肾病患者饮食宜与忌

老年肾病患者在饮食上应根据自己的肾病类型及肾功能情况选择合理膳食。老年急性肾炎患者，如症状明显，有水肿、高血压的病人，每天摄入的钠盐控制在 1～3 克；如有严重水肿、高血压及少尿时，每日摄入的钠盐宜控制在 0.5～1 克之内，至每日尿量超过 1000 毫升就可以逐渐增加食盐量，直到恢复正常饮食；无明显水肿者，每日进食的钠盐可在 3～5 克。

老年慢性肾炎患者采用合理饮食有利于保护肾功能，延缓肾功能损害进展。如果肾功能正常，蛋白质的量可以不用严格限制，每天可摄入每公斤体重 1 克；如果尿蛋白增多，血浆蛋白低，肾功能正常，可以给高蛋白饮食，每天每公斤体重 1.2～1.5 克；如果是氮质血症，就要限制蛋白质的摄入量，每天每公斤体重只能供给 0.6～0.8 克，而且要摄入含必需氨基酸多的蛋白质。每天供给的总热量约 8368～16736 千焦左右。饮食中应供给含有维生素 A、维生素 D、维生素 B、维生素 C 以及无机盐丰富的食物，脂肪应尽量少吃，尤其不吃动物脂肪，应该吃含不饱和脂肪酸较多的植物脂肪。

老年糖尿病肾病患者食谱要适应老年人的饮食习惯，基本上要与平时食谱相类似，要注意不要过分严格限制饮食，影响体力。食谱总热量必须满足同正常人一样的热能，若病人已超重，则必须限制热量 90～220kJ/（kg·d），使病人体重降至标准体重。每日给予碳水化合物 140～200 克，不少于 100 克，不超过 220 克，分 4 餐给予，一般以谷物、面粉、果类、蔬菜作为碳水化合物的来源。食物中的蛋白质要比年龄小的糖尿病肾病略高，大约每日公斤体重 1 克。

老年人易并发高脂血症和动脉硬化，故总脂肪控制在每日 50～60 克为宜，要比年轻人低，近年来国外主张，老年患者低磷饮食相

宜
与
忌

当重要，一般认为，动物内脏、黄豆、腐竹、炒花生米等含有较高的磷，尽量少食。老年肾病综合征患者除要摄入适量蛋白质、根据水肿高血压程度限制食盐及适当限制富含动物脂肪的食物外，还要补充微量元素及维生素，可通过富含维生素的蔬菜及水果补给，有贫血表现者，则应补充含铁丰富的食物（如动物肝、血及绿色蔬菜等）饮水一般不加限制，饮料中可加入西瓜皮、冬瓜子、冬瓜皮、桂皮等同煮，借以利尿消肿，水果和蔬菜及清淡饮料不限。

对于老年透析患者则无须严格控制蛋白质摄入，一般应保持每天每公斤体重 1.0～1.4 克，热能摄入量一般应为每天每公斤体重 30～35kcal，以保证蛋白质和氨基酸的合理应用，减少组织蛋白的分解。食物中碳水化合物应占摄入的 70％ 左右，脂肪摄入应注意动物脂肪和植物脂肪的适当比例。要注意补充水溶性维生素，尤其是维生素 B_6 和叶酸。并按病情补充矿物质和微量元素如铁和锌。

十四、老年肾病患者用药宜与忌

肾脏是人体内药物、毒物代谢和排泄的主要器官，有些物质可通过许多方式对肾脏造成损害。随着年龄增大，老年人肾脏的代谢和排毒功能明显下降，且肾脏对药物的反应性发生变化，易受各种因素影响而出现肾功能损害。因此，应充分认识老年人药代动力学特点，避免使用具有潜在肾毒性作用的药物以及合理用药，这对于保护老年人肾功能和避免肾脏损害至关重要。

老年人常伴有胰岛素抵抗、异常脂质血症、高尿酸血症等代谢异常，使用肾上腺皮质激素可以使隐性糖尿病明显恶化，有时可以出现高渗性非酮症性昏迷，特别是合并大量腹水、利尿剂应用以后更容易诱发；老年人特别女性更年期后易患有骨质疏松，患肾病以后所致的活性维生素 D 缺乏、继发性甲旁亢、营养不良等常常使病情加剧，在使用肾上腺皮质激素治疗容易加剧骨骼病变，包括无菌性股骨坏死等；老年人机体抵抗力较差，使用肾上腺糖皮质激素后容易并发感染等，故老年肾病患者使用肾上腺糖皮质激素宜慎重并严密观察药物使用以后可能出现的不良反应和合并症。环磷酰胺或其他免疫抑制剂在肝脏有病变的病人应用不当时，不仅可使肝功能进一步损害，还可进一步加剧多种代谢的异常。

老年人肝肾及胃肠道功能较年轻人减退，且常存在某些潜在疾病，所以对药物的反应性与年轻人不同，老年人宜慎用有肝肾损害的药物。老年人忌滥用药物，如长期服用解热镇痛药可能引起肾间质损害，滥用抗生素可能引起肠道菌群失调及产生耐药菌感染。

老年人用药时忌疗程过长，达到疗效或疗程宜及时停药。有些药物在老年人应酌情减量，用药宜从小剂量开始，根据效果逐渐加至适量。对于经过肾脏排泄的药物应根据内生肌酐清除率相应减量或延长给药间歇；在选用抗生素时，氨基糖甙类抗生素肾毒性较大，老年人最好不用；用青霉素钠盐时要注意其引起高钠血症的倾向，用头孢一代抗生素如头孢唑啉时，应根据肾功能状态酌情减量；老年人在选用抗高血压药物时，因作用于中枢的降压药如可乐定、甲基多巴、胍乙啶、利血平易出现体位性低血压，故应慎用；应用 ACEI 类药物时，应密切观察肾功能的变化，以防加重肾脏缺血，导致肾衰竭；老年人易出现脱水或水肿，应用利尿剂时应慎重，从小剂量用起，防止出现脱水和电解质紊乱。老年人用药应在医生的指导下，根据自己的病情有针对性的选用合适的药物、剂量及给药方法。

（成梅初　李登清）